Praxis Schmerztherapie
Psychologische Behandlung
chronischer Schmerzsyndrome

Fallberichte und ihre Einordnung in Theorie und Praxis
der multidisziplinären Versorgung

Herausgegeben von Birgit Kröner-Herwig,
Carmen Franz und Edgar Geissner

Mit Beiträgen von

M. Apelt

C. Bischoff

A. Entgens

E. Finger

C. Franz

J. Frettlöh

G. Fritsche

E. Geissner

W.-D. Gerber

H. U. Gerbershagen

B. Glier

B. Hahn

U. Hankemeier

J. Heuser

W. Hiller

G. Jungnitsch

B. Karwen

K. Kerbeck

R. Klinger

H. Köhler

J. Korb

B. Kröner-Herwig

F. Lingnau

U. Luka-Krausgrill

B. Peter

W. G. Richter

R. Schreiner

M. Strumpf

R. Thoma

A. Willweber-Strumpf

11 Abbildungen
6 Tabellen

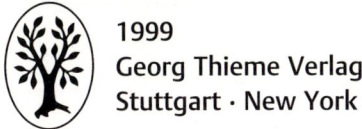
1999
Georg Thieme Verlag
Stuttgart · New York

Zeichnungen:
Christiane von Solodkoff, Neckargemünd

Umschlaggrafik:
„Schmerz" von Lena Knilli (1987),
mit freundlicher Genehmigung
von Prof. M. Zimmermann

Die Deutsche Bibliothek – CIP-Einheitsaufnahme

Praxis Schmerztherapie : psychologische
Behandlung chronischer Schmerzsyndrome ;
Fallberichte und ihre Einordnung in Theorie
und Praxis der multidisziplinären Versorgung ;
6 Tabellen / hrsg. von Birgit Kröner-Herwig ...
Mit Beitr. von M. Apelt ... – Stuttgart ; New
York : Thieme, 1999

Wichtiger Hinweis: Wie jede Wissenschaft ist die Medizin ständigen Entwicklungen unterworfen. Forschung und klinische Erfahrung erweitern unsere Erkenntnisse, insbesondere was Behandlung und medikamentöse Therapie anbelangt. Soweit in diesem Werk eine Dosierung oder eine Applikation erwähnt wird, darf der Leser zwar darauf vertrauen, dass Autoren, Herausgeber und Verlag große Sorgfalt darauf verwandt haben, dass diese Angabe **dem Wissensstand bei Fertigstellung des Werkes** entspricht.
Für Angaben über Dosierungsanweisungen und Applikationsformen kann vom Verlag jedoch keine Gewähr übernommen werden. **Jeder Benutzer ist angehalten**, durch sorgfältige Prüfung der Beipackzettel der verwendeten Präparate und gegebenenfalls nach Konsultation eines Spezialisten festzustellen, ob die dort gegebene Empfehlung für Dosierungen oder die Beachtung von Kontraindikationen gegenüber der Angabe in diesem Buch abweicht. Eine solche Prüfung ist besonders wichtig bei selten verwendeten Präparaten oder solchen, die neu auf den Markt gebracht worden sind. **Jede Dosierung oder Applikation erfolgt auf eigene Gefahr des Benutzers**. Autoren und Verlag appellieren an jeden Benutzer, ihm etwa auffallende Ungenauigkeiten dem Verlag mitzuteilen.

© 1999 Georg Thieme Verlag
Rüdigerstraße 14
D-70469 Stuttgart
Unsere Homepage: http://www.thieme.de

Printed in Germany

Satz: Hagedorn Kommunikation,
68519 Viernheim
Druck: Druckerei Gutmann,
74388 Talheim

ISBN 3-13-117261-4   1 2 3 4 5 6

Anschriften

Apelt, Mathias, Dr. med.
Med. Psychosomat. Klinik
Birkenweg 10
24576 Bad Braunstedt

Bischoff, Claus, Prof. Dr.
Psychosomat. Fachklinik
Kurbrunnenstr. 12
67098 Bad Dürkheim

Entgens, Andrea
Psychosomat. Fachklinik
Kurbrunnenstr. 12
67098 Bad Dürkheim

Finger, Eckhard, Dipl.-Psych.
Internistisch-psychosomat.
Fachklinik Hochsauerland
Zu den drei Buchen 2
57392 Bad Fredeburg

Franz, Carmen, Dipl.-Psych.
Medizinische Einrichtungen der
Georg-August-Universität Göttingen
Robert-Koch-Str. 40
37075 Göttingen

Frettlöh, Jutta, Dipl.-Psych. Dr.
Ruhr-Universität Bochum
Medizinische Fakultät
Abt. Med.-Psychologie
44780 Bochum

Fritsche, Günther, Dipl.-Psych.
Neurologische Univ.-Klinik
Hufelandstr. 55
45122 Essen

Geissner, Edgar, Prof. Dr.
Kathol. Fachhochschule NRW
Fachbereich Sozialwesen
(Fachgebiet Psychologie)
Piusallee 89–93
48147 Münster

Gerber, Wolf-Dieter, Prof. Dr.
Zentrum Nervenheilkunde
Abt. Med. Psychologie
Niemannsweg 147
24105 Kiel

Gerbershagen, Hans-Ulrich, Prof. Dr.
DRK-Schmerzzentrum Mainz
Auf der Steig 14–16
55131 Mainz

Glier, Barbara, Dr. Dipl.-Psych.
Internistisch-Psychosomatische
Fachklinik Hochsauerland
Zu den drei Buchen 2
57392 Schmallenberg-
Bad Fredeburg

Hahn, Birgit, Dr.
Med.-Psychosomatische Klinik
Birkenweg 10
24576 Bad Bramstedt

Hankemeier, Ulrich B., Dr. med.
Ev. Johannes-Krankenhaus
Klinik für Anästhesiologie,
Intensiv- u. Schmerztherapie
Schildescher Straße 99
33611 Bielefeld

Heuser, Jörg, Dr. Dipl.-Psych.
Klinik Roseneck
Am Roseneck 6
83209 Prien am Chiemsee

Hiller, Wolfgang, Prof. Dr.
Johannes-Gutenberg-Universität
Psychologisches Institut
Staudinger Weg 9
55099 Mainz

Jungnitsch, Georg, Prof. Dr.
  Fachhochschule Regensburg
  FB Sozialwesen
  Prüfeningerstr. 58
  93049 Regensburg

Karwen, Barbara, Dipl.-Psych.
  Univ.-Krankenhaus Eppendorf
  Psychiatr. u. Nervenklinik
  Verhaltenstherapie
  Martinistr. 52
  20246 Hamburg

Kerbeck, Klaus
  Johannes-Gutenberg-Universität
  Psychologisches Institut
  Abt. Klinische Psychologie
  Staudingerweg 9
  55099 Mainz

Klinger, Regine, Dr.
  Institut für Psychologie III
  Verhaltenstherapie
  Von-Melle-Park 5
  20146 Hamburg

Köhler, Helmut, Dipl.-Psych.
  Obere Stadt 60
  82362 Weilheim

Korb, J., Dr.
  DRK Schmerzzentrum Mainz
  Auf der Steig 14–16
  55131 Mainz

Kröner-Herwig, Birgit, Prof. Dr. phil.
  Georg-Elias-Müller-Institut
  Abt. Klinische Psychologie
  und Psychotherapie
  G.-A.-Universität
  Goßlerstr. 14
  37073 Göttingen

Lingnau, Frank, Dr.
  Klinik Roseneck
  Am Roseneck 6
  83209 Prien am Chiemsee

Luka-Krausgrill, Ursula, Priv.-Doz. Dr.
  Johannes-Gutenberg-Universität
  Psychologisches Institut
  Abt. Klinische Psychologie
  Staudingerweg 9
  55099 Mainz

Peter, Burkhard, Dr. Dipl.-Psych.
  Milton-Erickson-Gesellschaft
  für Klinische Hypnose e.V. (M.E.G.)
  Konradstr. 16
  80801 München

Richter, Wolfgang G., Dipl.-Psych.
  Ev. Johannes-Krankenhaus
  Klinik für Anästhesiologie,
  Intensiv- u. Schmerztherapie
  Schildescher Straße 99
  33611 Bielefeld

Schreiner, Rupert, Dr. med.
  Krankenhaus der Missions-
  benediktinerinnen Tutzing e.V.
  Abt. Anästhesie
  Bahnhofstr. 5
  82327 Tutzing

Strumpf, Michael, Dr.
  Bergmannsheil-Univ.klinik
  Klinik für Anästhesiologie
  Intensiv- und Schmerztherapie
  Bürkle-de-la-Camp-Platz 1
  44789 Bochum

Thoma, Reinhard, Dr. med.
  Krankenhaus der Missions-
  benediktinerinnen Tutzing e.V,
  Abt. Anästhesie
  Bahnhofstr. 5
  82327 Tutzing

Willweber-Strumpf, Anne, Dipl.-Psych.
  Univ.-Klinik für Anästhesiologie,
  Intensiv- und Schmerztherapie
  Berufsgenossenschaftl. Kliniken
  Bergmannsheil
  Bürkle-de-la-Camp-Platz 1
  44789 Bochum

Inhalt

1 Psychologische Schmerztherapie: Was sagt uns die Forschung? Was wissen wir über die Praxis?

B. Kröner-Herwig

Ein Blick zurück …

Schaut man sich in der Landschaft der Schmerzforschung nach dem Zweiten Weltkrieg um, so ragen einige wegweisende Personen und Ereignisse heraus, die Forschung und Praxis bis heute prägen.

Der kanadische Psychologe Ronald Melzack (1993) zeigte in seinem Buch „The Puzzle of Pain" allen, die glaubten, Schmerz sei ein längst erforschtes Phänomen, die überraschend vielen, höchst verwirrenden und nicht gelösten Rätsel des Schmerzes auf. Die von Melzack und dem englischen Physiologen Patrick Wall 1965 zum ersten Mal veröffentlichte Gate-Control-Theorie bewirkte gerade in der psychologischen Schmerzforschung einen ungeahnten Aufschwung (Melzack u. Wall 1965). John Bonica, der amerikanische Anästhesiologe, gründete 1960 in Seattle die erste Schmerzklinik, die sich mit neuen Behandlungsmethoden gezielt dem *chronischen* Schmerz widmete, der in den Vorstellungen und Zielperspektiven der Schmerzforschung bisher kaum eine Rolle gespielt hatte. Die Namen von Melzack, Wall und Bonica stehen für eine Wende in der Schmerzforschung und eröffneten direkt oder indirekt eine neue Ära in der Schmerztherapie. Bis zu dieser Zeitenwende in der Schmerzforschung stand der *akute* Schmerz, etwa ausgelöst durch einen Messerstich oder eine Entzündung, im Blickpunkt des Interesses. Die Theorie und Modellbildung orientierte sich einzig am akuten Schmerz, wobei das Modell Descartes (Abb. 1.1) Pate gestanden hatte. Es wurde generell angenommen, dass der periphere noxische Reiz die Schmerzreaktion, proportional zu seiner gewebsschädigen-

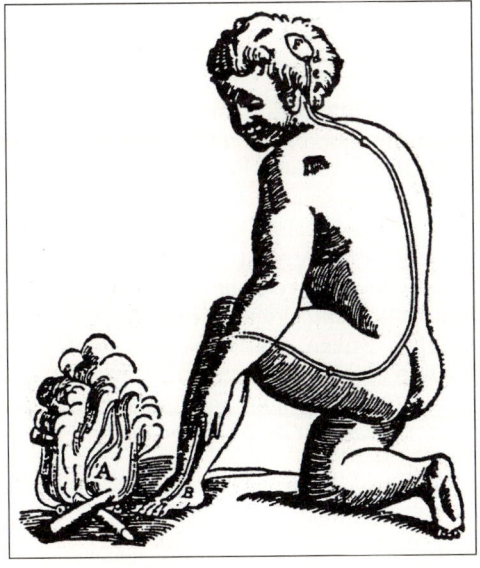

Abb. 1.1 (aus: Wolfgang Keeser, Ernst Pöppel, Petra Mitterhusen: Schmerz. Fortschritte der Klinischen Psychologie, Bd. 27. Urban & Schwarzenberg, München 1982, Seite 9)

den Wirkung, determiniert, d. h., dass diese unmittelbar abhängig ist von der Intensität, Dauer und Qualität der Noxe. Z. T. wurde angenommen, dass Schmerzreize ausschließlich auf ganz spezifischen „Schmerzbahnen" ins Gehirn weiterbefördert werden und dort in einem spezifischen „Schmerzzentrum" sensorisch verarbeitet werden. Andere Theoretiker konzipierten Schmerz als Produkt eines bestimmten Musters unterschiedlicher reizinduzierter sensorischer Prozesse (vgl. Larbig 1982). Generell bestand die Überzeugung, die Schmerzwahrnehmung sei in toto abhängig von Merkmalen der Noxe. Das bedeutet auch, dass als selbstverständlich angenommen wurde, nach Wegfall des noxischen Inputs könne Schmerz nicht länger auftreten.

Bonica, Melzack und Wall und mit ihnen andere Pioniere der modernen Schmerzforschung „entdeckten" nun zwei wesentliche Phänomene:

– Schmerz ist nicht nur auf eine sensorische Empfindung zu reduzieren.
– Schmerz ist nur z. T. abhängig von der nozizeptiven Reizung,
  z. T. sogar unabhängig davon.

Melzack und Wall stellten heraus, dass Schmerz neben der sensorischen eine kognitiv-evaluative Komponente und eine motivational-emotionale Komponente hat. Die sensorische Schmerzreaktion umfasst die Empfindung von Intensität, Qualität, Ort und Dauer; aber Schmerz wird auch bewertet und löst Emotionen aus. Fordyce (1976), lange Zeit leitender Psychologe in der Schmerzklinik der University of Washington und Anhänger der Lerntheorie, richtete darüber hinaus die Aufmerksamkeit auf das Verhalten als höchst bedeutsame Komponente der Schmerzreaktion. Es wurde also das Konzept der Multidimensionalität des Schmerzes „geboren". Gleichzeitig zeigte sich, dass diese verschiedenen Komponenten der Schmerzreaktion miteinander interagieren. So wurde deutlich, dass die Bewertung des Schmerzes die Intensität der Empfindung und das Verhalten beeinflussen kann (Beecher 1956). Kriegsverletzte, Soldaten, die sich in der Sicherheit eines vom Kriegsschauplatz entfernten Hospitals befanden, zeigten weniger Schmerzverhalten (z. B. Medikamenteneinnahme) und eine geringere Schmerzintensitätsempfindung als ähnlich verletzte Unfallopfer, deren Schmerz wesentlich durch die Bewertung der Situation als traumatisch und bedrohlich gekennzeichnet war. Das Gate-Control-Modell verdeutlichte später, dass eben nicht nur peripherer afferenter Input die Schmerzreaktion bestimmt, sondern ebenso kortikofugale Efferenzen. Diese können etwa durch die kognitive Evaluation der Schmerzsituation bestimmt sein und hemmend oder fördernd auf frühe Schmerzverarbeitungsprozesse einwirken. Weiter wuchs die Erkenntnis, dass in der klinischen Praxis viele Patienten über heftige und andauernde Schmerzen berichteten, bei denen aber keine plausible somatische Grundlage zu identifizieren war. Es gab Patienten, die lange nach Ausheilung einer Verletzung weiter unter Schmerzen litten, und Patienten, bei denen das gesamte Arsenal an medizinischen Mitteln der Schmerzbekämpfung nicht zum Erfolg führte, d. h. keine hinreichende Schmerzreduktion erbrachte und das Leiden nicht mindern konnte. Von diesen Patienten gab es viel mehr, als man lange Zeit hatte zugestehen wollen. Die zahlreichen erfolglosen Behandlungsversuche hatten Ärzte und Patienten gleichermaßen frustriert und verunsichert, was nicht ohne Auswirkung auf die Arzt-Patient-Beziehung blieb. So war es sicherlich auch der Druck aus der Praxis, der die Aufmerksamkeit der Forscher auf den *chronischen* Schmerz lenkte.

Die neuen theoretischen Konzepte und die Herausforderungen der Praxis führten dazu, dass die Schmerzforschung ab den Achtzigerjahren regelrecht zu boomen begann. Die erhobenen empirischen Daten belegten in eindrücklicher Weise, dass diagnostizierbare somatische Noxen oder Schäden (engl. impairment) eine eher lose Beziehung zum Ausmaß des berichteten Schmerzes aufweisen und der Schmerz selbst nur in begrenzter Weise das Ausmaß der subjektiven Beeinträchtigung (disability) oder das soziale „handicap" bestimmt. Es wurde sehr deutlich, dass psychologische Verarbeitungsprozesse, die emotionale Reaktion und das Verhalten im Kontext des Schmerzes eine hoch bedeutsame Rolle für die Schmerzbeschwerden, besonders aber für das Ausmaß der Beeinträchtigung spielen. Dabei erwiesen sich eine katastrophisierende Verarbeitung des Schmerzgeschehens, eine depressive Affektivität und dysfunktionale Bewältigungsprozesse in Verbindung mit behavioralem Vermeidungsverhalten (Rückzugs- und Schonverhalten) als wichtige Determinanten der Beeinträchtigung und der Inanspruchnahme des Gesundheitssystems. Diese Erkenntnisse nahmen immer mehr Einfluss auf die therapeutischen Konzepte für den Umgang mit chronischem Schmerz. Psychologische Behandlungsansätze wurden entwickelt, evaluiert und zumindest ansatzweise in die therapeutische Praxis integriert.

Entwicklungslinien in der psychologischen Schmerztherapie

Zuerst wandten sich die Psychologen der Therapie des chronischen Kopfschmerzes zu, vermutlich weil Migräne oder Spannungskopfschmerz traditionell den sog. „psychosomatischen" Störungen zugeordnet waren. Hier standen zunächst psychophysiologisch wirkende Verfahren im Vordergrund des Interesses, nämlich Biofeedback und Relaxationstraining, zumeist in der Form der progressiven Relaxation (vgl. Kröner-Herwig u. Sachse 1988). *Biofeedback* hat das Ziel, eine Verbesserung der Wahrnehmung und Kontrolle physiologischer Prozesse durch unmittelbare exterozeptive Rückmeldung (visuell, auditiv) über den aktuellen Funktionszustand des physiologischen Subsystems zu erreichen. Dabei werden Funktionen zurückgemeldet, von denen eine pathogene Relevanz für die Schmerzbeschwerden angenommen wird. So wurde vielfach die Muskelspannung des Stirnmuskels bei Patienten mit Kopfschmerz vom Spannungstyp mit dem Ziel der Spannungsreduktion zurückgemeldet. Dabei wurde davon ausgegangen, dass erhöhte Muskelspannung, z. T. verstanden als Komponente einer individual-spezifischen Stressreaktion, zu Kopfschmerz führt und vice versa eine Reduktion der Spannung den Schmerz verringert. Mit ähnlichem theoretischem Hintergrund wurden *Entspannungstrainings* eingesetzt. Auch der Einsatz von Biofeedback bei Migräne orientierte sich zumindest z. T. am Entspannungskonzept. Als Feedbackgröße wurde häufiger die Hauttemperatur der Hand gewählt. Stärker auf die Vasomotorik als pathophysiologisch relevantes System zielt das plethysmographische Feedback ab. Hier wird über einen Infrarotsensor die Durchblutung der Stirnarterie gemessen und meist visuell zurückgemeldet. Da davon ausgegangen wurde, dass eine extreme Dilatation der kranialen Gefäße mit dem Migräneschmerz einhergeht, war Vasokonstriktion das Trainingsziel. Die Widersprüchlichkeit der pathophysiologischen Annahmen und der Behandlungsmodelle bei der Biofeedbackbehandlung der Migräne zeigte sich schon in dem Fakt, dass Hauttemperaturbiofeedback Entspannung fördert und dass Vasokonstriktionstraining eher mit einer physiologischen Aktivierung einhergeht. Auch wie die Durchblutungsveränderung in der Peripherie als Grundlage der Hauttemperaturänderung die kraniale Vasomotorik beeinflussen soll, blieb unklar.

In umfassenden Reviews kommen verschiedene Forscher (Bogaards u. ter Kuile 1994; Holroyd u. French 1995; Gauthier, Ivers u. Carrier 1996, vgl. auch Kröner-Herwig 1998a) zu dem Schluss, dass sämtliche der beschriebenen Feedbacktrainings ebenso wie die

Entspannungtrainings bei primärem Kopfschmerz effektiv sind. Dies bedeutet, dass man Biofeedback und Entspannungtraining zu den sog. „empirically supported therapies" beim Kopfschmerz zählen kann.

Relativ große Unsicherheit besteht dagegen hinsichtlich der Wirkmechanismen, die den Therapieeffekt vermitteln. Die simplen physiologischen Annahmen bezüglich der Pathophysiologie, z. B. erhöhte Muskelspannung verursacht Spannungskopfschmerz, oder Vasodilation determiniert den Migräneschmerz, werden durch neuere Befunde infrage gestellt. Ebenso ließ sich in verschiedenen Studien die eigentlich angestrebte Veränderung der physiologischen Funktionen nicht nachweisen, und dies bei erfolgreicher Therapie, also vermindertem Kopfschmerz. Einige Forscher sehen in der Ausbildung von internalen Kontrollüberzeugungen bezüglich der eigenen Gesundheit eine wichtige Wirkvariable. Auch könnte die zumeist geübte Entspannung bei gleichzeitig verbesserter Interozeption prophylaktisch gegen die Auslösung von Kopfschmerzattacken wirken. Möglicherweise gibt es auch noch eine spezifisch physiologische Komponente, wie ursprünglich angenommen, deren Bedeutung aber nicht überschätzt werden sollte.

Biofeedback und Entspannungtrainings sind in der Folge auch bei anderen Schmerzstörungen eingesetzt worden. Dazu gehören etwa die temporomandibuläre Dysfunktion (TMD), bei der Schmerzen im Gesicht besonders im Bereich der Kiefergelenke auftreten, oder der chronische Rückenschmerz. Die Befunde weisen auf eine hohe Effektivität der Verfahren bei TMD hin, insbesondere wenn die Relaxation der Muskulatur mit dem Tragen einer Bissschiene kombiniert wird (Rudy et al. 1995; Turk et al. 1995). Hinsichtlich der Behandlung des Rückenschmerzes gibt es nur relativ wenige evaluative Untersuchungen zum Biofeedback bzw. Relaxationstraining und diese zeigen z. T. diskrepante Ergebnisse (vgl. Kröner-Herwig 1998b).

Wenn auch schon relativ früh einige Forschungsbefunde zu verhaltenstherapeutischen oder kognitiv-behavioralen Therapieansätzen publiziert wurden, so ist dieses Therapiekonzept erst seit den Achtzigerjahren in der Schmerztherapie führend. Kognitiv-behaviorale Verfahren werden mittlerweile am häufigsten untersucht. Gleichzeitig erweiterte sich das Anwendungsfeld deutlich. Verschiedenste chronische Schmerzsyndrome muskuloskelettaler Art, neuropathische Schmerzzustände wie der Phantomschmerz oder pathophysiologisch völlig ungeklärter Art wie die Fibromyalgie wurden in die psychologischen Behandlungsforschung einbezogen.

Ein besonderes Schwergewicht liegt dabei heute auf dem Rückenschmerz, der gelegentlich als neue „Volksseuche" bezeichnet wird, da er einen epidemieartigen Anstieg bezüglich Arbeitsunfähigkeit und Sozialkosten in nahezu allen industrialisierten Ländern erzeugt hat (Fordyce 1995). Wenn man die kognitiv-behavioralen Behandlungsprogramme bezüglich ihrer wesentlichen Therapiebausteine analysiert, sind in der Regel folgende „Module" enthalten:

- Patientenschulung im Sinne der Vermittlung eines biopsychosozialen Störungsverständnisses und der Ausbildung von Selbstwirksamkeitserwartungen,
- Stressmanagement auch im Sinne von Schmerzprophylaxe,
- Einsatz von Schmerzbewältigungsfertigkeiten wie Entspannung, Ablenkung oder imaginative Transformation,
- Umstrukturierung dysfunktionaler kognitiver Verarbeitung des Schmerzproblems,
- Aktivitätenregulation (Abbau von Rückzugs- und Vermeidungsverhalten, Balance von Aktivität und Entspannung),
- Optimierung des Medikamenteneinnahmeverhaltens.

Kognitiv-behaviorale Therapien bilden auch den Schwerpunkt der psychologischen Therapieforschung in den Neunzigerjahren, wie Literaturrecherchen über die Jahre 1978 bis 1997 zeigen. Diese dokumentieren auch, dass die tiefenpsychologische bzw. psychodynamische Therapie des chronischen Schmerzes einen ganz geringen Raum einnimmt (2–5 % der Gesamtzahl der Forschungsarbeiten). Somit bestätigt sich die Aussage der Psychoanalytiker Egle u. Hoffmann (1996) über die geringe Bedeutung psychoanalytischer Schmerztherapie, die von den Autoren auf die zeitliche und finanzielle Aufwendigkeit des Verfahrens bei gleichzeitig eher geringer Behandlungsmotivation der „konkretistischen und auf rasche Lösungen drängenden" Schmerzpatienten zurückgeführt wird.

Zahlreiche Reviews zu psychologischen Ansätzen in der Therapie des chronischen Schmerzes (z. B. Flor, Fydrich u. Turk 1992; Cutler, Fishbain, Ying Lu, Rosomoff u. Rosomoff 1994; Turner 1996; Turk u. Okifuji 1998) belegen ihren Nutzen, insbesondere wenn diese in multidisziplinäre Settings von Schmerzambulanzen oder Schmerzkliniken eingegliedert sind. Hier werden neben – oft auf nicht invasive Methoden beschränkten – medizinischen Behandlungsverfahren (z. B. Medikamentenumstellung, TENS, Akupunktur, physikalische Maßnahmen) auch Physiotherapie und körperliche Rekonditionierung, kombiniert mit psychologischen Interventionen in Gruppen- oder Einzeltherapie, eingesetzt. Dieser multidisziplinäre Ansatz wird von den Experten der International Association for the Study of Pain (Task Force) einhellig als Behandlung der Wahl beurteilt.

Dabei bedeutet multidisziplinär, dass beginnend mit der Diagnostik bis zum Ende der Behandlung in ständiger Abstimmung des therapeutischen Teams aus verschiedenen Fachrichtungen eine gemeinsame Behandlungsstrategie entwickelt und kontrolliert durchgeführt wird, die zielorientiert medizinische und psychologische Interventionen kombiniert, wenn diese aufgrund der Problemlage indiziert scheinen. In einer Metaanalyse konnten Flor, Fydrich u. Turk (1992) die Überlegenheit dieses Ansatzes gegenüber traditionellen Therapieangeboten deutlich aufzeigen. Einige Studien weisen zudem auf die Kosteneffektivität dieser Programme hin, seien sie ambulant oder stationär. Nach einer Behandlung in Schmerzzentren ergeben sich bei einer großen Zahl von Patienten deutlich geringere Behandlungs- und Sozialkosten (vgl. Stieg, Williams, Timmermann Williams, Tafuro u. Gallaher 1986; Blanchard, Andrasik, Appelbaum, Evans, Jurish, Teders, Rodichok u. Barron 1985; Simmons, Avant, Demski u. Parisher 1988; Turk 1996).

Aus der Lektüre der Forschungsberichte über die Jahre hinweg wird deutlich, dass sich die Vorstellungen bezüglich dessen, was denn eigentlich den Erfolg einer Schmerztherapie ausmache, deutlich erweitert haben. War ursprünglich der „Schmerzindex" (ein Score aus Intensität und Häufigkeit von Schmerzen) das wesentliche und oft einzige Erfolgsmaß, so wird heute zumeist die Minderung der Beeinträchtigung durch den Schmerz als bedeutsamster Erfolgsindikator betrachtet. Diese ergibt sich aus der Reduktion der Behinderung von Funktionsabläufen und des subjektiven „Leidens" (z. B. negative Stimmungslage, Behinderung von Konzentration und kognitiven Leistungen, Behinderung von Bewegungsabläufen und sozialer Interaktion). Weiterhin werden immer häufiger auch Indikatoren der Inanspruchnahme von Versorgungsinstitutionen und die Wiederherstellung der Arbeits- bzw. Berufs- und Erwerbsfähigkeit als bedeutsame Parameter des Erfolgs erhoben. Manche Untersuchungen zeigen nur marginale Veränderungen in den eigentlichen Schmerzparametern, aber deutliche Veränderungen in der Beeinträchtigung der Patienten auf kognitiv-emotionaler und behavioraler Ebene oder der Arbeitsfähigkeit der Patienten. Die Lebensqualität des Schmerzpatienten kann also – trotz verbleibender Schmerzen – erheblich verbessert werden. Die Forschung zeigt also insgesamt besonders hinsichtlich der multidisziplinären Schmerztherapie unter Einschluss von psychologischen Modifikationsstrategien eher gute Erfolge. Allerdings lässt sich nicht verheimlichen, dass jede Schmerztherapie ein Kampf gegen die Chronifizierungsmechanismen ist, die bei Patienten mit jahrzehntelangem Leiden und einer ebenso langen, wesentlich durch Misserfolge geprägten Behandlungskarriere, ein hohes Maß an Wirksamkeit und Stabilität gewonnen haben. Insofern ist jedes Mehr an zusätzlicher Lebensqualität, das durch die Therapie erzielt werden kann, eigentlich ein kleines Wunder.

Fragen an die Praxis und die Antworten dieses Buches

Es ist eine Binsenweisheit, dass die Forschung nicht viel über die Praxis aussagt, so vermutlich auch die Schmerzforschung. Was wissen wir eigentlich darüber, wie viele Psychologen in Deutschland Schmerztherapie betreiben, unter welchen institutionellen Rahmenbedingungen sie dies tun und wie sie dies tun? Die pauschale Antwort ist: Wenig, sehr wenig!

Nimmt man als Indikator für schmerztherapeutische Tätigkeit die Mitgliedschaft in einer Fachgesellschaft – hier sind vor allen Dingen die interdisziplinäre Gesellschaft zum Studium des Schmerzes (DGSS) zu nennen und die erst 1995 gegründete Deutsche Gesellschaft für Psychologische Schmerztherapie und -forschung (DGPSF) –, so gab es 1998 nur etwa 220 schmerztherapeutisch tätige Psychologen. Das seit 1993 angebotene Weiterbildungscurriculum der DGSS für psychologische Schmerztherapie, das eine 150-stündige Ausbildung umfasst, 10 Falldarstellungen sowie die regelmäßige Teilnahme an interdisziplinären Schmerzkonferenzen fordert und mit einer Zertifizierung abgeschlossen werden kann, haben ca. 120 Psychologen absolviert. Diese Zahlen, so scheint mir, unterschätzen eklatant die Anzahl der Psychologen, die einigermaßen regelmäßig schmerztherapeutisch tätig sind.

Betrachtet man die Praxisbereiche, in denen Psychologen schmerztherapeutisch arbeiten, so sind dies Schmerzzentren an Kliniken, medizinische Schmerzpraxen, die mit Psychologen kooperieren, sowie die psychosomatischen bzw. orthopädischen, neurologischen und sonstige auf Schmerzprobleme ausgerichteten Rehabilitationskliniken (z. B. auch Rheumakliniken). 1996 waren im Schmerztherapieführer der DGSS etwa 212 spezielle Schmerztherapiestätten (Kliniken, Praxen, Schmerzambulanzen/-stationen) aufgeführt, allerdings nur 51 mit explizit genannten kooperierenden oder angestellten Psychologen. Bei etwas über 100 psychosomatischen Kliniken und ca. 1300 Rehabilitationskliniken, in denen etwa zu 40 % Schmerzpatienten behandelt werden (Jäckel u. Gerdes 1998), kann man annehmen, dass diese das bedeutsamste Tätigkeitsfeld in der schmerzpsychologischen Behandlung darstellen. Wir schätzen, dass ca. 400 – 800 Psychologen regelmäßig schmerztherapeutisch tätig sind. Dies ist sicher für die Versorgung von ca. 700 000 – 800 000 Schmerzpatienten mit einem hohen Leidensdruck und einer großen Anzahl von erfolglosen Therapieversuchen viel zu wenig. Das Inkrafttreten des Psychotherapeutengesetzes im Jahre 1999 und die damit erfolgende prinzipielle sozialrechtliche Gleichstellung von psychologischen und ärztlichen Therapeuten könnte zu einer Veränderung der Situation führen. Schmerztherapeutisch tätige, psychologische Psychotherapeuten und ärztliche Schmerztherapeuten können nunmehr ohne Umweg über andere Fachärzte direkt kooperieren. Es ist zu hoffen, dass sich damit mehr psychologische Therapeuten für das Problemfeld „Schmerz" interessieren. Da davon auszugehen ist, dass chronischer Schmerz für absehbare Zeit als Versorgungsproblem von größter Bedeutung sein wird, kann eine Weiterbildung in diesem Bereich im Sinne einer profilierenden Spezialisierung als sinnvoll und nützlich empfohlen werden.

Wenn wir nur wenig wissen über die Anzahl und die institutionelle Einbettung der schmerztherapeutisch tätigen Psychologen, so wissen wir noch weniger über das „Wie" der Tätigkeit. Werden die therapeutischen Methoden eingesetzt, die in der Forschung evaluiert wurden? Wie steht es mit der allenthalben geforderten interdisziplinären oder multidisziplinären Zusammenarbeit? Über dieses „Wie" sollen die Falldarstellungen in diesem Buch Auskunft geben. Wir hoffen also, mit diesem Buch die Tür zur Praxis zumindest einen Spaltbreit öffnen zu können.

Carmen Franz und Edgar Geissner, Kenner des Forschungsstandes, die selbst jahrelang praktisch in der Schmerztherapie tätig waren, werden im Anschluss an die Behandlungsberichte Stellung dazu nehmen, was diese über die Praxis der Schmerztherapie offenbaren.

Das Spektrum der behandelten chronischen Schmerzsyndrome, die in den Fallberichten dargestellt werden, ist vielfältig: Kopfschmerz bei Medikamentenmissbrauch, Migräne, Temporomandibuläre Dysfunktion, Kieferschmerzen, chronischer Unterbauchschmerz, Dammschmerzen, neuropathische Schmerzen bis hin zum posttraumatischen und Ganzkörperschmerz. Zwei Falldarstellungen befassen sich mit Schmerzen bei Kindern. Hier geht es in einem Fall um Kopfschmerz, das häufigste Schmerzsyndrom bei Kindern. Der andere Bericht zeigt, in Zusammenhang mit abdominalem Schmerz bei einem Mädchen, eine höchst interessante, in der berichteten Form sicher sehr seltene Dissoziation von Schmerzverhalten und -erleben und die nicht minder interessante Behandlung. Die geschilderten Behandlungen haben in sieben Fällen in einem ambulanten Setting und in fünf Fällen unter stationären Bedingungen stattgefunden. In zwei Fällen wird von stationärer Therapie und einer ambulanten Weiterführung berichtet. Die meisten Falldarstellungen befassen sich mit der psychologischen Behandlung von Frauen (12:3). Die von den Autoren und Therapeuten beschriebenen Interventionen entstammen im Wesentlichen dem klassischen Repertoire kognitiv-behavioraler Therapie, wobei in einem Fall der Schwerpunkt der Behandlung auf Biofeedback liegt.

Die Fallberichte zeigen, wie komplex und idiosynkratisch das Gefüge der aufrechterhaltenden Bedingungen für ein chronisches Schmerzsyndrom ist. Dies bedeutet, dass der Therapeut sich hinsichtlich der Bedeutsamkeit bestimmter Faktoren, die beim individuellen Patienten die Schmerzproblematik bestimmen, oft auf dem schwankenden Boden von Hypothesen bewegt. Dies bedeutet außerdem, dass Ziel- und Interventionsplanung ganz häufig mit einer eher unsicheren Erfolgserwartung verbunden ist, sodass sehr viel Ambiguitäts- und Frustrationstoleranz aufseiten der Therapeuten und Patienten erforderlich ist. Aber Schmerztherapie, auch dies zeigen die Behandlungsberichte, ist ungeheuer spannend. Sie stellt eine große Herausforderung für den Therapeuten dar, der aufgefordert ist, Störungs- und Veränderungswissen aus dem biologisch- medizinischen und psychosozialen Bereich zu integrieren und daraus eine multidimensionale Ziel- und Interventionsplanung zu entwickeln.

2 Migräne:
Komorbidität als therapeutische Herausforderung

A. Entgens und C. Bischoff

2.1 Zusammenfassung

Vorgestellt wird die verhaltensmedizinische Diagnostik und Therapie einer 44-jährigen Patientin, die seit über 20 Jahren unter Migräne, medikamentenbedingtem Kopfschmerz und einer Persönlichkeitsstörung mit zwanghaft-perfektionistischen und selbstunsicher-abhängigen Anteilen leidet. Die Behandlung fand im stationären Setting einer Psychosomatischen Fachklinik statt und umfasste ein multimodales, auf die individuelle Problemsituation der Patientin abgestimmtes Programm mit gemeinsam erarbeiteter Bedingungsanalyse, Medikamentenentzug und Bearbeitung maladaptiver Erlebens- und Verhaltensstile als Schwerpunkte. Bezugstherapeutin war die Erstautorin dieses Berichts. Die Verlaufsevaluation ergab, dass der beeindruckende Erfolg hinsichtlich Medikamentenreduktion und Kopfschmerzlinderung während des stationären Aufenthalts drei Monate nach Entlassung merklich abgenommen hat. Dies ist möglicherweise darauf zurückzuführen, dass die Patientin poststationär wieder Imigran eingenommen hat, wenn auch nicht im prästationären Umfang. Hingegen ist die während der Therapie ebenfalls signifikante Besserung der psychophysischen Gesamtverfassung auch katamnestisch stabil geblieben.

2.2 Problemstellung

2.2.1 Rahmenbedingungen der Therapie

Wir berichten über die stationäre Psychotherapie einer Patientin, die sich insgesamt zwei Monate in der Psychosomatischen Fachklinik Bad Dürkheim befand. Diese ist von ihrem Selbstverständnis her verhaltensmedizinisch orientiert, aber auch offen für Interventionen, deren Wirksamkeit im Sinne der psychologischen Therapie (Grawe 1998) empirisch erwiesen ist. Charakteristisch für das Therapiesetting ist das Bezugstherapeutensystem: Patientin und Bezugstherapeutin entwerfen und realisieren gemeinsam für den stationären Aufenthalt eine individuelle therapeutische Gesamtstrategie und führen therapeutische Einzelsitzungen durch. Typisch ist auch der interdisziplinäre und multimodale Zugang zum Patienten mit medizinischer Versorgung, Angeboten aus den Bereichen psychotherapeutische Gruppen, Entspannungstraining, Biofeedback, Krankengymnastik, Sport-, Ergo- und Soziotherapie.

2.2.2 Erste Orientierung über die Problematik

Im Falle der hier vorgestellten 44-jährigen Patientin ist die BfA aufgrund der Empfehlungen vom Hausarzt und der ambulanten Psychotherapeutin wegen der „Minderung/Gefährdung der Erwerbsfähigkeit" der Patientin Zuweiserin zur stationären Behandlung.

Die seit ca. einem Jahr von ihrem Ehemann getrennt und seitdem allein lebende, kinderlose Patientin – von Beruf Apothekenhelferin, zuletzt als Versicherungsangestellte im Außendienst tätig – ist seit gut sieben Monaten wegen „Kombinationskopfschmerz (Migräne, Spannung) bei Zustand nach Medikamentenentzug" (Zuweisungsdiagnose) arbeitsunfähig erkrankt. Als Nebendiagnosen führt der Gutachter des Medizinischen Dienstes der Krankenkassen „Anankastische Persönlichkeitsstruktur mit Angststörungen" auf. Indikationsstellung und Therapiemotivation wurden in einem ambulanten Vorgespräch vom Zweitautor dieses Berichts drei Wochen vor der stationären Aufnahme mit positivem Ergebnis geprüft.

2.2.3 Lebensgeschichtliche Entwicklung

Die Patientin wurde als ältestes von drei Kindern geboren. Der Vater war Bergmann, die Mutter Hausfrau. Familienanamnestisch ist bei der Mutter der Patientin eine chronische schizophrene Psychose, Diabetes mellitus II b und erhöhter Blutdruck bekannt. Der jüngere Bruder leidet unter chronischen Kopfschmerzen.

Die Patientin zeichnet von ihrer Mutter ein negatives Bild: sie sei aggressiv, ungerecht und launisch gewesen; einerseits lebensunfähig, andererseits dominant. Der Vater habe demgegenüber „wenig zu melden" gehabt. Wenn ihm die ehelichen Konflikte über den Kopf wuchsen, habe er sich zurückgezogen und geschlafen. Auch das Selbstverständnis der Familie, wie es der Patientin von den Eltern vermittelt wurde, trägt negative Züge: „Wir sind eine Arbeiterfamilie und deshalb minderwertig", „wir können uns nichts leisten" und – daraus abgeleitet: „Andere sind besser als du." Als Kind habe sie oft auf ihre zwei jüngeren Geschwister aufpassen oder im Haushalt helfen müssen. Unter den Geschwistern habe es allerdings wenig Zusammenhalt gegeben – sie seien alle drei extrem verschieden gewesen. Sie habe zwar eine Freundin gehabt, aber viel Zeit allein verbracht, gelernt und gelesen.

Mit 19 Jahren habe sie ihren Ehemann kennen gelernt, mit 22 sei sie mit ihm zusammengezogen, mit 28 habe sie ihn geheiratet. Die Ehe, die kinderlos blieb, sei problematisch gewesen. Das liege auch an ihr: Sie habe sich eigentlich immer nur an den Bedürfnissen ihres Mannes orientiert und dadurch auch „Grenzüberschreitungen" seinerseits zugelassen, ohne auf eigene Verletzungen zu achten. Dem habe sie vor ca. einem Jahr ein Ende gesetzt. Seitdem lebe sie allein ohne feste Partnerschaft.

Nach Grund- und Hauptschulbesuch habe sie Krankenschwester werden wollen, während der Pflegevorschulzeit in einem Internat die Ausbildung aber auf Drängen der Mutter abgebrochen und dann kurzzeitig als Haushaltshilfe gearbeitet. Auch die mit 16 Jahren begonnene Lehre zur Arzthelferin musste sie wegen der Mutter abbrechen, da diese der Meinung war, dass die Patientin aufgrund der schlechten Bezahlung „ausgebeutet" würde.

Nach einer 2-jährigen Lehre als Apothekenhelferin habe sie dann insgesamt fünf Jahre in einer Apotheke gearbeitet. Wegen des Gefühls der Unterforderung in ihrem Beruf habe sie eine Stelle als Sachbearbeiterin bei einer Krankenversicherung angenommen, in der sie 17 Jahre lang, bis vor ca. fünf Jahren, vollschichtig beschäftigt gewesen sei. Die letzten eineinhalb Jahre in dieser Firma sei sie arbeitsunfähig erkrankt gewesen, diesmal wegen Überforderungsgefühlen („mir war alles zu viel"), habe dann gekündigt und bei einer anderen Versicherung im Außendienst zu arbeiten begonnen. Sie sei allerdings „vom Regen in die Traufe" gekommen. Zum Schluss – vor ihrer neuerlichen Krankschreibung im April 1997, die bis heute fortbesteht – habe sie 60–70 Stunden in der Woche gearbeitet, und dies in einem äußerst unkollegialen Arbeitsklima. Sie befürchte nun bei wiederhergestellter Arbeitsfähigkeit die Kündigung, suche deshalb eine neue berufliche Perspektive. An ihren alten Arbeitsplatz wolle sie auch gar nicht zurückkehren.

2.3   Problemanalyse

2.3.1   Symptomatik

Die Patientin berichtet über zwei Formen von Kopfschmerzen. Etwa zehnmal im Monat leide sie unter einseitig rechts lokalisierten, in ihrer Qualität drückend, bohrend, brennend und pulsierend erlebten, heftigen Kopfschmerzattacken, die mehrere Stunden bis Tage dauern würden und von Übelkeit, Lichtempfindlichkeit, seltener auch von Erbrechen begleitet seien. Die Intensität dieser Schmerzen sei sehr stark, manchmal fast unerträglich. Diese Attacken – die Patientin spricht selbst von Migräne – würden sie bei ihren Tagesaktivitäten merklich behindern und sich bei körperlicher Betätigung verstärken. Früher habe sie die Migräne bekämpft und versucht, sie zu überspielen. Inzwischen sei ihr klar, dass der Schmerz oftmals ein Zeichen der Selbstüberforderung ist, sie ihn also nicht als Feind betrachten, sondern ihr Verhalten entsprechend ändern sollte.

Die zweite Kopfschmerzform – die 10- bis 15-mal im Monat für jeweils ca. 24 Stunden auftritt – sei beidseitig im gesamten Schädel mit Schwerpunkt in Stirn und hinter den Augen lokalisiert. Die Intensität dieser Schmerzen schwanke zwar, häufig könne sie jedoch die Schmerzen kaum aushalten und sei dann richtig verzweifelt. Die Schmerzqualität sei drückend, Begleitsymptome gebe es nicht.

Die Patientin nimmt gegen Kopfschmerzen regelmäßig Schmerzmittel ein, wodurch die Schmerzintensität in der Regel nachlässt: z. Z. Paracetamol 500 ca. 4 Tabletten täglich, fast täglich eine Tablette Imigran (100 mg; Migränemittel), seltener Paspertin (Magen-Darm-Mittel), Natil (1-1-0-1; hirndurchblutungsförderndes Mittel) und Katadolon (1-1-0-1; zentral wirksames Analgetikum).

Wegen des Analgetikaabusus bleibt zunächst unklar, ob es sich bei der zweiten Kopfschmerzform um analgetikainduzierten Kopfschmerz handelt – die Diagnosestellung ist ja erst erlaubt, wenn die Schmerzen nach Absetzen der Medikation deutlich zurückgehen. Die zweite Kopfschmerzform erfüllt jedenfalls nicht alle Kriterien eines episodischen oder chronischen Spannungskopfschmerzes (s. 2.4.1).

Die Patientin berichtet weiter, dass sie seit über 22 Jahren eine chronisch rezidivierende Pankreatitis habe, welche vor 2 – 3 Jahren wieder verstärkt aufgetreten sei und gegenwärtig mit Pankreon forte (1-1-1-0) behandelt werde.

Seit den ersten Pankreatitiden neige sie zu Untergewicht. Ihr niedrigstes Gewicht habe bei 49 kg gelegen, derzeit betrage es 56 kg (bei 168 cm Körpergröße). Sie habe allerdings auch Angst vor dem Dickwerden. Aus diesem Grund komme ihr die Neigung zu niedrigem Gewicht aufgrund der Pankreatitis gerade recht.

Die Patientin gibt an, dass sie sich insgesamt depressiv, kraftlos und entscheidungsunfähig fühle, Angst vor der Zukunft und manchmal sogar Suizidgedanken habe. Gegen Depressionen nehme sie aktuell als Dauermedikation Fluctin (1-0-0-0).

Sie frage sich oft, was andere über sie denken könnten, und befürchte, andere könnten sehen, dass sie nicht perfekt sei. Deshalb kontrolliere sie sich ständig, lasse kaum Gefühle zu, vor allem negative, aggressive Gefühle nicht. Für Fehlverhalten anderer ihr gegenüber wisse sie sofort eine gute Entschuldigung. Sie habe Angst vor Ablehnung, dem Alleinsein und vor dem Versagen. Aus diesem Grund orientiere sie sich oft an den Bedürfnissen ihrer Mitmenschen und versuche, durch Erfolge im Leistungsbereich Zuwendung und Anerkennung zu erhalten. Das sei auch der Grund, weshalb sie sich immer wieder übermäßig verausgabe. Sie nimmt an, dass die geschilderten Verhaltenstendenzen – schon in jungen Jahren ausgeprägt – hinsichtlich der Schmerzen eine große Rolle spielen, neben aktuelleren Belastungen. So müsse sie eine Menge Ballast über Bord werfen, wie beispielsweise die sie immer noch quälenden Erinnerungen an ihren Mann. Dieser habe sich mit ihrer Kopfschmerzsymptomatik gänzlich überfordert gefühlt. Dies führt sie darauf zurück, dass sie ihrer „Helferrolle" ihm gegenüber auf Dauer nicht mehr gerecht werden konnte. Manchmal habe sie deshalb noch ein schlechtes Gewissen.

2.3.2 Vorausgehende/nachfolgende Bedingungen

Wie bei chronischen Kopfschmerzen wiederholt beschrieben (z. B. Bakal 1989), tritt die Symptomatik bei der Patientin teilweise situationsunabhängig auf, wohl auch wegen der medikamenteninduzierten Komponente. Dennoch ergeben Exploration und Analyse der Schmerzprotokolle, welche die Patientin ab dem ambulanten Vorgespräch drei Wochen vor der stationären Aufnahme führte, deutliche Regelmäßigkeiten hinsichtlich vorausgehender und nachfolgender Bedingungen.

Aus der Perspektive der horizontalen Verhaltensanalyse gehen den Migräneanfällen Situationen der Selbstüberforderung im Leistungsbereich bzw. Situationen der Kontrolle (Hemmung) des Gefühlsausdrucks voraus. Aus der Perspektive der Plananalyse (Caspar 1996) finden sich im Vorfeld von Anfällen immer wieder Selbstverbalisationen und Pläne wie: „Richte dich nach den Bedürfnissen der anderen (deine eigenen zählen nicht)", „zeige deine eigenen Gefühle nicht", „sei perfekt, durch Leistung bekommst du Anerkennung", „du darfst keine Fehler machen." Diese Pläne sind Elemente einer überdauernden Verhaltenstendenz, der die Qualität einer Persönlichkeitsstörung zukommt.

Auf Selbstüberforderung und Ausdruckshemmung folgen meistens positive Rückmeldung und Anerkennung für sehr gute Leistungen, Selbstverstärkung durch die Kognition, dass sie eigenen verhaltensleitenden Regeln und damit dem Selbstideal entsprochen hat. Konsequenz der Schmerzen selbst sind aber auch selbst legitimierte „Auszeiten" von exzessiver Selbstüberforderung und die Einnahme von Schmerzmitteln – wodurch sie eine vorübergehende Schmerzlinderung erzielt. Die Patientin fühlt sich beruflich nicht mehr so leistungsfähig, ihrer Aufgabe nicht mehr gewachsen und hat Angst, ihren Arbeitsplatz zu verlieren. Sie zieht sich zunehmend aus sozialen Beziehungen zurück und verfällt in depressive Stimmung.

2.3.3 Kompetenzen/Ressourcen

Die Patientin hat zahlreiche Kompetenzen und Ressourcen, die sie auch selbst als solche erkennen und schätzen kann: eine gute Introspektionsfähigkeit, Empathie, Humor, auch sich selbst gegenüber. Andere Kompetenzen und Ressourcen sind „zweischneidige" Stärken, insofern die Patienten sie auch zur Selbstausbeutung einsetzt: hohe Leistungsbereitschaft und leistungsbezogene Fertigkeiten, Organisationstalent, Durchhaltevermögen, angenehme Selbstpräsentation und eine hohe Selbsteffizienzerwartung.

2.3.4   Motivation

Die Patientin ist gut motiviert für die Therapie, den Medikamentenentzug eingeschlossen. Die Therapiemotivation basiert auf ihrem Leidensdruck, ihrer Hoffnung auf Therapieerfolg, einer überwiegend psychosozialen Krankheitstheorie, wonach die Schmerzen auf die exzessive Leistungsorientierung und Verausgabungsbereitschaft zurückgehen. Weiterhin hat die Patientin eine internale Kontrollüberzeugung.

2.3.5   Selbstkontrolle

Die Patientin hat zahlreiche, gleichzeitig aber bestenfalls vorläufig effektive „Selbstkontrollstrategien" eingesetzt: sie hat Analgetika und Psychopharmaka eingenommen, sich krankschreiben lassen, sich von verschiedensten organmedizinischen und psychosomatischen Experten im ambulanten und stationären Setting untersuchen und behandeln lassen und psychosomatische Fachliteratur gelesen.

2.3.6   System- und Beziehungsanalyse

Sowohl auf partnerschaftlicher als auch freundschaftlicher und beruflicher Ebene lässt sich ihre Beziehungsgestaltung durchweg dadurch charakterisieren, dass sie sich primär an den Bedürfnissen anderer orientiert. Gleichzeitig versucht sie, sich niemals schwach und verletzlich zu zeigen. Folge davon ist eine zunehmende Selbstüberforderung, die dazu führt, dass sie sich aus sozialen Beziehungen mehr und mehr zurückzieht. Die Kopfschmerzsymptomatik führt schließlich zusätzlich zu sozialem Rückzug.

Dennoch hat die Patientin einige wenige langjährige Freunde, mit denen sie Kontakt hält. Auf dem Hintergrund ihres mangelnden Selbstwertgefühls ist ihr jedoch wenig begreiflich, warum andere Menschen zu ihr Kontakt suchen, im Sinne von „Was finden die denn bloß an mir? Ich bin doch eigentlich gar nichts wert."

2.3.7   Problemgenese

Nach Angaben der Patientin bestehen die Migräne und eine Art Spannungskopfschmerz seit 22 Jahren. Der Beginn der Symptomatik liegt zeitgleich mit zwei kritischen Lebensereignissen. Die Patientin zog im Jahr des Erstauftretens mit ihrem Partner und späteren Ehemann zusammen. Weiter vollzog sie im gleichen Jahr den Berufswechsel von der Apothekenhelferin zur Krankenkassensachbearbeiterin. Anfangs seien, so berichtet die Patientin, die Schmerzen eher selten aufgetreten, sie hätten sich bis heute kontinuierlich gesteigert.

Die Patientin hat die Migräne von Anfang an medikamentös bekämpft und dabei folgende Präparate eingesetzt: Thomapyrin, Gelonida, Spalt, Migräne-Kranit, Ergo-Lonarid, Beloc-mite, Dihydergot ret., Sandomigran. Zusätzlich nahm sie phasenweise Antidepressiva und Neuroleptika (z. B. Saroten und Atosil) ein. Mit zunehmenden Schmerzen hat sie immer mehr Medikamente genommen. („Ich habe alles eingenommen, was hätte helfen können.")

Von Anfang an hat die Patientin auch psychosoziale Hilfe gesucht. Vor ca. 20 Jahren nahm sie wegen ihrer „Schwierigkeiten, sich abzugrenzen und zu öffnen", drei Jahre lang an einer Gruppentherapie teil. Vor ca. 15 Jahren begab sie sich erstmals in eine stationäre Therapie in eine psychosomatischen Klinik. Sie wurde dort auch auf Schmerz-mittelabusus behandelt, hielt sich aber damals nicht für abhängig. Im Anschluss daran hatte sie zwei Jahre eine ambulante Psychotherapie gemacht, die aber hinsichtlich der Schmerzen wenig hilfreich gewesen sei („man hat da nur in der Vergangenheit gewühlt"). Anschließend war sie zweimal zum Schmerzmittelentzug in derselben psy-chosomatischen Klinik, diesmal mit Einsicht in ihre Abhängigkeit.

Es stellt sich sicherlich die Frage, wieso die unterschiedlichen Therapiemaßnahmen, die die Patientin im Laufe der letzten 20 Jahre in Anspruch genommen hat, keinen oder nur einen zeitlich begrenzten Erfolg im Hinblick auf ihre Kopfschmerzsymptomatik bzw. Abhängigkeitsproblematik hatten. Eine Hypothese, um den therapeutischen Miss-erfolg zu erklären, könnte darin bestehen, dass die spezifische Therapiemethode nicht angeschlagen hat – sowohl die Gruppen- als auch die zweijährige Einzeltherapie waren Gesprächstherapien nach Rogers. Eine verhaltensmedizinische Vorgehensweise könnte bei dem Störungsbild der Patientin eventuell erfolgreicher sein. Auf der anderen Seite wäre zu bedenken, dass die Patientin vielleicht allgemein dazu neigt, sich abhängig zu machen – nicht nur von Medikamenten, sondern auch von professionellen „Helfern".

2.3.8   Funktionales Bedingungsmodell

Die Darstellung beschränkt sich auf die Ausarbeitung des funktionalen Modells der gegenwärtigen Problemlage, also der aufrechterhaltenden Bedingungen. Nach den vor-liegenden Informationen (s. 2.3.1, 2.3.2 und 2.3.6) erscheinen zwei Analyseschritte sinn-voll:

- die Migräne wird als eine Konsequenz (C) von problematischen Verhaltensweisen (R) interpretiert (s. Abb. 2.**1**, oben);
- die Migräne wird als Verhalten (R) gewertet, das seinerseits Konsequenzen hat (s. Abb. 2.**1**, Mitte).

Migräne wird mit Kaube (1998) als eine überwiegend neurologische Störung verstanden, deren Auftreten bei entsprechender Disposition durch unterschiedliche Faktoren be-günstigt werden kann, so durch spezifische psychische Stressoren. In diesem Sinne ist die Migräne der Patientin Konsequenz problematischer Verhaltensweisen (R).

Bekanntlich wird Verhalten besonders durch kurzfristige und ultimative (schlussend-liche) Verstärker geformt. Aus dieser Perspektive betrachtet, steht das Verhaltensgefüge der Patienten unter stabilen aufrechterhaltenden Kontingenzen: Die leidvollen Folgen des problematischen Verhaltens treten erst mit Verzögerung auf und sind dadurch weni-ger verhaltenswirksam. Die Verhaltenskette lässt sich fortsetzen. Wichtig für das Ver-ständnis ist z. B. die bekannte negative Verstärkung der Medikamenteneinnahme (R) durch das Nachlassen der Schmerzen (s. Abb. 2.**1**, unten).

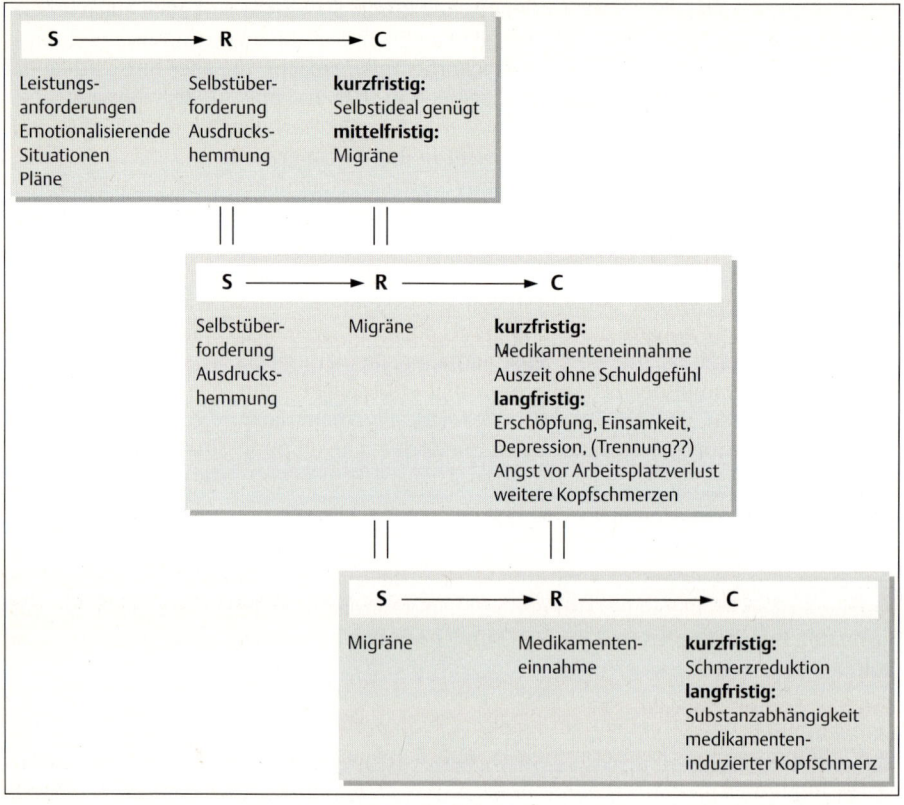

Abb. 2.1 Bedingungsanalytisches Modell der Migräne aus drei Perspektiven. Oben: Migräne als Konsequenz; Mitte: Migräne als Verhalten; unten: Migräne als auslösender Reiz. S = Stimulus; R = Verhalten (response); C = Konsequenz.

2.4   Befund

2.4.1   Diagnosen

- Migräne ohne Aura (ICD-10: G43.0).
- Analgetikaabusus (F55.2).
- Analgetikainduzierter Kopfschmerz (G44.4).
- Nicht näher bezeichnetes Kopfschmerzsyndrom (G44.8).
- Rezidivierende depressive Episoden, gegenwärtig leichte Episode, ohne somatisches Syndrom (F33.00).
- Persönlichkeitsstörung mit zwanghaft-perfektionistischen und selbstunsicher-abhängigen Anteilen (F61.0).

Die Diagnosestellung wurde unterstützt durch das Computerprogramm „Leitsymptom Kopfschmerz" (Göbel u. Soyka 1997) und die ICDL-Checklisten für die Diagnosestellung nach ICD-10 (Hiller et al. 1995; Bronisch et al. 1995).

Die Patientin erfüllt 4 der geforderten 4 Hauptsymptome einer Migräne ohne Aura; 2 von 4 geforderten Hauptsymptomen eines episodischen Kopfschmerzes vom Spannungstyp; 1 von 3 geforderten Hauptsymptomen eines chronischen Kopfschmerzes vom Spannungstyp. Die analgetikainduzierten Kopfschmerzen wurden diagnostiziert, nachdem das Absetzen der Medikation eine deutliche Besserung der „zweiten Art" von Kopfschmerzen nach sich zog (s. Therapieverlauf 2.7). Da gleichwohl die zweite Kopfschmerzform fortbestand und andere Ursachen nicht eruierbar waren, entschlossen wir uns, auch die Diagnose eines nicht näher bezeichneten Kopfschmerzes zu stellen.

2.4.2 Psychischer Befund

Die 44-Jährige ist sehr gepflegt und modisch-chic gekleidet. Im Kontakt ist sie freundlich und zugewandt, gleichzeitig aber auch sehr kontrolliert. Ihr Bewusstsein und ihre Orientierung sind nicht beeinträchtigt. In ihrem Antrieb, ihrer Sprache und Psychomotorik ist sie unauffällig. Es ist ein erheblicher Leidensdruck zu spüren, ihre Stimmungslage ist subdepressiv und ängstlich-angespannt, dabei verfügt sie über eine gute affektive Schwingungsfähigkeit. Sowohl ihre Wahrnehmung und Auffassungsgabe als auch ihr Konzentrationsvermögen und Gedächtnis sind nicht beeinträchtigt. Ihre Intelligenz liegt vom klinischen Eindruck her im oberen Durchschnittsbereich. Es liegen keine Hinweise auf inhaltliche oder formale Denkstörungen vor, daneben gibt es auch keinen Anhalt für Psychose. Anamnestisch hatte die Patientin Lebensüberdrussgedanken, aktuell gibt es aber keinen Anhalt für Suizidalität.

2.4.3 Somatischer Befund

Die Patientin selbst befindet sich in einem guten Allgemeinzustand, sie ist normalgewichtig. Es gibt keine Anzeichen pulmonaler oder kardialer Insuffizienz. Der orthopädische Befund ist bis auf Druckdolenz und Verspannungen im Bereich der Hals- und Lendenwirbelsäule und Verspannungen im M. trapezius unauffällig. Neurologisch sind ein latenter Strabismus und kalte Akren (Füße) zu verzeichnen.

Die vegetative Anamnese ergibt anstrengungsbedingte Atemnot, häufiges, schmerzhaftes und nächtliches Wasserlassen, ständiges Husten aufgrund einer Raucherbronchitis, Ein- und Durchschlafstörungen und Hitzewallungen. Aus gynäkologischer Sicht ist die seit 1–2 Jahren bestehende Menopause, die der Patientin aber keine Probleme bereitet, zu erwähnen. Bis auf den Konsum von 40–50 Zigaretten pro Tag nimmt die Patientin keine Genussmittel zu sich.

Im Rahmen einer Routinelaboruntersuchung wurden eine leichte Senkung der Thrombozytenzahl, im Übrigen aber Normalbefunde festgestellt.

2.5 Ziele

Die Therapie ließ sich, auf der Bedingungsanalyse gründend, in Abstimmung mit der Patientin von folgenden Zielen leiten:

1. Erarbeitung eines psychophysiologischen Erklärungsmodells der Schmerzsymptomatik.

2. Vermittlung psychologischer (verhaltensbezogener und gedanklicher) Schmerzbewältigungsstrategien.
3. Reduktion der Medikamente (Analgetika, Antidepressivum).
4. Sensibilisierung für selbstüberforderndes und stressauslösendes Verhalten.
5. Abmilderung des perfektionistischen und leistungsorientierten Erlebens- und Verhaltensstils.
6. Förderung der Gefühls- und Bedürfniswahrnehmung.
7. Stärkung der Selbstsicherheit durch Etablierung leistungsunabhängiger Selbstwertquellen.
8. Förderung der Abgrenzungsfähigkeit.
9. Steigerung der körperlichen Belastungsfähigkeit.
10. Förderung der Regenerationsfähigkeit durch Entspannung.

2.6 Therapieplan

Die Zielsetzungen sollten mit der Patientin mittels eines multimodalen Therapieangebotes erreicht werden.

Die psychotherapeutische Einzelbehandlung hatte zum Ziel, mit der Patientin ein psychophysiologisches Erklärungsmodell ihrer Symptomatik zu erarbeiten, ihr alternative Schmerzbewältigungsstrategien zu vermitteln, sie für stressauslösende Umweltereignisse zu sensibilisieren und den perfektionistischen und leistungsorientierten Erlebens- und Verhaltensstil abzumildern. In der soziotherapeutischen Beratung sollten nach einer genauen berufsbezogenen Anamnese konkrete Bewältigungsstrategien für definierte Anforderungssituationen am Arbeitsplatz erarbeitet werden. Die medizinische Betreuung diente neben der allgemeinen medizinischen Versorgung der Koordination des Medikamentenentzugs. Im Rahmen der Problemlösegruppe sollte ihre Gefühls- und Bedürfniswahrnehmung und ihre Abgrenzungsfähigkeit gefördert werden. Sowohl das Entspannungstraining nach Jacobson als auch das Hauttemperatur-Biofeedback hatte zum Ziel, die Patientin für Spannungszustände zu sensibilisieren und ihre Entspannungsfähigkeit zu fördern, ergänzend erfolgten Massagen zur Lockerung muskulärer Verspannungen. Im Rahmen der Ergotherapie hatte die Patientin die Möglichkeit, durch Etablierung leistungsunabhängiger Selbstwertquellen ihre Selbstsicherheit zu stärken. In der Sporttherapie stand schließlich die Steigerung ihrer körperlichen Belastungsfähigkeit im Vordergrund.

2.7 Therapieverlauf

Wir leiteten die Patientin zunächst an, ihre Schmerzhäufigkeit, -intensität und mögliche Begleitsymptome täglich zu protokollieren. Bis zum Absetzen der Medikamente verzeichnete sie zusätzlich ihre Medikamenteneinnahme. Anhand der Protokolle wurde in der Einzeltherapie schließlich ein psychophysiologisches Erklärungsmodell der Symptomatik erarbeitet (Ziel 1). Hierbei wurde der Patientin zunehmend deutlich, dass zumindest ein Teil der Schmerzattacken von ihrer Selbstüberforderung abhängig ist. Sie konnte erkennen, dass sie aufgrund ihrer übergeordneten Pläne – „ich darf keine Schwächen zeigen" oder „ich muß immer stark sein" – immer wieder über ihre Grenzen hinweggeht (Ziel 4). Die Schmerzsymptomatik als Element des „health care system" (Schwarz 1977) hatte bei ihr die Funktion, einen angemessenen Umgang mit den eigenen körperlichen und seelischen Ressourcen zu erzwingen. Auf der Basis dieser Erkenntnis gelang es der Patientin im Klinikalltag mehr und mehr, ihre Gefühle und Bedürfnisse wahrzunehmen und – ihren Ressourcen Rechnung tragend – angemessen für sich zu sorgen. Sie konnte zulassen, sich, auch ohne es zur Entstehung von körperlichen Schmerzen kommen zu lassen, Bedürfnisse, auf die sie Lust hatte, ohne schlechtes Gewissen zu erfüllen (Ziel 5 und 6). Diese Erfahrung wirkte sich äußerst positiv auf ihr Befinden und Selbstwertgefühl aus (Ziel 7).

Als sehr bedeutsam erwies sich auch das von der Patientin lange vermiedene, klärende Gespräch mit dem Ehemann. Hierbei setzte sie sich nochmals mit ihrer Ambivalenz auseinander, einerseits den Erwartungen des Ehemanns gerecht werden zu wollen, andererseits aber eigene Bedürfnisse in den Vordergrund zu stellen. Sie äußerte ihm gegenüber klar ihre Bedürfnisse und grenzte sich von seinen Erwartungen ab (Ziel 8).

Da die Symptomatik verstärkt in Ausübung des Berufs aufgetreten war, erhielt die Patientin intensive soziotherapeutische Betreuung. Es wurde ihr auch in diesem Kontext deutlich, dass nicht die Arbeitsbelastung als solche, sondern im Wesentlichen die perfektionistisch-leistungsorientierte Haltung sich selbst gegenüber die Kopfschmerzen auslöste (Ziel 4). Aufgrund dessen wurden mit der Patientin Bewältigungsstrategien für definierte strukturelle und interpersonelle Anforderungssituationen am Arbeitsplatz, wie beispielsweise Reduktion ihrer perfektionistischen Ansprüche an sich selbst oder Delegation von Aufgaben, erarbeitet (Ziel 5).

Im Rahmen der computergestützten Kopfschmerzdiagnostik (s. o.) hatte sich der Verdacht auf analgetikainduzierten Kopfschmerz ergeben, weshalb wir mit der Patientin das Absetzen der Medikation von Imigran, Katadolon und Natil vereinbarten (Ziel 3). Im Vorfeld wurden mit ihr Verhaltensalternativen für den Fall massiver Kopfschmerzen besprochen: prophylaktisch Temperatur-Biofeedback, Eisbeutel („Cold-pack") und stützende Gespräche mit der Kotherapeutin in emotionalen Krisen (Ziel 2). Unmittelbar nach dem Absetzen der Medikation gingen die Kopfschmerzen in Häufigkeit und Intensität deutlich zurück. Für die Dauer von fast 4 Wochen hatte die Patientin keine Migräneattacke. Die zweite Kopfschmerzform trat seltener und mit geringerer Schmerzstärke auf. Die Mitbeteiligung der Analgetika am Kopfschmerzgeschehen kann somit als gesichert gelten. Die antidepressive Medikation (Fluctin) konnte die Patientin 14 Tage später ebenfalls erfolgreich absetzen (Ziel 3).

In den letzten eineinhalb Wochen der stationären Maßnahme hatte die Patientin drei Migräneattacken. Die Attacken standen in Zusammenhang mit der anstehenden Heimreise und einem Telefonanruf des Arbeitgebers, welcher der Patientin gegenüber andeutete, dass ihr Arbeitsbereich umstrukturiert würde und ihr konkreter Arbeitsplatz zur Disposition stünde. Dies versetzte die Patientin in starke Anspannung. In der Soziotherapie wurden zwar die konkreten rechtlichen Möglichkeiten der Patientin gegen die geplanten Schritte des Arbeitgebers besprochen, die Schmerzen wurden jedoch so stark und quälend, dass die Patientin um eine medikamentöse Unterstützung bat. Der Gefahr eines Rückfalls in den Abusus bewusst – die mit der Patientin auch offen besprochen wurde –, vereinbarten wir vorläufig eine Behandlung von Attacken mit maximal 2 Diclofenac 50 mg und 10 mg Imigran am Tag.

Da ein Teil der Schmerzen höchstwahrscheinlich auch auf muskuläre Verspannungen zurückzuführen war, erlernte die Patientin in einem Muskelrelaxationstraining nach Jacobson die Entspannungsreaktion und erhielt ergänzend zur Lockerung und auch als positiven Verstärker (wer weiß das schon so genau?) Massagen. Sie übte ferner regelmäßig – unterstützt durch Hauttemperatur-Biofeedbacktherapie –, sich zu entspannen und sich dadurch für die An- und Entspannung der Gefäße zu sensibilisieren (Ziel 10).

Durch das sporttherapeutische Programm konnte sie – unter besonderer Berücksichtigung eigener Grenzen – ihre körperliche Leistungs- und Funktionstüchtigkeit erleben und allgemein körperlich belastungsfähiger werden (Ziel 7 und 9).

Wegen der Neigung der Patientin zu Untergewicht (wegen der chronisch rezidivierenden Pankreatitis, s. o.) und einer fraglichen Essstörung veranlassten wir die regelmäßige Gewichtskontrolle: Die Patientin hielt ihr Gewicht während des stationären Aufenthalts konstant.

Wir entließen die Patientin nach zehnwöchigem Aufenthalt vollschichtig leistungsfähig und arbeitsfähig für ihre letzte versicherungspflichtige Tätigkeit aus der stationären Behandlung. Wir empfahlen ihr zur langfristigen Stabilisierung die Weiterführung ihrer ambulanten, humanistisch orientierten Gesprächspsychotherapie.

2.8   Therapeut-Klient-Beziehung

Zu Anfang der Therapie war die Patientin deutlich bemüht, sich sozial erwünscht zu verhalten. Dies äußerte sich beispielsweise darin, dass sie alle therapeutischen Aufgaben pünktlich und korrekt erfüllte und in den Therapiesitzungen versuchte, durch freundliches Verhalten ein angenehmes, harmonisches Klima zu schaffen. Auch war sie stets bemüht, Misshelligkeiten bzw. Frustrationen ohne Klagen hinzunehmen und wenig für sich einzufordern. Insgesamt suchte die Patientin eine eher freundschaftliche Beziehung zur Therapeutin, wenngleich sie diese in ihrer Kompetenz respektierte. In der Endphase der Therapie, als sie gelernt hatte, eigene Bedürfnisse stärker zu fokussieren und sich weniger perfektionistisch und leistungsorientiert zu verhalten, ließ die Neigung der Patientin zu sozial erwünschtem Verhalten auch in der therapeutischen Beziehung zugunsten von stärkerer Selbstbestimmung nach. Sie äußerte öfter Wünsche, forderte mehr ein und war insgesamt wesentlich selbstbewusster.

Die Patientin hatte in der Therapie eine aktive Veränderungskontrollerwartung, von der Therapeutin erwartete sie hierfür eine offene und wohlwollende, aber dennoch kritische Rückmeldung über ihr Verhalten.

2.9   Verlauf der psychologisch-medizinischen Kooperation

Wie schon erwähnt, ist in der Klinik das Bezugstherapeutensystem für das Therapiesetting charakteristisch. Dies bedeutet, dass der Bezugstherapeut immer die erste Anlaufstelle für den Patienten darstellt, auch bei medizinischen Fragestellungen. Auf eine gute interdisziplinäre Kooperation in den Behandlungsteams wird sehr viel Wert gelegt.

Zu Beginn der Therapie erfolgte eine ärztliche Aufnahmeuntersuchung durch den Teamarzt. Dieser hatte zwar die Aufgabe der allgemeinärztlichen Weiterversorgung, medizinische Anordnungen, wie beispielsweise die Medikamentenreduktion, wurden aber nur auf Veranlassung bzw. in enger Absprache mit der Bezugstherapeutin umgesetzt. Der therapeutische Verlauf wurde regelmäßig im gesamten Team sowohl medizinisch als auch psychologisch supervidiert. Hausinterne oder externe konsiliarische Untersuchungen, wie sie im Konzept der Klinik vorgesehen sind, waren bei der Patientin nicht notwendig.

2.10 Analyse und Bewertung

Zur Messung der Veränderung des Selbsterlebens der Patientin zogen wir als Breitband-diagnostikum für klinisch-psychologische und psychiatrische Auffälligkeiten die bekannte SCL-90-R (Franke 1995) heran. Messzeitpunkte waren: Vorgespräch (3 Wochen vor Aufnahme), stationäre Aufnahme, Entlassung, poststationär (3 Wochen nach Entlassung).

Zum Zeitpunkt des Vorgesprächs waren alle Skalenwerte der Patientin klinisch auffällig (T > 60). Zwischen Vorgespräch und Entlassung aus der stationären Behandlung sanken die Werte in den Skalen für Zwanghaftigkeit, Unsicherheit, Depressivität, phobische Angst und der Leidensdruck (GSI) insgesamt einzelfallstatistisch signifikant. Diese positive Veränderung blieb auch poststationär erhalten, wobei 3 Wochen nach Entlassung zusätzlich die Werte in den Skalen Somatisierung und Ängstlichkeit signifikant zurückgegangen sind. Poststationär befanden sich sieben der zehn Skalenwerte im Normbereich (s. Abb. 2.**2**).

Zur Messung der Kopfschmerzaktivität zogen wir die Protokolle heran, welche die Patientin im gesamten Zeitraum ab Vorgespräch bis 3 Wochen nach Entlassung führte. Die Patientin notierte täglich einmal retrospektiv ihre Kopfschmerzstärke auf einer Skala von 0–5 für 9 verschiedene Zeitintervalle. Die Protokolle dienten lediglich der Verlaufskontrolle, darüber hinaus war eine therapeutische Anwendung aufgrund der Offensichtlichkeit der Zusammenhänge nicht notwendig. Berechnet wurde daraus schließlich die „Kopfschmerzdichte": die Summe der Intensitätswerte an einem Tag, dividiert durch ihre Anzahl.

Die Kopfschmerzdichte stieg vor der stationären Aufnahme langsam an und erreichte in der Mitte der stationären Therapie ihren Höhepunkt. Während des Medikamentenentzugs fiel sie deutlich ab und sank unter die prästationären Werte. Poststationär stieg sie allerdings wieder an, blieb aber unter dem prästationären Niveau.

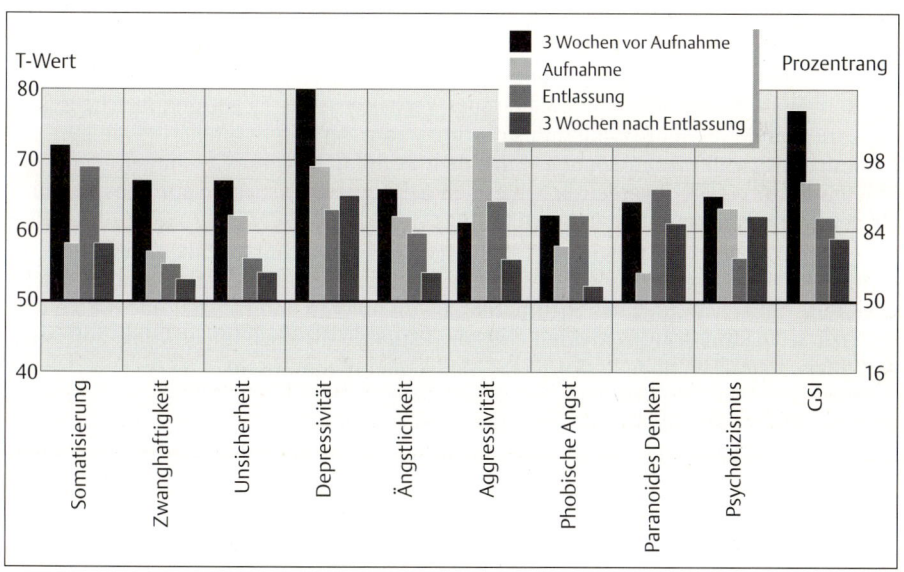

Abb. 2.**2** Skalenwerte der Patientin in der SCL-90-R über vier Messzeitpunkte.

In einem katamnestischen Interview mit der Bezugstherapeutin 3 Monate nach der Therapie gab die Patientin an, dass die Schmerzbewältigungsstrategien gelegentlich hilfreich seien und die durchschnittliche Kopfschmerzintensität von 4–5 vor der Therapie auf 3–4 gesunken sei. Die Kopfschmerzhäufigkeit sei von 20 Tagen auf 14 monatlich zurückgegangen, sie habe also maximal nur noch 3–4 Tage in der Woche Migräne, während vor Aufnahme bis zu 5 Tagen. An Medikamenten nehme sie 1–3 Tabletten Imigran 100 mg pro Woche, darüber hinaus jedoch keine anderen Analgetika und keine Antidepressiva. Die positive Befindlichkeit sei weitgehend stabil geblieben.

Die Patientin berichtete außerdem, dass sie mit ihrem Mann ein zweites klärendes Gespräch geführt und schließlich die Scheidung eingereicht habe. Eine wichtige Entwicklung sei, dass sie vermehrt auf ihre Gefühle und Bedürfnisse höre und diese zulasse. Sie habe die Rolle der „Power-Frau" aufgegeben, womit sie sich wesentlich wohler fühle.

Auch beruflich habe es wichtige Veränderungen gegeben. Wie bereits vom Arbeitgeber angedroht, sei sie in den Außendienst zurückversetzt und schließlich gekündigt worden. Ihr behandelnder ärztlicher Psychotherapeut habe ihr vorgeschlagen, eine zweijährige Zeitrente zu beantragen, sodass sie sich weiter regenerieren und ihre berufliche Zukunft vorbereiten könne. Sie selbst halte diesen Vorschlag eigentlich auch für gut.

Aus unserer Sicht ist die Entscheidung äußerst kritisch zu bewerten. Bekanntlich kehren Patienten nach einer Zeitrente nur selten an den Arbeitsmarkt zurück.

Der Vorschlag des niedergelassenen Therapeuten stimmt auch nicht mit der im Rahmen der stationären Therapie vereinbarten Vorgehensweise überein. Wir hielten es langfristig für sinnvoller, dass die Patientin gerade ihren Arbeitsalltag nutzt, um dort sensibler zu werden für ihr selbstüberforderndes und stressauslösendes Verhalten und lernt, die im „künstlichen" Setting der stationären Therapie erworbenen Schmerzbewältigungsstrategien in ihrem Alltag erfolgreich umzusetzen.

2.11   Fazit

Das Therapiebuch dieser Patientin ist sicher noch nicht geschlossen. Die Migräne ist seit vielen Jahren ihr Lebensbegleiter, und sie ist dies als individuelle Reaktionsbereitschaft auf dem Hintergrund relativ überdauernder Verhaltensstile. Es hat den Anschein, dass die Patientin perfektionistische und selbstunsichere Verhaltensanteile in eine günstige Richtung hat modifizieren können – mit dem Resultat, dass ihr Gesamtbefinden – die Ergebnisse im SCL-90-R verdeutlichen es – in wesentlichen Aspekten auch poststationär als deutlich gebessert gelten kann. Allerdings werden diese Veränderungen zum Positiven nicht von einer vergleichbaren Reduktion des Kopfschmerzleidens begleitet. Die erfreuliche „Kopfschmerzlosigkeit" während des Klinikaufenthalts war passager. Möglicherweise haben wir auch das Suchtpotential von Imigran unterschätzt und hätten deshalb stärker darauf dringen müssen, dass die Patientin die noch in der Klinik auftretenden Migräneattacken ohne Rückgriff auf Medikamente durchsteht.

Wir wissen andererseits, dass die ersten 3 Monate nach Entlassung aus der stationären Therapie oft die kritischsten sind. Die Probleme zu Hause, so gut ihre Lösung in der Klinik vorbereitet wurde, müssen eben tatsächlich noch gelöst werden. Insofern ist bei vielen Patienten – und möglicherweise auch bei unserer Patientin – zu diesem katamnestischen Zeitpunkt über den Therapieerfolg noch nicht das letzte Wort gesprochen. Es bleibt z.B. abzuwarten, ob die Patientin, sollte ihr eine Zeitrente gewährt werden, wirklich die Gelegenheit zu einer beruflichen Neuorientierung nutzen wird oder der Gefahr der Leistungsverweigerung unterliegt. (Wir beobachten dies manchmal gerade bei sehr leistungsverpflichteten Menschen, die bei Minderung der Leistungsfähigkeit nach dem Alles-oder-nichts-Prinzip plötzlich lieber gar nicht mehr arbeiten, als ihr Leistungsselbstbild den Gegebenheiten anpassen zu wollen.) Auch das Problem des Medikamentenmissbrauchs ist nicht ausgestanden, selbst wenn die Patientin in der Katamnese angab, „nur noch" Imigran einzunehmen.

Variationen der psychophysischen Verfassung und der Schmerzsymptomatik – auch Aufwärtstrends gleichen Ausmaßes wie jetzt – hat es in der 22-jährigen Leidensgeschichte der Patientin immer wieder gegeben. Hat der stationäre Aufenthalt in unserer Klinik dieser Geschichte nur eine weitere, gleichartige Schwingung hinzugefügt, oder hat er sie einem wirklichen Richtungswechsel zugeführt? Die vielen erfolglosen Therapieversuche geben eher Anlass zu Pessimismus.

3 Deafferentierungsschmerz: Möglichkeiten und Grenzen einer Psychotherapie nach elfjähriger Erkrankungsdauer

J. Frettlöh

3.1 Zusammenfassung

Herr M. suchte aufgrund einer seit einem Arbeitsunfall bestehenden Schmerzproblematik sowie einer aktuellen depressiven Episode die im Folgenden beschriebene psychotherapeutische Behandlung auf. Vor 11 Jahren hatte der damals 23-jährige Patient an seinem Arbeitsplatz im Bergbau (unter Tage) einen Arbeitsunfall erlitten, bei dem er sich einen „Verrenkungsbruch" des ersten Lendenwirbelkörpers mit kompletter Querschnittslähmung und Lähmung der Blase und des Mastdarms zuzog. Seit diesem Unfall ist Herr M. frühberentet. Der Patient befand sich erst seit wenigen Monaten in anästhesiologischer Behandlung einer ärztlichen Gemeinschaftspraxis. Der behandelnde Anästhesiologe hatte den Patienten von 900 mg Tegretal/Tag (Antikonvulsivum Carbamazepin) auf 450 mg MST/Tag (Morphin-retard) umgestellt und damit einen deutlichen Rückgang der Schmerzsymptomatik erzielen können. In Folge dieser Schmerzreduktion stellten sich für Herrn M. Alltagsanforderungen ein, mit denen er aufgrund der starken Schmerzbeeinträchtigung bislang nicht hatte umgehen müssen. Es stand zu befürchten, dass der Patient infolge der von ihm antizipierten sowie der aktuell an ihn herangetragenen familiären Anforderungen eventuell dekompensieren könnte. Deshalb sah sich der behandelnde Arzt veranlasst, seinem Patienten eine Psychotherapie anzuraten. Im Rahmen der kognitiven Verhaltenstherapie konte eine deutliche Verbesserung der emotionalen Befindlichkeit und ein angemessener Umgang mit dem Schmerz und mit der Behinderung erzielt werden. Die kognitive und affektive Bearbeitung der Unfallfolgen sowie der daraus resultierenden Veränderungen seiner Lebensführung nahmen einen zentralen Stellenwert in der Therapie ein, da die aktuellen Probleme auf dem Hintergrund dieser Kernproblematik einzuordnen waren.

3.2 Problemstellung

3.2.1 Rahmenbedingungen der Therapie

Die psychotherapeutische Behandlung konnte ambulant in den Praxisräumen der anästhesiologischen Gemeinschaftspraxis durchgeführt werden. Diese räumliche Nähe vereinfachte den interdisziplinären Austausch und die erforderlichen Behandlungsabsprachen immens (s. Therapieverlauf). Da es sich um einen Arbeitsunfall handelte, wurden die Kosten der psychotherapeutischen Behandlung von der Berufsgenossenschaft (BG) im Kostenerstattungsverfahren übernommen. Aufgrund der komplexen Problemlage und der besonderen Beeinträchtigung des Patienten infolge seiner Körperbehinderung schien eine ambulante Einzeltherapie mit verhaltens- und gesprächspsychotherapeutischer Ausrichtung angezeigt. Zunächst wurden 30 Sitzungen (inkl. 5 probatorische Sitzungen) bei der BG beantragt.

3.2.2 Erste Orientierung für die Problematik

Kurz vor der Aufnahme eines Hochschulstudiums (s. 3.2.3 Lebensgeschichtliche Entwicklung) wurde Herr M. im Rahmen einer beruflichen Grundausbildung zum Bergbaumechaniker Opfer eines Arbeitsunfalls. Während einer seiner letzten Untertageschichten löste sich ein Gewölbeträger, schlug ihm mit großer Wucht in den Rücken und verursachte einen Bruch der Lendenwirbelsäule. Seit dieser Zeit war Herr M. ab LWK 1 querschnittsgelähmt und infolge der Behinderung frühberentet. Zudem hatten sich Blasen- und Darmfunktionsstörungen sowie starke Schmerzen und Missempfindungen in den Beinen eingestellt.

Im Laufe seiner elfjährigen Krankengeschichte waren verschiedenste Therapieverfahren zur Schmerzlinderung sowohl im stationären als auch ambulanten Rahmen zum Einsatz gekommen, meist mit geringem bzw. nur kurzzeitigem Erfolg. So hatte Herr M. u. a. mehrmalige Sympathikusblockaden sowie kontinuierliche Epidural- und Plexusanästhesien erhalten. Mit Stimulationstechniken wie TENS (transkutane elektrische Nervenstimulation) und Akupunktur hatte der Patient eine nur geringfügige und nicht zufriedenstellende Schmerzlinderung erzielen können.

Massagen sowie Wärmeanwendungen blieben ohne jeglichen Erfolg. Mehrfach hatte er eine langfristige Psychopharmaka-Medikation mit einem trizyklischen Antidepressivum abgelehnt. Wenige Monate vor Aufnahme der Psychotherapie suchte er erstmalig einen ausgewiesenen ärztlichen Schmerztherapeuten auf. Dieser versuchte zunächst eine medikamentöse Behandlung mit dem Antikonvulsivum *Carbamazepin* (Tegretal). Da sich aber keine Schmerzlinderung einstellte, wurde nach wenigen Wochen eine Opioidbehandlung eingeleitet. Zum Zeitpunkt des psychologischen Erstgesprächs nahm Herr M. mit einer hohen Einnahmecompliance das Präparat *MST* (Morphin-retard, zeitkontingent 3-mal täglich 150 mg). Mit dieser Medikation konnte eine deutliche Linderung der Schmerzen erzielt werden.

Dennoch fühlte sich der Patient in seinem psychischen Befinden äußerst belastet. Herr M. sah sich nicht imstande, die privaten und außerhäuslichen Anforderungen zu bewältigen, denen er sich aufgrund der Schmerzlinderung nun vermehrt stellen musste. In den zurückliegenden Wochen hatte er darüber nachgedacht, die kürzlich aufgenommene Aushilfstätigkeit in einem Krankenhaus wieder aufzugeben. Besonders belasteten ihn die seit kurzem zunehmenden ehelichen Auseinandersetzungen, die vor allem den Kinderwunsch der Ehefrau zum Inhalt hatten. Den Anforderungen seiner Frau sowie den antizipierten Erwartungen seiner Umgebung bezüglich seines beruflichen Werdegangs fühlte er sich nicht gewachsen. Nach eigener Aussage befand er sich zum befragten Zeitpunkt „ … in einer äußerst labilen Verfassung". Er befürchtete ein weiteres Abgleiten in depressive Zustände, wie er sie bereits aus der Zeit nach dem Unfall kannte. Sein vorrangiges Anliegen für die Therapie bestand darin, eine neuerliche depressive Episode mit nachfolgender Verschlechterung der Schmerzproblematik abzufangen.

In den Jahren nach seinem Unfall – so berichtete er – habe es immer mal wieder depressive Episoden gegeben, aus denen er aber stets ohne fachliche Hilfe, lediglich mit Unterstützung seiner Frau und einiger weniger Verwandten und Freunde, herausgekommen sei. Obwohl die zurückliegenden Jahre eine schwere Belastungsprobe für die Ehe gewesen seien, habe seine Frau stets zu ihm gehalten. Verlust- bzw. Verlassensängste, die unmittelbar nach dem Unfall sehr stark vorhanden gewesen waren, seien später zunehmend seltener aufgetreten. Nur wenn seine Frau ihren Kinderwunsch angesprochen habe, seien diese erneut ausgelöst worden. Das Ehepaar hatte sich bereits mehrmals bei Fachärzten erkundigt und dabei die Auskunft erhalten, dass eine Zeugung mit entsprechenden unterstützenden Maßnahmen möglich wäre. Die infrage kommenden Eingriffe waren für den Patienten jedoch äußerst scham- und angstbesetzt. Zudem hielt er sich infolge seiner Behinderung für nicht ausreichend belastbar: „Kinder zeugen ist das eine, sie großziehen das andere Problem." Die zu der Behinderung hinzugekommene Schmerzproblematik habe schließlich diesen Wunsch – zumindest für ihn – gänzlich zunichte gemacht.

Infolge der neuerlichen Besserung seiner Schmerzproblematik sei nun aber die Frage der gemeinsamen Lebensplanung in den vergangenen Wochen immer deutlicher an ihn herangetragen worden. Seine Frau verspüre aufgrund ihres Lebensalters (33-jährig) einen steigenden Entscheidungsdruck, dem er sich weder körperlich noch psychisch gewachsen fühle. Darüber hinaus antizipierte Herr M. aufgrund der Schmerzbesserung einen steigenden Erwartungs- und Handlungsdruck auch in anderen Lebensbereichen. Damit war für ihn jedoch auch eine erneute Konfrontation mit seiner Behinderung und deren Folgen verbunden, gegenüber denen er sich seit seinem Unfall eher vermeidend verhalten hatte.

3.2.3   Lebensgeschichtliche Entwicklung

Zum Zeitpunkt der Therapieaufnahme ist der Patient 34 Jahre alt. Seit der Eheschließung vor 12 Jahren, lebt er mit seiner Ehefrau in einer Kleinstadt im Ruhrgebiet. Die Eltern des Patienten leben in einer benachbarten Kleinstadt und sind beide seit mehreren Jahren in Rente. Herr M. wurde als drittes von insgesamt vier Kindern geboren. Zu seinen Geschwistern (eine Schwester, zwei Brüder) unterhält er unterschiedlich gute Beziehungen. Aufgrund eines Alkoholproblems seines Vaters verbrachte der Patient 2 Jahre seiner Kindheit im Haushalt seiner Tante. Die Schule absolvierte er mit dem Abschluss der mittleren Reife. Nach dem Schulabschluss begann er eine Lehre als Bergmann, mit dem Fernziel, später ein Studium für Maschinenbau aufzunehmen. Ihm war zu Beginn seines beruflichen Werdegangs angeraten worden, die verschiedenen Ausbildungsstufen im Bergbau von Grundauf zu durchlaufen „ … um den Beruf von der Pike an zu lernen". Acht Wochen vor Beginn des Fachhochschulstudiums (der Studienplatz war ihm bereits schriftlich zugesichert worden) ereignete sich der Arbeitsunfall.

Etwa 1 Jahr nach dem Unfall bezog Herr M. mit seiner Frau die untere Etage eines Zweifamilienhauses, welches von dem Ehepaar und einer befreundeten Familie gemeinsam gekauft und behindertengerecht umgebaut wurde. Aufgrund der Kosten für das Haus sowie des reduzierten Einkommens des Patienten ist das Ehepaar M. bereits seit Jahren finanziell stark belastet und noch auf lange Sicht hoch verschuldet.

3.3   Problemanalyse

3.3.1   Symptomatik

Die von Herrn M. beklagten Dauerschmerzen in beiden Beinen waren von brennender oder dumpf bohrender Qualität. Im Anamnesegespräch gab er für den Zeitraum vor der Opiatbehandlung einen gleichbleibenden Schmerz mit einer durchschnittlichen Intensität von 4 auf der Nummerischen-Rating-Skala (NRS: 0 = keine Schmerzen bis 10 = extrem starke Schmerzen) an. Zusätzlich traten mehrmals wöchentlich einschießende Schmerzattacken von mehrstündiger Dauer mit Spitzenintensitäten von 8 – 9 (NRS) auf, deren

Qualität er als stechend, reißend und krampfartig beschrieb. Hinzu kamen Empfindungen wie Kribbeln, Juckreiz und starke Kälteempfindungen in den distalen Bereichen der nicht mehr innervierten Gliedmaßen. Besonders irritierten ihn zeitweilig auftretende Krämpfe in der Wadenmuskulatur.

3.3.2 Problemgenese

Sozialverhalten.   Infolge der Querschnittslähmung und den damit verbundenen starken Schmerzen lebte Herr M. in den Jahren vor der Therapie sozial sehr zurückgezogen. Die überwiegende Zeit verbrachte er allein zu Hause und wartete allabendlich auf die Rückkehr seiner berufstätigen Ehefrau.

Kognitionen.   Der Patient hatte in den zurückliegenden 11 Jahren seiner Behinderung und Schmerzerkrankung keine psychologische Hilfe in Anspruch genommen, um das erlebte Trauma sowie die daraus resultierenden Folgen aufzuarbeiten. Obwohl er bereits während seines ersten sechsmonatigen Klinikaufenthaltes mehrmals eine entsprechende Empfehlung erhalten hatte, wies er rigoros eine psychotherapeutische Unterstützung zurück. Auch die nach solchen Unfällen üblichen stationären Rehabilitationsmaßnahmen lehnte Herr M. aufgrund seines Anspruchs ab, „ ... alles allein schaffen zu wollen". Mit einer beachtlichen Eigeninitiative und Disziplin erlernte er damals den Umgang mit seinem Rollstuhl, eignete sich mit Hilfe von Broschüren krankengymnastische Übungen und andere behindertengerechte Verhaltensweisen an.

Schmerzerleben.   Wenige Wochen nach der Wirbelsäulenverletzung war als eine weitere Unfallfolge neben der Querschnittslähmung eine extrem ausgeprägte Schmerzproblematik aufgetreten. Zunächst habe er die Schmerzen nur im rechten Bein gespürt. Diese manifestierten sich aber nach kurzer Zeit zu einem Dauerschmerz in beiden Beinen. Die Schmerzproblematik hatte nach Ansicht des Patienten im Vergleich zu seiner Querschnittslähmung eine wesentlich stärkere Beeinträchtigung der Lebensqualität zur Folge. Dass eine organische Diagnose bzw. somatische Verursachung der Schmerzen nicht gefunden werden konnte und die langjährige medizinische Behandlung der Schmerzen erfolglos verlief, erhöhte für ihn die psychische Belastung und den von ihm antizipierten sozialen Druck „ ... wieder funktionieren zu müssen ...".

Operante Mechanismen.   Als die Schmerzen vor einigen Wochen durch die Neumedikation mit MST erträglicher wurden, erhöhte sich für Herrn M. der innere Druck, über kurz- und mittelfristige Lebensperspektiven nachdenken zu müssen. Dies brachte lang vermiedene Auseinandersetzungen mit den eigenen Lebensplänen sowie den Anforderungen und Erwartungen anderer mit sich und machte eine bewusste Konfrontation mit den Folgen seiner Querschnittslähmung erforderlich. So stellte sich beispielsweise aufgrund der Schmerzreduzierung und des erweiterten Aktivitätsspektrums des Patienten die Frage, ob der von seiner Frau geäußerte Kinderwunsch sowie andere Zukunftspläne (Reisen, Umschulungsmöglichkeiten etc.) nun realisiert werden könnten. Derartige Pläne konfrontierten den Patienten mit bislang vermiedenen angstbesetzten Themen und Problembereichen, die er zunächst mit Überaktivität (siehe Therapieverlauf) zu kompensieren versuchte. Dabei ging Herr M. bis an seine absolute Erschöpfungsgrenze und verstärkte damit die Schmerzsymptomatik, der er sich dann mit vermehrter Aufmerksamkeit zuwendete. Vor Aufnahme der psychotherapeutischen Behandlung bestand somit aus ärztlicher Sicht die akute Gefahr einer erneuten psychischen Dekompensation.

3.3.3   Funktionales Bedingungsmodell

Die Konfrontation mit Aspekten der Querschnittslähmung oder deren Folgen erzeugt bei dem Patienten Angst und Gefühle der Unzulänglichkeit, Hilflosigkeit sowie Verzweiflung. Indem er exzessiv auf seine Schmerzsymptomatik fokussiert, vermeidet bzw. flieht der Patient vor der Konfrontation mit diesen Affekten und es kommt kurzfristig zu einer Angstreduktion. Als langfristige Konsequenz stellt sich eine massive Verschlimmerung der Schmerzproblematik ein, die für den Patienten aber offensichtlich weniger bedrohlich zu sein scheint als die Auseinandersetzung mit den Folgen seines Arbeitsunfalls. Der Schmerz erhält somit eine funktionale Bedeutung. Die von Herrn M. berichteten ehelichen Auseinandersetzungen fördern möglicherweise das Problemverhalten noch zusätzlich, indem sie zur Schmerzverstärkung und somit zur Aufrechterhaltung des Vermeidungsverhaltens beitragen. Schmerzlinderung, z.B. infolge der MST-Einnahme, erschwert demnach die Vermeidungsreaktion (Schmerzfokussierung) und erzeugt die oben beschriebenen Gefühle.

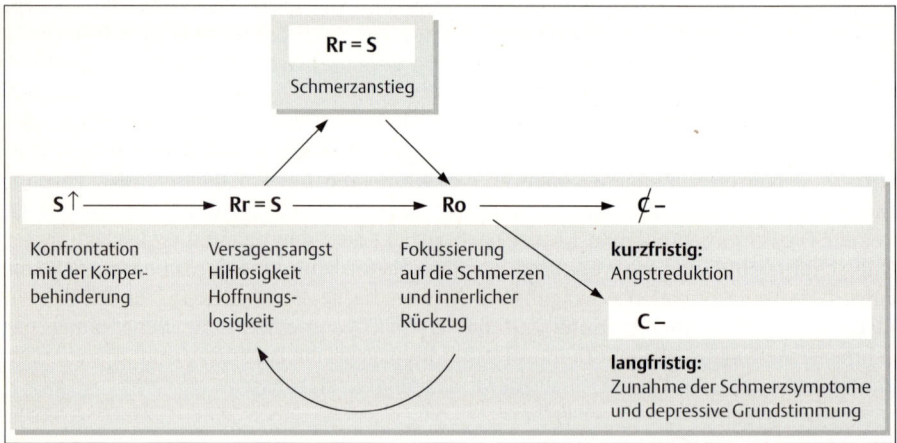

Das Problemverhalten lässt sich unter Berücksichtigung der dargestellten Einzelaspekte wie folgt zusammenfassen: Der Patient erlebt die Schmerzen auf der Basis einer ängstlichen, wenig belastbaren Grundhaltung. Diese stellt möglicherweise eine Folge der unfallbedingten Behinderung dar, mit der er sich jedoch bislang nicht aktiv bewältigend auseinandergesetzt hat. Eine bewusste kognitive und affektive Konfrontation mit der Behinderung ist so stark angstbesetzt, dass Herr M. in seinen Schmerz flüchtet und diesen in den Mittelpunkt seiner Aufmerksamkeit stellt. Auftretende Gefühle der Unzulänglichkeit, Hilf- und Hoffnungslosigkeit erzeugen einen Schmerzanstieg bzw. eine zunehmende Schmerzfokussierung und -wahrnehmung, die wiederum mit vermehrten Hilf- und Hoffnungslosigkeitsgefühlen und steigenden Schmerzen einhergeht. Diesem Aufschaukelungsprozess begegnet Herr M. mit einer passiven, resignativen bis depressiven Grundhaltung, die er ausschließlich der Schmerzproblematik zuschreibt.

Demgegenüber erzeugt die aktuelle medikamentenbedingte Schmerzlinderung einen steigenden Anforderungsdruck, sich aktiv mit den Folgen seines Unfalls auseinanderzusetzen. Dieses Dilemma versuchte er zunächst mit einem Übermaß an Aktivitäten zu überdecken (siehe Therapieverlauf). Angemessene problembewältigende Kompetenzen stehen dem Patienten nach Eindruck des Arztes und der Psychotherapeutin zum Zeitpunkt der Therapieaufnahme nicht bzw. nur unzureichend zur Verfügung.

3.4 Befund

3.4.1 Diagnose

Der Patient erhielt die DSM-III-R Diagnose (316.00): chronischer Deafferentierungsschmerz (Schmerzen und sensorische Mißempfindungen in beiden Beinen nach Querschnittslähmung ab LWK 1), einhergehend mit einer typisch depressiven Episode (296.22).

3.4.2 Psychischer Befund

Vor Beginn der psychotherapeutischen Behandlung wurde anhand verschiedener diagnostischer Erhebungsinstrumente das Ausmaß der somatischen und psychosozialen Beeinträchtigung des Patienten erhoben. Die direkten Schmerzparameter waren von dem behandelnden Anästhesisten bereits vor Beginn der MST-Behandlung per Tagebuch erhoben worden und zeigten zu diesem Zeitpunkt eine hohe Schmerzbelastung an. Durch die Medikation hatte sich bereits eine deutliche Reduzierung erzielen lassen, dennoch zeigte der Patient vor Aufnahme der Psychotherapie noch folgende Schmerzausprägungen:

Schmerzintensität und -dauer.   Über 28 Beobachtungstage protokollierte Herr M. ständig vorhandene Schmerzen von eher milder Intensität ($\emptyset$ Intensität des Dauerschmerzes = 2,7 auf der NRS) mit 3 – 5 aufgelagerten Schmerzattacken pro Woche, die im Mittel eine Intensität von 8,8 aufwiesen.

Wie dem folgenden Profil zu entnehmen ist, erwies sich der Patient vor allem in den psychometrischen Maßen als extrem belastet:

Depressivität.   Der Patient erhielt auf der „Allgemeinen Depressions-Skala" (Hautzinger, 1993) einen Rohwert von 37, was einem T-Wert von 69 und einem Prozentrang von 97 entspricht. Damit weisen die Werte von Herrn M. auf die Möglichkeit einer ernsthaften depressiven Störung hin.

Psychosomatische Allgemeinbeschwerden.   In der „Beschwerde-Liste" (von Zerssen, 1976) wies Herr M. einen Rohwert von 56 auf. Dieser Rohwert entspricht einem Stanine-Wert von 9 und einem Perzentil-Wert von 99,9. Diese Werte zeigten ein extrem hohes Maß an körperlichen (z. B. vegetativen) Begleitbeschwerden an.

Ängstlichkeit.   In der Vorversion des „Beck Angstinventar – Deutsche Version" (BAI) von Margraf und Ehlers (1998) lag Herr M. bei einem Rohwert von 29. Normwerte lagen zum Zeitpunkt der Erhebung noch nicht vor. In Relation zu einer Stichprobe chronischer Kopf- und Rückenschmerzpatienten lag dieser Rohwert 10 Punkte über dem Mittelwert dieser Vergleichsstichprobe (vgl. Basler u. Kröner-Herwig 1995).

Schmerzbezogene Beeinträchtigung.   Zur Erhebung der Beeinträchtigung und Behinderung infolge der Schmerzen wurde auf eine bislang nicht veröffentlichte Forschungsversion des „Inventars zur schmerzbezogenen Beeinträchtigung" (IZB, Frettlöh, Kröner-Herwig u. Jäkle) zurückgegriffen. Dieses Instrument erfasst nicht nur die körperlichen, sondern auch die alltäglichen sozialen Beeinträchtigungen. Herr M. erreichte einen Summenscore von 132 und lag damit fast 40 Punkte über dem Summenscore der oben angeführten Vergleichsstichprobe von chronischen Rücken- und Kopfschmerzpatienten.

Schmerzbezogene Kognitionen.   Bereits beim Anamnesegespräch äußerte Herr M. dysfunktionale Gedanken wie: „Die Schmerzen zermürben mich", „Ich kann gar nichts an diesen Schmerzen verändern" oder „Mein Leben ist ein für alle mal verkorkst." Diesen Kognitionen war aus therapeutischer Sicht eine überaus gefühlsbestimmende und handlungsleitende Bedeutung beizumessen. Dies bestätigte sich im „Fragebogen Schmerzbezogener Selbstinstruktionen" (FSS, Flor et al. 1993), der auf eine stark katastrophisierende Schmerzverarbeitung hinwies.

Kausal- und Kontrollattributionen.   Im Anamnesegespräch zeichnete sich bereits das überwiegend somatisch ausgerichtete Krankheitsmodell des Patienten ab. In den nachfolgenden Sitzungen wurde deutlich, dass Herr M. aktiv bewältigende Kontrollbemühungen auf dem Hintergrund seines rein somatogenen Krankheitsbildes bislang nicht für möglich erachtet hatte.

3.4.3   Somatischer Befund

Unmittelbar nach dem Unfalltrauma wurde eine Querschnittslähmung ab LWK 1 diagnostiziert. Nach wenigen Wochen traten erstmals schmerzhafte Empfindungen in den Beinen auf. Da nachweislich ein kompletter Sensibilitäts- und Motorikverlust in größeren Bereichen der unteren Extremitäten vorlag, wurden die Beschwerden des Patienten zunächst als Phantomschmerz klassifiziert. Diese Klassifikation gilt allerdings bei Querschnittslähmungen als sehr umstritten, da Phantomschmerz im Wesentlichen den Zustand nach Amputationen kennzeichnet. Schmerzen infolge einer peripheren oder zentralen Nervenläsion sind eher als Deafferentierungsschmerzen zu bezeichnen (vgl. Döbler u. Zenz 1993; Comberg 1997).

3.5   Therapieziele

Zum einen waren Maßnahmen zur emotionalen Stabilisierung des Patienten indiziert, zum anderen sollte dem Patienten ein multidimensionales Krankheitsmodell vermittelt werden, in dem neben den somatischen Aspekten auch die psychischen und sozialen Aspekte der Schmerzwahrnehmung und Schmerzverarbeitung Berücksichtigung finden. Auf dieser neu geschaffenen Verständnisbasis wurde die Bearbeitung der aktuellen Lebensbelastungen und Interaktionsprobleme angezielt. Defizite in der unmittelbar schmerzbezogenen kognitiven und behavioralen Bewältigung waren bei Herrn M. durch-

aus gegeben, sollten aber nachrangig behandelt werden, da sich diese in der Problemanalyse nicht als die wesentlichen schmerzaufrechterhaltenden Bedingungen darstellten.

3.6   Therapieplanung

Zu Beginn der Behandlung musste durch stützende Maßnahmen aus dem Bereich der
Krisenintervention ein Abgleiten in eine manifeste depressive Episode abgefangen werden. Diese war infolge der Schmerzlinderung und der damit verbundenen erneuten Konfrontation mit den Unfallfolgen zu befürchten. Durch einen gezielten Aktivitätsaufbau
sollte zum einen der depressiv-passiven Grundstimmung des Patienten und zum anderen der kognitiven Einengung auf den Schmerz entgegengewirkt werden. Erst nach Erreichen einer solchen Stabilisierung sollte die kognitive und emotionale Bearbeitung der
Körperbehinderung und deren lebensverändernden Folgen angegangen werden. Die
beabsichtigte Aufarbeitung hatte zum Ziel, den Patienten in die Lage zu versetzen,
zunehmend selbstständiger und angemessener mit den sozialen Anforderungen auf der
einen Seite und den behinderungsbedingten Einschränkungen auf der anderen Seite
umzugehen. Hier galt es, dem ehelichen Konflikt als wichtigstes und derzeitig auch am
meisten belastendes Problemfeld in der Therapieplanung einen zentralen Stellenwert
einzuräumen und ggf. die Ehefrau in die Behandlung mit einzubeziehen.
   Die Funktionalität, die der Schmerz als Vermeidungsreaktion auf die Auseinandersetzung mit der Behinderung und den ehelichen Konflikten eingenommen hatte, wurde als
wesentliches Moment für die Aufrechterhaltung und Verstärkung der Schmerzproblematik angesehen. Demzufolge musste an der Aufhebung dieser Funktionalität durch
Bereitstellung alternativer Bewältigungskompetenzen vorrangig gearbeitet werden.
Erst im Anschluss daran erschien eine Modifikation der kognitiven und affektiven Einengung auf die Schmerzproblematik – sofern noch erforderlich – und ein Aufbau selbstge-
steuerter Schmerzbewältigungsstrategien angezeigt.

3.7   Therapieverlauf

Aufgrund der aktuellen Gefahr einer neuerlichen Dekompensation wurde mit dem Klienten zunächst ein sog. „*Entlastungsplan*" für die kommenden Wochen aufgestellt. Dieser
sollte sich vornehmlich auf seinen Umgang mit den nebenberuflichen und ehelichen
Belastungsfaktoren beziehen. Herr M. hatte nach langjähriger Inaktivität wenige Wochen
vor Therapieaufnahme eine Nebentätigkeit als Verwaltungs-Aushilfe in einem städti-
schen Krankenhaus aufgenommen. Die anfängliche Arbeitszeit von zehn Stunden wei-
tete er bei gleichbleibendem Lohn von Woche zu Woche immer mehr aus, sodass diese
schließlich einer halben Stelle gleichkam und gelegentlich sogar noch darüber lag. Sein
berufliches Engagement war einerseits als Gesundheitsverhalten zu werten. Andererseits musste mit dem Patienten darauf hingearbeitet werden, seine körperliche Belastungsgrenze rechtzeitig wahrzunehmen, eine angemessene Anspannungs-Entspan-
nungs-Ökonomie zu entwickeln und entsprechende Erholungsphasen im Berufsalltag
zu verankern. Es war zudem nicht auszuschließen, dass er den Anforderungen der Ehefrau zu entfliehen versuchte, indem er ihren Wünschen nach vermehrten Freizeitaktivitäten sowie Gesprächen über Familienplanung verbal und nonverbal mit Erschöpfung
und Überlastungsreaktionen begegnete. Die Erschöpfungsreaktionen entschuldigte er
ihr gegenüber, indem er diese als Folge seiner beruflichen Belastung anführte.

In der Therapie wurde auf Wunsch des Patienten ausführlich über die Konsequenzen einer vorübergehenden Niederlegung seiner Tätigkeit gesprochen. Letztendlich kam Herr M. doch zu dem Schluss, seine nebenberufliche Aktivität nicht aufzugeben, sondern dieser mit reduzierter Stundenzahl weiter nachzugehen.

Um die Belastungs-Vermeidungs-Spirale zumindest kurzfristig (d. h. bis zum Aufbau von adäquatem Alternativverhalten) erst einmal zu entlasten, sollte der Patient mit seiner Frau einen Kontrakt eingehen. Dieser sah vor, Gespräche über die weitere Lebensplanung, insbesondere in Bezug auf Familienplanung, für die kommenden zwei Monate auszusetzen. Eine solche Auszeit kam dem Patienten sehr entgegen. Er äußerte jedoch starke Bedenken, diese auch gegenüber seiner Ehefrau vorbringen und vertreten zu können. Da er seine sozialen Kompetenzen im Hinblick auf Auseinandersetzungen dieser Art für unzureichend einschätzte, wurde die anstehende Gesprächssituation erst einmal im Rollenspiel erprobt. In der darauf folgenden Woche berichtete Herr M. über den zufriedenstellenden Verlauf, den das Gespräch mit seiner Frau nach diesen Übungen genommen hatte.

Mithilfe von zunächst sehr einfachen *Situationsanalysen* konnten im Laufe der nachfolgenden Sitzungen weitere, aktuell bedeutsame Stressoren bzw. Belastungsfaktoren identifiziert und – soweit dies möglich war – vorübergehend ausgesetzt werden. Dies betraf beispielsweise Besuche bei den Eltern, die für den Patienten eine ständige Konfrontation mit dem Alkoholproblem des Vaters bedeuteten. Auch die Kontakte zu seinem ältesten Bruder waren häufig mit Streitigkeiten um Geld verbunden gewesen. Für diese Kontakte wurde zunächst auch eine sog. „Auszeit" vereinbart. Zu einem späteren Zeitpunkt sollten die konflikthaften Beziehungen zu einzelnen Personen seiner Herkunftsfamilie aufgearbeitet und ein sozial kompetentes Interaktionsverhalten aufgebaut werden.

Zur Förderung einer besseren Be- und Entlastungsökonomie wurde bereits zu Beginn der Therapie eine *Entspannungsmethode* (Progressive Muskelrelaxation, PMR) eingeführt. Um eine Zunahme seines sozialen Rückzugs zu verhindern, erfolgte parallel in den Bereichen Freizeit und Familie der *Aufbau von Aktivitäten*, die das Wohlbefinden und die soziale Anteilnahme verbessern sollten. Hierfür fertigte der Patient eine Aufstellung angestrebter Aktivitäten an, die er entsprechend seiner persönlichen Priorität gewichtete. Daraufhin erfolgte die Auswahl und die konkrete Planung der ersten beiden Unternehmungen. Der Patient wollte ohne Begleitung ein Freilichtmuseum besuchen und außerdem einen gemeinsamen Spielabend mit seiner Frau und Freunden vereinbaren. Bei der Ausführung traten jedoch deutliche Vermeidungsreaktionen auf. Wie das nachfolgende Gespräch darüber ergab, verbarg sich hinter diesem Vermeidungsverhalten die Befürchtung des Patienten: „Wenn ich so aktiv werde, halten mich alle, vor allem meine Frau, für hinreichend belastbar. Und dann kommen die alten Diskussionen wieder auf den Tisch." Die Therapeutin nutzte diese aktuellen Vermeidungsreaktionen, um mit dem Patienten die hinter diesem Verhalten liegenden Bewertungsmuster herauszuarbeiten.

Dieser Schritt bildete die Grundlage für die nächste Therapiephase, in der die kognitiv-emotionale *Bearbeitung der Unfallfolgen* angezielt wurde. In den nachfolgenden Sitzungen konnte intensiv an der Differenzierung der Problemaspekte des Unfalltraumas, dessen Folgen sowie an der Klärung damit einhergehender Affekte gearbeitet werden. Gemäß dem therapeutischen Vorgehen nach *Beck* wurde eine Modifikation der automatischen Gedanken, der Verarbeitungsfehler und der überdauernden Grundannahmen vorgenommen. Dabei fiel dem Patienten die Reflexion seiner Haltungen, Überzeugungen und Wertungen zunächst sehr schwer. Überzeugungen wie z. B. „Ich kann doch als Behinderter kein erfülltes Leben mehr haben" oder „Ich werde nie mehr ein vollwertiger Ehemann/Arbeitskollege sein", waren nur sehr mühsam rekonstruierbar. Bei der Analyse und Modifikation dieser und ähnlicher Kognitionen mussten häufig die biographischen Ursprünge dieser Überzeugungen herausgearbeitet werden. Besonders bedeutsam für seine Haltungen waren die Erfahrungen mit seinen Eltern: „Mein Vater war mit seinem Alkoholproblem auch kein vollwertiger Ehemann und Vater. Mutter war oft überfordert, weil Vater nicht belastbar war. Deshalb mußte ich auch 2 Jahre bei meiner Tante leben." Erst eine ausführliche Analyse dieser und anderer belastender Kindheitserfahrungen ermöglichte eine kognitive Umstrukturierung und eröffnete dem Patienten eine emotionale Distanzierung bzw. Neubewertung der damaligen Erfahrungen. Der Zusammenhang zwischen diesen früheren Erfahrungen und seinen heutigen krankheitsbezogenen Werthaltungen und Normen erkannte er zunächst nicht. Erst mit der Einführung der *Dreispaltentechnik* gelang es dem Patienten, Bezüge zwischen seinen früheren Erfahrungen, seinen heutigen Überzeugungen oder Wertungen und den aktuellen Gefühlen in entsprechenden Situationen herzustellen. Nach einiger Übungszeit war er in der Lage, seinen selbstabwertenden, oft katastrophisierenden und dysfunktionalen Annahmen funktionale Überzeugungen entgegenzusetzen. So äußerte er sich in Bezug auf seine Rolle als Ehemann oder potenzieller Vater zunehmend häufiger in folgender Weise: „Ich sollte nicht an meinen alten Zielen festhalten. Wenn ich meine Ziele etwas versetze, dann kann ich auch wieder was erreichen."

Die Modifikation der unmittelbar an der Realität überprüfbaren Kognitionen fiel ihm weniger schwer. Dies bezog sich auf Kognitionen wie z. B.: „Ich bin als Behinderter doch niemandem eine Stütze." Oder: „Ich kann als Behinderter keine Ämter übernehmen." Bezüglich des letztgenannten Beispiels machte der Patient im Verlauf der Therapie die Erfahrung, als Kassenwart einer christlichen Gemeinde gewählt und für seine kompetente Ausführung geschätzt zu werden. In diesem Zusammenhang kam es allerdings zu einer direkten Konkurrenzsituation zwischen ihm und seiner Ehefrau, die sich ebenfalls für dieses Amt zur Wahl gestellt hatte. Durch die begleitenden psychotherapeutischen Gespräche gelang es dem Patienten, diese für ihn höchst beziehungsbelastende Situation ohne das früher übliche Flucht- oder Vermeidungsverhalten zu bewältigen und sich zudem über seine Wahl und den damit verbundenen Vertrauensbeweis zu freuen.

In der 24. Sitzung (sechs Sitzungen vor Beendigung des zunächst bewilligten Therapiezeitraums) beklagte der Patient eine drastische Verschlimmerung seiner Schmerzen und zunehmende Störungen der Blasen- und Darmfunktionen. Nach Ansicht des Patienten hatte die medikamentöse Wirkung der bisherigen MST-Dosis deutlich nachgelassen, sodass ihm eine Dosissteigerung erforderlich schien. Der behandelnde Anästhesiologe war diesem Anliegen jedoch nicht nachgekommen und hatte sich eine Rücksprache mit der Therapeutin ausgebeten. Im Rahmen der ärztlichen Sprechstunde konnten die Therapeutin und der Anästhesist gemeinsam den Patienten dazu motivieren, die neuerliche Symptomverschlechterung zunächst ohne Dosissteigerung zu überwinden. Um Hinweise für die erneute Verschlechterung zu erlangen, erfragte die Therapeutin in der nachfolgenden Therapiesitzung die aktuelle häusliche Lebenssituation des Klienten, obwohl dieser dem Thema mehrfach auszuweichen versuchte. Es stellte sich heraus, dass aufgrund der vorherigen Symptomverbesserung sowie des zeitlichen Ablaufs des Timeout-Kontraktes die Ehefrau nun erneut Versuche unternommen hatte, ihren Kinderwunsch bei dem Ehemann vorzubringen. Daraufhin war es erstmalig – so versicherte der Patient – zu einer längeren, verbal äußerst heftigen Auseinandersetzung zwischen den Partnern gekommen, die seitens der Ehefrau mit der Drohung eines Beziehungsabbruchs endete.

Nach Rücksprache mit dem Supervisionsteam wurde für den weiteren Therapieverlauf die Einbeziehung der Ehefrau geplant, da sich die Ehekonflikte zuspitzten und das Paar offenkundig zu einer Klärung des Kinderwunsches ohne therapeutische Unterstützung nicht in der Lage war. Ohne zeitliche Verzögerungen in Kauf nehmen zu müssen, konnte ein weiterer männlicher Therapeut für diese Phase der Therapie hinzugezogen werden.

Frau M. reagierte anfänglich sehr zurückhaltend auf das von ihrem Mann vorgebrachte Therapieangebot, ließ sich schließlich aber doch unter großen Bedenken auf zunächst fünf Sitzungen ein. Bereits in der ersten Paarsitzung wurden erhebliche Kommunikationsprobleme zwischen den Partnern erkennbar. Beide waren nicht imstande, dem anderen Wünsche oder Gefühle angemessen mitzuteilen. Wie die nachfolgenden Beispiele verdeutlichen sollen, konnten persönliche Bedürfnisse oder Anliegen von beiden nur verschlüsselt in normativen oder pauschalisierenden Aussagen vorgebracht werden: „Frauen können so etwas (Kinder gebären) nun mal nicht bis in alle Ewigkeiten hinausschieben." Oder: „Behinderungen können nicht einfach abgestellt werden, die sind immer da und bleiben auch immer." Die in den nachfolgenden Sitzungen geplanten Übungen zum Aufbau alternativer Kommunikationsformen und -strukturen wurden von Frau M. mehrfach abgelehnt oder nur unwillig durchgeführt. Begleitende Gespräche im Zweiersetting (zwischen dem Therapeuten und der Ehefrau) sowie die anschließenden Sitzungen im Vierersetting ließen erkennen, dass Frau M. eine aktive Therapiebeteiligung nicht akzeptieren wollte bzw. konnte. Direkt darauf angesprochen teilte sie nach einigem Zögern den beiden Therapeuten mit, dass ihr Psychotherapie *„nicht geheuer sei"* und sie sich zudem auch grundsätzlich gegenüber fremden Menschen nicht über intime Dinge äußern möge. Erst auf eindringlichen Wunsch ihres Ehemannes willigte sie ein, sich für noch zwei weitere Sitzungen an der Behandlung zu beteiligen. Dem Anliegen des Patienten, in diesen beiden Sitzungen das Thema „Kinderwunsch" und die diesbezüglichen Ängste und Befürchtungen zu besprechen, stimmte Frau M. zu. In diesen Gesprächen zeigten sich zur Überraschung von Herrn M. in Bezug auf den Kinderwunsch auch seitens seiner Ehefrau erhebliche Befürchtungen und Entscheidungskonflikte. Die Aussicht, ihre Berufstätigkeit für einige Zeit unterbrechen zu müssen, sowie die finanzielle Mehrbelastung, aber auch eigene Ängste bezüglich der Verantwortung einem Neugeborenen gegenüber, erzeugten bei Frau M. Gefühle der Ambivalenz und Verunsicherung. Bislang hatte Herr M. diese Unentschlossenheit seiner Frau nicht wahrgenommen, da seine eigenen Vorbehalte immer im Vordergrund der ehelichen Auseinandersetzungen standen. Nicht der allein Verantwortliche für den unentschlossenen Umgang mit dieser bedeutsamen Lebensfrage zu sein, bewirkte bei ihm eine deutliche emotionale Entlastung. Während der Paargespräche wurden für die Therapeuten erstmals auch die sexuellen Probleme des Ehepaares offenkundig. Eine intensive Beschäftigung mit diesem Thema wurde von Frau M. aufgrund ihrer religiösen Grundhaltung jedoch ausdrücklich abgelehnt. Die Paartherapie musste auf Wunsch der Ehefrau nach fünf gemeinsamen Sitzungen beendet werden, ohne dass das angestrebte Ziel (Klärung des Kinderwunsches) erreicht werden konnte.

Im Supervisionsteam wurde der Therapieausstieg ausführlich behandelt. Übereinstimmend kam man zu dem Schluß, dass Frau M.s Ängste vor einer Schwanger- und Mutterschaft in all den Jahren von der Behinderung des Ehemannes überdeckt waren. Das Aufdecken dieser eigenen Barrieren führte vermutlich zu einer hohen Bedrohung der eigenen Integrität, aus der sich Frau M. nur mit Flucht zu retten wusste. Ein Therapieabbruch der Ehefrau sollte aber nicht gleichzeitig ein Therapieende für Herrn M. zur Folge haben. Somit wurden die bereits vorher beantragten 10 weiteren Sitzungen dem Patienten zur Fortsetzung seiner übrigen Therapieziele angeboten.

Nach einer dreiwöchigen Urlaubspause des Patienten konnte die Therapie auf Wunsch von Herrn M. fortgesetzt werden. Sein Anliegen für den letzten Therapieabschnitt bestand darin, Strategien und Methoden zu erlernen, die ihm eine erfolgreichere Bewältigung bzw. einen angemesseneren Umgang mit der Schmerzproblematik ermöglichen sollten.

Der Patient zeigte sich zu diesem fortgeschrittenen Zeitpunkt deutlich aufgeschlossener gegenüber einem multimodalen Bedingungsmodell seiner Schmerzen. Die bereits erlernte Entspannungsmethode wurde um weitere imaginative Techniken (z. B. Fantasiereisen) erweitert und fest in den Tagesablauf des Patienten etabliert. Ferner erlernte er Strategien der inneren und äußeren *Aufmerksamkeitslenkung* und Schmerzdefokussierung (vgl. Frettlöh et al. 1995).

In diesem Zusammenhang wurden die zuvor gescheiterten Pläne zum Aufbau angenehmer sozialer und körperlicher Aktivitäten wieder aufgenommen. Nachdem Herr M. erste befriedigende Erfahrungen mit seinem Aktivitätsaufbau erlebt und positive Reaktionen aus dem sozialen Umfeld erfahren hatte, zeigte er zunehmend mehr Eigeninitiative bei der Planung und Umsetzung ressourcenfördernder Unternehmungen. Mit Unterstützung der Therapeutin konnte er schließlich so viel Motivation aufbringen, dass er sich nach behinderungsgerechten längerfristigen Freizeitbeschäftigungen erkundigte. Herr M. hatte schon lange den Wunsch, einem Sportverein beizutreten, um dort in einer speziell für körperbehinderte Männer eingerichteten Gruppe das Bogenschießen zu erlernen. In der Vergangenheit hatte der Kontakt zu anderen behinderten Personen ihn beschämt: „Mir taten diese Menschen in ihren Rollstühlen immer verdammt Leid. Ich hab oft nicht realisieren wollen, dass ich auch einer von denen bin." Auf dem Hintergrund seiner veränderten Einstellungen und Werthaltungen war er nun in der Lage, einer Behindertensportgruppe beizutreten.

Unmittelbar *schmerzbezogene Kognitionen* konnten mit dem Patienten aufgrund seiner Vorerfahrungen mit kognitiv ausgerichteten Interventionen gezielt verändert und von ihm effektiv im Alltag umgesetzt werden. In relativ kurzer Zeit entwickelte er günstige Copingstile und erzielte damit eine befriedigende Schmerzlinderung.

In den abschließenden Therapiesitzungen wurde ein ausführliches Resümee der angestrebten und erreichten Behandlungsziele vorgenommen. Die Planung von weiterführenden Zielen war geprägt von dem Wunsch, die sozialen Kontakte weiter auszubauen. Herr M. plante, einer Selbsthilfegruppe beizutreten. Sein Ziel war es, die eigenen Erfahrungen mit den Folgen einer Querschnittslähmung, aber auch die Entfaltungsmöglichkeiten, die sich trotz einer Behinderung bieten, mit anderen Betroffenen auszutauschen.

Durch die wiederholte Thematisierung in der Therapie war in ihm der Wunsch gewachsen, eine berufliche Weiterbildung aufzunehmen, die ihn für eine Tätigkeit als Verwaltungsangestellten qualifiziert. Herr M. stellte selbstständig konkrete Pläne für die Umsetzung dieser Ziele auf, die von der Therapeutin nur in wenigen Aspekten modifiziert werden mussten.

Die Beziehungssituation hatte sich wieder so weit stabilisiert, dass hier nach Meinung des Patienten kein aktueller Handlungsbedarf bestand. Die ungeklärten Probleme wollte Herr M. so lange auf sich beruhen lassen, bis er aufgrund der übrigen Veränderungen, die er in beruflichen und anderen privaten Bereichen einzuleiten gedachte, für sich eine günstigere emotionale Voraussetzung und mehr Ressourcen geschaffen hat.

Den Schmerzen sowie den depressiven und ängstlichen Momenten sah er aufgrund der erlernten Bewältigungsstrategien recht zuversichtlich entgegen. (Detaillierte Angaben zu den erzielten Veränderungen sind im Abschnitt 3.10 „Analyse und Bewertung des Behandlungserfolges" nachzulesen.)

3.8   Therapeutin-Patient-Beziehung

Herr M. zeigte während der Therapiesitzungen eine sehr hohe Compliance und eine hohe Änderungsmotivation. Er erschien zu allen vereinbarten Sitzungsterminen sehr pünktlich, versäumte keinen Therapietermin und war – bis auf wenige Ausnahmen – schnell dazu zu bewegen, sich auf die ausgewählten Interventionen einzulassen. Aufgrund der zunächst noch sehr labilen psychischen Verfassung des Patienten war immer wieder eine aktuelle emotionale Stützung durch die Therapeutin erforderlich. Trotz der starken psychischen Belastung, die für ihn mit der Bearbeitung seines Traumas verbunden war, zeigte sich Herr M. in den Therapiesitzungen überaus therapiemotiviert. Zudem konnte ein sich stetig bessernder Zugang zu seinen Kognitionen und Affekten beobachtet werden. Auch die im Rahmen einer kognitiven Verhaltenstherapie erforderlichen Übungen im häuslichen Bereich wurden von ihm bereitwillig und überwiegend erfolgreich umgesetzt. Im Laufe der Zusammenarbeit entstand eine vertrauensvolle und tragfähige Beziehung zwischen der Therapeutin und dem Patienten.

Mit Unterstützung des Supervisionsteams konnte sich die Therapeutin auf die zu erwartenden Schwierigkeiten des sehr späten Einbezugs der Ehefrau vorbereiten. In der Supervision wurde ausführlich über den Zeitpunkt, die Motivierung sowie über die inhaltlichen Aspekte der Einbeziehung beraten. Aufgrund der seit 24 Sitzungen bestehenden Arbeitsbeziehung zwischen der Therapeutin und dem Patienten wurde die Hinzuziehung eines männlichen Therapeuten angeraten. Hierdurch sollte das in Bezug auf Vertrautheit und Aufmerksamkeitsverteilung zu erwartende Ungleichgewicht zwischen den Beteiligten aufgefangen bzw. reduziert werden.

Nachdem die Ehefrau die Paartherapie abgebrochen hatte, wurde die zurückliegende Therapiephase mit dem Patienten kritisch reflektiert. Herr M. äußerte den dringenden Wunsch, die Behandlung dennoch für eine begrenzte Sitzungszahl fortzusetzen. Sein Vertrauen in die Behandlung und die Therapeutin war nicht von den zurückliegenden Erfahrungen beeinträchtigt worden. Um das Ausblenden des therapeutischen Kontaktes für den Patienten zu erleichtern, fanden die letzten drei Sitzungen in zwei- bzw. dreiwöchigem Abstand statt.

3.9   Art und Verlauf der psychologisch-medizinischen Kooperation

Die psychologische Behandlung erstreckte sich einschließlich der fünf probatorischen Kontakte über insgesamt 40 Sitzungen, von denen fünf Therapiekontakte unter Einbezug der Ehefrau stattfanden. Während des gesamten Behandlungszeitraums (Mai 1993 bis März 1994) konnten zwischen der Psychologin und dem ärztlichen Schmerztherapeuten acht Besprechungstermine angesetzt werden, in denen die wichtigsten Aspekte der Problemanalyse, die bisherigen und zukünftigen Behandlungsschritte sowie die geplanten Therapieziele aufeinander abgestimmt wurden. Diese Absprachen erwiesen sich insbesondere während der zweiten Behandlungshälfte – zum Zeitpunkt der Symptomverschlechterung – als dringend erforderlich und hilfreich.

Wie dem Therapieverlauf zu entnehmen ist, stand die zeitweilige Symptomverschlechterung des Patienten in einem engen funktionalen Zusammenhang mit den ehelichen Konflikten. Da der behandelnde Anästhesiologe über diese Zusammenhänge unterrichtet war, konnte er den Schmerzanstieg entsprechend einordnen und dem vorgebrachten Anliegen des Patienten, die Dosierung des Opiatpräparats zu steigern, kritisch begegnen. Die Therapeutin nutzte ihrerseits die Absprachen mit dem Arzt zur

Abklärung der körperlichen Einschränkungen und Belastbarkeit des Patienten. Es wurde zu jedem Zeitpunkt der Behandlung von beiden Behandlern darauf geachtet, die interdisziplinäre Kooperation gegenüber dem Patienten transparent und nachvollziehbar zu gestalten. Bei Herrn M. förderte dies maßgeblich die Compliance und das Vertrauen in den Behandlungsverlauf.

3.10 Analyse und Bewertung des Behandlungserfolgs

Herr M. konnte unter ärztlicher Behandlung mit Hilfe der Opiatmedikation eine für ihn zunächst befriedigende Minderung der Schmerzbelastung erreichen. Darüber hinaus ermöglichte ihm die psychologische Schmerztherapie weitergehende und vor allem stabile Behandlungserfolge. Die im Rahmen der Diagnostik und Therapieevaluation eingesetzten Schmerztagebücher zeigten nach Therapieabschluss zwar keine bedeutsame *Intensitätsveränderung* bei den Dauerschmerzen ($\varnothing$ Intensität = 2,4 auf der NRS, vorher 2,7). Hier hatte sich vor allem ein Wiederanstieg der Schmerzintensität abwenden lassen. Durch eine angemessene Balance von Be- und Entlastungsphasen im Tagesverlauf waren aber schmerzfreie Phasen von mehrstündiger Dauer herbeigeführt (vorher Dauerschmerz ohne Unterbrechungen) und eine Reduzierung der noch etwa zweimal wöchentlich auftretenden *Schmerzspitzen* auf einen durchschnittlichen Wert um 5,6 erzielt worden (vorher 8,8 auf der NRS). In den Befindensmaßen konnte der Patient den deutlichsten Therapiegewinn verzeichnen: Die *depressive Symptomatik* besserte sich bereits nach der ersten Therapiehälfte, lag aber zu diesem Zeitpunkt immer noch im erhöhten Bereich (Rohwert = 23). Die Erhebung nach Therapieabschluss ergab nur noch einen Rohwert von 14 (Prozentrang = 58). Auf der Beschwerdeliste wies er eine Abnahme sonstiger *körperlicher Symptome* um einen Stanine-Wert auf (Rohwert = 31, vorher Rohwert = 56). Damit lag Herr M., stellt man den Grad seiner Behinderung in Rechnung, in einem zufriedenstellenden Wertebereich. Deutliche Veränderungen in die gewünschte Richtung zeigten sich auch in Bezug auf die *Ängstlichkeit*. Im BAI erzielte der Klient eine nahezu fünfzigprozentige Reduktion. Bezüglich der *schmerzbezogenen Beeinträchtigung* (IZB) war eine Reduzierung um 35 Punkte zu beobachten. Mit einem Punktsummenwert von 97 lag Herr M. zwar immer noch höher als eine psychologisch unbehandelte Vergleichsstichprobe von Rücken- und Kopfschmerzpatienten, dies war aber angesichts seiner Körperbehinderung kaum anders zu erwarten. Auch bei den *schmerzbezogenen Kognitionen*, erhoben mit dem FSS, war es zu einer maßgeblichen Verlagerung zugunsten bewältigender Selbstinstruktionen gekommen.

In den letzten Therapiesitzungen ließ der Klient erkennen, dass er in den Bereichen Schmerzbewältigung und Gesundheitsverhalten über hinreichende Kompetenzen zur Aufrechterhaltung und Festigung der erworbenen Verhaltensänderungen verfügte. Er selbst gab in dem Abschlussresümee eine deutliche Stabilisierung seiner emotionalen Stimmungslage an und sah sich ausreichend imstande, auch die zukünftigen sozialen Konflikte weitestgehend selbstständig zu bewältigen. Allerdings bat er um die Möglichkeit, in Krisensituationen erneut Kontakt mit der Therapeutin aufnehmen zu dürfen, was diese ihm auch zugestand. Herr M. bat drei Monate später auch tatsächlich um einen Sitzungstermin, aber erfreulicherweise mit dem Anliegen, über seine zwischenzeitlichen Fortschritte zu berichten.

Die Selbsteinschätzung des Patienten sowie die Befunde der Nacherhebung ließen, sofern keine bedeutsamen und unerwarteten Lebensereignisse oder erneuten gesundheitlichen Einschränkungen die Problembewältigung erschweren würden, eine positive Prognose zu.

3.11 Fazit

Insgesamt kann der Verlauf sowie der Ausgang der Therapie positiv bewertet werden. Die ausgewählten Interventionen erscheinen auch rückblickend richtig gewählt zu sein. Allerdings hätte eine frühzeitigere Einbeziehung der Ehefrau gegebenenfalls zu einem günstigeren Ergebnis bezüglich der Partnerkonflikte führen können. Die in diesem Therapiebericht dargestellte Abfolge der Problembearbeitung wird auch aus heutiger Sicht für sinnvoll erachtet. Eine aktive und erfolgreiche Schmerzbewältigung konnte dem Patienten erst nach Auflösung der funktionalen Bedeutung des Schmerzes gelingen. Seine kognitive sowie affektive Auseinandersetzung mit dem Unfall und dessen Folgen war anfänglich von Hoffnungslosigkeit und von der Angst vor Überforderung geprägt. Ferner zeigte er in Bezug auf seine Behinderung eine stark selbstabwertende Haltung und benötigte seinen Schmerz über lange Zeit als Flucht- bzw. Vermeidungsmöglichkeit. Schmerzlindernde Interventionen hätten ohne die vorherige Bearbeitung der unfallbedingten Behinderung und den daraus resultierenden lebensverändernden Konsequenzen voraussichtlich gar nicht greifen können.

Im März 1998, vier Jahre nach Beendigung der psychologischen Therapie, ergab eine Anfrage bei dem behandelnden Anästhesiologen folgendes *katamnestisches Bild*: Herr M. konnte seine Opiat-Medikation in den nachfolgenden 2 Jahren deutlich reduzieren. Seit August 1996 ist Herr M. auf durchschnittlich 3-mal 90 mg MST eingestellt (in schlechten Phasen 3-mal 120 mg/Tag, in guten Phasen 3-mal 60 mg/Tag). Zusätzlich nimmt der Patient auf Anraten des Arztes 4-mal täglich eine Kapsel *Catadolon* (NMDA-Antagonist zur Behandlung der Spastik). Mit dieser Medikation und seinen eigenen Bewältigungsressourcen ist der Patient seit nunmehr 2 Jahren auf einem nahezu stabilen Schmerzstatus, der es ihm erlaubt, seiner im Therapiebericht erwähnten beruflichen Nebentätigkeit nach einer erfolgreich absolvierten Umschulung als fest angestellter Verwaltungsmitarbeiter (mit halber Stundenzahl) nun regelmäßig nachzugehen. Die Kinderfrage stellt sich nach Auskunft des behandelnden Anästhesiologen für den Patienten schon seit langem nicht mehr. Herr M. hat diese Entscheidung endgültig für sich geklärt und sich mit seiner Frau dahingehend arrangiert, ohne Kinder zu leben. Der Patient sowie der behandelnde Anästhesiologe sehen in der hier vorgestellten Psychotherapie den entscheidenden Wendepunkt zu einer mittlerweile als dauerhaft zu bezeichnenden Stabilisierung.

4   Medikameninduzierter Dauerkopfschmerz: Eine psychologische Rückfallprophylaxe

G. Fritsche

4.1   Zusammenfassung

Die vorliegende Fallbeschreibung dokumentiert die Rückfallprophylaxe bei einer Migränepatientin, die sich nach Triptan-Abusus einem stationären Medikamentenentzug an einer neurologischen Akutklinik unterzogen hatte. Neben dem Absetzen der Migränemittel und der Anpassung einer Ersatzmedikation erhielt die Patientin eine psychologische Betreuung des Entzugverlaufs in Gruppen- sowie Einzelsitzungen, die einem Rückfall vorbeugen sollte. Die psychologische Behandlung bestand aus den Bausteinen Edukation und Entspannung, Erstellung eines persönlichen Risikoprofils und Bereitstellung notwendiger Bewältigungsressourcen zur Vorbeugung eines neuerlichen Abusus. Die individuellen Hauptfaktoren bei der Entstehung eines Substanzmissbrauchs sind die gleichen, die einen Rückfall begünstigen können. Bei Frau T. war das fehlangepasste Verhalten im Umgang mit Schmerzmitteln von Reizbedingungen (operante Konditionierung) geprägt, die das Einnahmeverhalten im Sinne der Reduktion von Angst, Erhaltung der Funktionstüchtigkeit und Bewältigung von emotional anstrengenden Situationen verstärkten. Durch die Interventionen konnte erreicht werden, dass Frau T. 6 Monate nach Beendigung der Therapie nicht rückfällig wurde, ausschließlich Monopräparate zur Attackenbehandlung einsetzte und sich selber familiär und beruflich als gefestigt beschrieb.

Die medizinischen und psychologischen Interventionen sowie die eingesetzten Techniken und Instrumente werden ausführlich beschrieben. Aufgrund des standardisierten Vorgehens eignet sich der Behandlungsansatz für gleiche oder ähnliche Settings, in denen eine Medikamenten-Entzugsbehandlung durchgeführt wird.

4.2   Problemstellung

Schmerzmittelabusus stellt eine in der Häufigkeit und körperlichen Gefährdung (Niere, Leber) unterschätzte Folge von Kopfschmerzsyndromen dar (Göbel 1994). 1–2 % der Bevölkerung in der Bundesrepublik Deutschland nehmen seit mehr als 3 Monaten täglich die für den Abusus kritischen Substanzen Mischanalgetika, Mutterkornalkaloide oder Triptane ein. Zusätzlich zu den primären Kopfschmerzen (meist Migräne) kommt es zu einem aufgepfropften holokraniellen Dauerkopfschmerz sowie zu einer Häufung der Attackenfrequenz (bis hin zu täglichen Attacken) und einer längeren Dauer der einzelnen Attacke (Diener 1997). Die Pathophysiologie ist ungesichert. Ansätze der Pathopsychologie sind der folgenden Fallbeschreibung zu entnehmen. Trotz aufwendiger medizinischer Maßnahmen werden ca. 40 % der Patienten nach einem Entzug innerhalb eines Jahres wieder rückfällig (Diener et al. 1989). Standardisierte psychologische Konzepte zur Entzugsbegleitung und empirische Vergleiche zum rein medizinischen Entzug sind mir nicht bekannt.

4.2.1   Rahmenbedingungen der Therapie

Die Entzugsbehandlung und die Rückfallprophylaxe wurden an der neurologischen Klinik im Universitätsklinikum Essen (Leiter: Prof. H. C. Diener) durchgeführt. Die Behandlung hochchronifizierter Kopfschmerzsyndrome ist ein Therapieschwerpunkt in dieser Klinik. Als einer der wenigen Standorte in Deutschland für stationäre Schmerz- und Migränemittelentzüge verfügt man hier über langjährige Erfahrungen mit Entzugsbehandlungen. In der Regel werden die Patienten von der hauseigenen Kopfschmerzambulanz oder von niedergelassenen Ärzten überwiesen. Die durchschnittliche Aufenthaltszeit beträgt für Entzugspatienten 10 Tage. Ein stationärer Entzug in einer neurologischen Klinik ist gegenüber einer ambulanten Behandlung dann indiziert, wenn (vgl. Diener 1997):

– der Abusus und die medikamenteninduzierten Kopfschmerzen
  schon langjährig andauern,
– psychotrope Stubstanzen eingenommen werden,
– die Schmerzmittel Codein enthalten,
– bereits erfolglos Selbstentzüge durchgeführt wurden,
– eine ausgeprägte Entzugsangst zu beobachten ist,
– ein hoher depressiver Score vorliegt,
– der Patient keine ausreichende soziale Unterstützung während
  und nach dem Entzug zur Verfügung hat.

Die meisten dieser Kriterien trafen auf Frau T. zu.

4.2.2   Erste Orientierung über die Problematik

Frau T. leidet seit dem 17. Lebensjahr an einer Migräne ohne Aura. Die Kopfschmerzen waren anfangs stets hemikraniell linksseitig, von pochender, stechender Schmerzcharakteristik und üblicherweise von Übelkeit, Phono- und Photophobie begleitet. Die initiale Attackenhäufigkeit lag bei einem Anfall pro Monat. Seit dem 27. Lebensjahr kam es zu einer stetigen Zunahme der Frequenz. Dies führte zu einer vermehrten Analgetikaeinnahme bis hin zum Abusus (tägliche Einnahme von Thomapyrin) und resultierenden Dauerkopfschmerzen. Daraufhin unternahm Frau T. im Alter von 31 Jahren einen zunächst erfolgreichen Selbstentzug. Nachfolgend steigerte sich jedoch die Attackenfrequenz wieder auf 1-mal pro Woche. Die Kopfschmerzen behandelte sie nun mit Ergotaminen und die Übelkeit mit Vomex und Paspertin. Schließlich entschied sich die Patientin nach täglicher Einnahme von Ergotaminen für eine stationäre Entzugsbehandlung an einer psychiatrischen Universitätsklinik. Im Rahmen dieser Behandlung gelang es zwar, die Patientin von Ergotaminen zu entziehen, als sie wieder zu Hause war, kehrte sie jedoch zu Kombinationsanalgetika zurück. Seit 1996 setzte die Patientin dann auf ärztlichen Rat hin ausschließlich Imigran (Sumatriptan) zur Attackenbehandlung ein. Aufgrund der ausgeprägten Übelkeit applizierte sie das Medikament subkutan mit einer Häufigkeit von zuletzt 4- bis 5-mal pro Woche (insgesamt 24 mg). In der Anamnese ließen sich kaum noch kopfschmerzfreie Zeiten explorieren, sodass zusätzlich zu der Migräne von einem medikamenteninduzierten Dauerkopfschmerz auszugehen war.

Ein 1995 angefertigtes CT war unauffällig. Das während der beschriebenen Behandlung durchgeführte EEG zeigte keine Pathologien. Die sonographische Untersuchung der hirnversorgenden Arterien und die klinisch-neurologische Untersuchung erbrachten keinen Anhalt für eine symptomatische Genese der Kopfschmerzen. Bei Frau T. wurde eine stationäre Entzugsbehandlung eingeleitet.

4.2.3 Lebensgeschichtliche Entwicklung

Frau T. wuchs als Einzelkind in einem Arbeiterhaushalt auf. Sie erinnerte sich, dass die Familie ständig unter einer latenten finanziellen Not litt. Ihr Vater war durch eine Kriegsverwundung hirnverletzt, die starke Dauerkopfschmerzen und eine erhebliche Beeinträchtigung der Arbeitsfähigkeit zur Folge hatte. Frau T. erlebte als Kind und Heranwachsende sehr oft, dass der Vater vorzeitig von der Arbeit nach Hause kam, weil er starke Schmerzen hatte. Nachdem er dann Schmerzmedikamente genommen hatte, konnte er am selben Tag noch zurück zur Arbeit gehen. Von der Mutter berichtete Frau T., dass sie unter einer mittelschweren Migräne litt, die sie mit damals üblichen Medikamenten (wahrscheinlich Kombinationsanalgetika) behandelte.

Des Weiteren ist ihr erinnerlich, dass insbesondere der Vater in Bezug auf schulische und berufliche Leistungen einen sehr hohen Leistungsdruck auf sie als einzige Tochter ausgeübt habe. Sie bekam häufig Schläge für schlechte Zensuren. Von ihr wurde erwartet, dass sie das Gymnasium absolvierte. Doch Frau T. wollte schon deshalb eine Lehre machen, um der „strengen" Elternerziehung entgehen zu können. Entsprechend zog sie sofort nach Beendigung der Lehre aus dem Elternhaus aus.

Zum Zeitpunkt der Behandlung ist die Patientin 42 Jahre alt. Sie lebt in einer rheinischen Großstadt und ist in zweiter Ehe mit einem Biochemiker verheiratet. Aus erster Ehe stammen zwei Kinder, mittlerweile 12 und 14 Jahre alt. Nach einer abgeschlossenen Lehre als Grafikerin arbeitete sie 2 Jahre lang als Aupairmädchen. Danach trat sie mehrere Stellen in ihrem erlernten Beruf an. Diese Zeit wurde durch eine 4-jährige Arbeitslosigkeit, in der sie die mittlere Reife nachholte und die beiden Kinder versorgte, unterbrochen. Zuletzt befand sie sich in einer vom Arbeitgeber angewiesenen 2-jährigen EDV-Weiterbildung im Grafikbereich. Sie beschrieb ihren Arbeitsplatz als gefährdet aufgrund ihrer häufigen, schmerzbedingten Fehlzeiten.

4.3 Problemanalyse

4.3.1 Symptomatik

Die Patientin gab im Erstgespräch eine derzeitige Attackenfrequenz von 1/Woche an. In der Regel dauern die Attacken 2–3 Tage und sind von Übelkeit und Erbrechen begleitet. Zusätzlich zu den Attackenkopfschmerzen klagte sie über einen dumpf-drückenden Dauerkopfschmerz, der den Kriterien eines medikamenteninduzierten Kopfschmerzes entsprach.

4.3.2 Kompetenzen und Ressourcen

Eigene Kompetenzen oder Strategien zur Bewältigung der Schmerzen standen der Patientin zu Beginn der Entzugsbehandlung nicht zur Verfügung. Lediglich manchmal hätten ein heißes Bad oder ein Spaziergang die Schmerzen etwas gemildert. Entspannungstechniken oder Strategien zur Aufmerksamkeitslenkung hatte sie nie vermittelt bekommen, sodass die Patientin in der Medikamenteneinnahme die einzig mögliche Attackenbekämpfung sah.

4.3.3 Motivation

Aufgrund ihrer Angst, erneut den Arbeitsplatz zu verlieren, und der Befürchtung, den Kindern ein ungeeignetes Elternmodell für den Umgang mit Schmerzen abzugeben, war die Patientin für eine psychologische Rückfallprophylaxe hoch motiviert. Zudem musste sie auf zwei langfristig erfolglose Entziehungen zurückblicken.

4.3.4 Problemgenese

Frau T. absolvierte in einem mittelgroßen Betrieb eine Lehre als Grafikerin. Nach Abschluss (mit 17 Jahren) bekam sie eine „Lebensstellung", die sie nach 2 Jahren verließ, um sich in „pädagogischen Funktionen auszuprobieren"; z.B. als Kinderbetreuerin in Irland und Griechenland. Diese andere Berufswelt empfand sie vorübergehend als „faszinierend", weil sie damals ein großes Bedürfnis nach Eigenständigkeit verspürte, z.B. ihre berufliche Zukunft selbst zu organisieren.

Nach Ausleben dieser pädagogisch orientierten Berufsphase entschied sie sich mit 22 Jahren, wieder in ihren erlernten Beruf zurückzukehren. Der Wiedereinstieg in das Grafik- und Repro-Gewerbe machte ihr zwar Spaß, gestaltete sich aber als sehr schwierig, weil in den vergangenen Jahren die technische Weiterentwicklung schnell vorangeschritten war. Sie hatte Schwierigkeiten, fachlich mit dem Fortschritt mitzuhalten, und befürchtete, deshalb entlassen zu werden. Genau das trat in ihrem 29. Lebensjahr auch ein, allerdings weil die Firma nicht konkurrenzfähig war und Konkurs anmelden musste.

Ein Jahr vor ihrer Entlassung heiratete Frau T. ihren ersten Mann. Während ihrer Arbeitslosigkeit bekam sie mit ihm zwei Kinder. Die Ehe dauerte nur 3 Jahre, dann ließ sich die Klientin scheiden. Als Grund gab sie das Alkoholproblem ihres Mannes an, der sich in zunehmendem Maße seiner Sucht hingab. Dies hatte zur Folge, dass der Mann nur reduziert arbeitsfähig und der Unterhalt der Familie nicht mehr gewährleistet war. Frau T. geriet unter Druck, selber für den eigenen Unterhalt sowie den der Kinder zu sorgen.

Nach der Entlassung war Frau T. 4 Jahre arbeitslos. In dieser Zeit versuchte sie das Abitur nachzuholen. Dieses wurde ihr jedoch – wie sie empfand – verwehrt (angeblich wegen administrativer Kleinlichkeit des Schulträgers) und sie musste sich mit der mittleren Reife begnügen. Die Zeit der Arbeitslosigkeit war für Frau T. mit großen beruflichen und persönlichen Selbstzweifeln verbunden. In dieser Zeit begann sie, gehäuft coffeinhaltige Schmerzmittel zu nehmen.

Durch die Vermittlung einer Bekannten bekam Frau T. im Alter von 33 Jahren ihre dritte Anstellung. Diese war gekennzeichnet durch einen großen Zeitdruck, der der Klientin dauerhaften Stress bereitete. Nach einem Jahr wurde die Migräne stärker. Nach 2 Jahren nahm sie täglich Thomapyrin (bis zu 13/Tag) und entwickelte einen Dauerkopfschmerz. Nach 3 Jahren wurde ihr gekündigt, weil sie unterdessen ca. einen Tag pro Woche wegen der Kopfschmerzen zu Hause bleiben musste. In dieser Zeit geriet Frau T. in den Kombinationsanalgetika-Abusus und unternahm den ersten Selbstentzug.

In der direkt anschließenden vierten Anstellung arbeitete sie gemäß ihrer Ausbildung in einer untergeordneten Position. Ihre direkten Mitarbeiter waren ausschließlich Männer, die ihr zwar Wohlwollen, aber wenig fachliche Anerkennung entgegenbrachten.

Die Arbeitsbelastungen waren „objektiv" gering, jedoch setzte sich Frau T. durch überhöhte Selbstansprüche unter einen erheblichen „subjektiven" Stress, „als Frau mit den
Männern mithalten zu wollen". Zu dieser Zeit hatte sie keinen festen Partner. Als
Grund gab sie an, das Vertrauen in die Verlässlichkeit etwaiger Partner verloren zu
haben und zu sehr mit dem Unterhaltserwerb beschäftigt gewesen zu sein. Nach einem
Jahr wurde die Migräne stärker. Sie nahm täglich Cafergot-Zäpfchen. Nach 2 Jahren
wurde ihr wegen dauerhafter Fehlzeiten gekündigt. In dieser Zeit geriet Frau T. in den
Ergotamin-Abusus und unterzog sich im Alter von 38 Jahren einer stationären Entzie-
hungskur in der Psychiatrie.

In den folgenden 4 Jahren arbeitete sie als Hausfrau, heiratete ihren zweiten Ehemann
und kümmerte sich insbesondere um ihre zwei Kinder. Sie fühlte sich materiell abgesi-
chert; der Unterhaltsdruck war gering. Durch den akademischen Beruf ihres Mannes
und die entsprechenden beruflichen und privaten Kontakte fühlte sich Frau T. zunehmenden sozialen Ansprüchen ausgesetzt. Diesen versuchte sie mit großen Anstrengungen zur Selbstbehauptung zu entgegnen und nahm mit 42 Jahren erneut eine Arbeit auf.

Ihre fünfte Anstellung war mit der Auflage verbunden, sich in die mittlerweile veränderten EDV-Belange ihres Berufs einzuarbeiten. Dafür machte sie eine 2-jährige Fortbildung, die ihr fachlich bewältigbar erschien. Gleichzeitig unternahm sie freiwillig
eine weitere Fortbildung im EDV-Bereich, die sie jedoch ständig in den Grenzbereich
ihrer fachlichen Möglichkeiten und Kompetenzen führte. Sie bezeichnete diese Unternehmung als „notwendigen Selbstbeweis".

Nach einem Jahr wurde die Migräne erneut stärker. Frau T. nahm nun fast täglich
Sumatriptan; ihr Hausarzt hielt diese Substanz hinsichtlich des Abhängigkeitspotentials
für unbedenklich. Sie verheimlichte ihrem Mann den hohen Medikamentengebrauch:
„Wenn er Sportschau guckte, habe ich gespritzt."

Als ihre Fehlzeiten wieder anstiegen und sie den privaten Anforderungen „nicht mehr
standhalten konnte", suchte sie die Kopfschmerzambulanz der Uniklinik Essen auf und
wurde dort erstmalig über das Suchtpotential von Triptanen aufgeklärt. Sie ließ sich
aus Angst vor einem neuerlichen Abusus und einer Kündigung freiwillig in der Klinik
zum Entzug aufnehmen. Der Ehemann ging davon aus, dass sie sich wegen der Kopfschmerzen aufnehmen ließ.

4.3.5 Funktionales Bedingungsmodell

Leistungssituationen, ob reale oder antizipierte, führen bei Frau T. zu einer Angstreak-
tion, die vor allem durch dysfunktionale kognitive Bewertungen der bevorstehenden
Anforderung und des eigenen Versagens gekennzeichnet ist. Die Erwartung, in solchen
Situationen eine Migräneattacke zu bekommen, und die damit verbundene Befürchtung,
noch mehr in der Leistungsfähigkeit eingeschränkt zu sein, steigern die Angstreaktion.
Diese maladaptiven kognitiv-emotionalen Bewertungen bewirken wiederum einen
Anstieg der psychophysiologischen Anspannungsreaktion, die schließlich eine Migräneattacke hervorrufen kann. Um den befürchteten Attacken und den damit antizipierten
Konsequenzen vorzubeugen ist die Patientin dazu übergegangen, nahezu täglich Medikamente zur Vorbeugung einer Schmerzattacke einzunehmen. Dadurch ließ sich zwar
die Angst reduzieren, jedoch stellte sich langfristig ein medikamentenbedingter Dauerkopfschmerz ein. Da die Patientin über diesen Zusammenhang nicht informiert ist, versucht sie mit „MEHR DESSELBEN" diesem Prozess entgegenzusteuern.

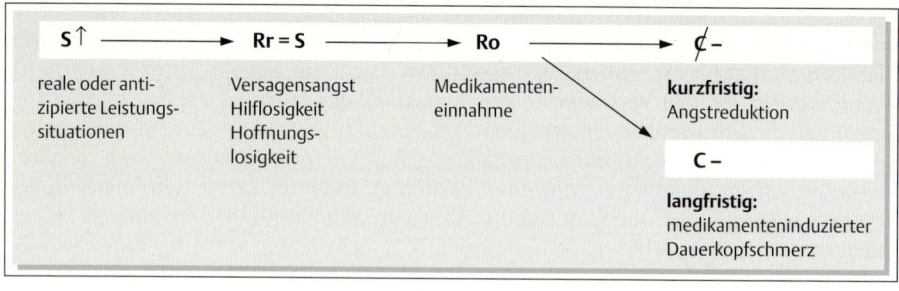

4.4   Befund

– Migräne ohne Aura (IHS-Code 1.2.1).
– Medikamenteninduzierter Dauerkopfschmerz.
– Psychische Überformung eines Schmerzsyndroms (DSM 316.00).

4.4.1   Diagnostik

Die psychologische Standarddiagnostik bestand aus psychometrischen Tests und einem halbstandardisierten Interview.

Teil 1.   Psychometrische Erfassung

Die psychosoziale Beeinträchtigung stellt ein wichtiges Kriterium der Chronifizierung des Schmerzgeschehens dar. In allen Beeinträchtigungssubskalen des „Pain Disability Index" (PDI; Dillmann et al. 1994) erzielte die Patientin Scores, die deutlich über den Skalenwerten einer abususfreien Migräne-Stichprobe lagen:

– familiäre und häusliche Verpflichtungen: 7,45,
– Erholung: 7,75,
– soziale Aktivitäten: 6,9,
– Beruf: 7,5,
– Sexualleben: 6,57,
– Selbstversorgung: 3,8,
– lebensnotwendige Tätigkeiten: 3,4.

Von dem Konstrukt der Selbstwirksamkeit wird angenommen, dass es für die Ausbildung eines Abhängigkeitsverhaltens eine Rolle spielt. In dem Inventar zur Selbstwirksamkeits-überzeugung (SWS; Filipp, in Vorbereitung) erzielte die Patientin folgende Summenwerte (in Klammern die Vergleichswerte einer abususfreien Migränestichprobe), die auf eine geringe Selbstwirksamkeitsüberzeugung deuten:

– SWS-Score (berücksichtigt nur die trennschärfsten Items): 104 (116),
– SWS-Generell (generelle Selbstwirksamkeit): 61 (73),
– SWS-Sozial (soziale Selbstwirksamkeit): 19 (26).

Depression ist als Prädiktorvariable für medizinische und psychologische Behandlungserfolge bekannt und könnte evtl. auch ein Prädiktor für die Ausbildung eines Medikamentenabusus sein. In der Allgemeinen Depressionsskala (ADS; Hautzinger u. Bailer 1995) ergab sich bei der Patientin ein Wert von 23, der laut ADS-Handanweisung als kritische Grenze zu betrachten ist. Der Mittelwert einer abususfreien Migränestichprobe liegt bei 13,6.

Sicherlich relevant für den Abusus ist das Muster der generellen Schmerzverarbeitung. In dem Fragebogen zur Erfassung der subjektiven Schmerzverarbeitung (FESV; Geissner 1992) erzielte die Patientin in den Bereichen „Schmerzbedingte psychische Beeinträchtigung", „Kognitive Strategien" und „Verhaltensbezogene Schmerzbewältigungsstrategien" Summenwerte, die von einer deutlich dysfunktionalen Schmerzverarbeitung in allen relevanten Dimensionen zeugen:

- schmerzbedingte Hilflosigkeit und Depression: 30,
- schmerzbedingte Angst: 18,
- schmerzbedingter Ärger: 28,
- Handlungsplanungsfertigkeiten: 8,
- kognitive Umstrukturierung: 6,
- Kompetenzerleben: 5,
- mentale Ablenkung: 7,
- Ruhe- und Entspannungstechniken: 4,
- gegensteuernde Aktivitäten: 4.

Teil 2.   In einem selbst entwickelten halbstandardisierten Interview von ca. 2-stündiger Dauer werden die übrigen, von den psychometrischen Instrumenten nicht erfassten abususrelevanten Aspekte folgenden Inhalts erhoben:
a) Soziodemographie (vom Patienten auszufüllen).
b) Parameter der primären und der medikamenteninduzierten Kopfschmerzproblematik, der Medikation und des Abusus (vom aufnehmenden Arzt auszufüllen).
c) Abusus-Merkmale der Patientin und deren Umwelt (vom Psychologen auszufüllen):
  - Welche sozialen, beruflichen, familiären, psychischen und körperlichen Probleme sind im Jahr vor dem Entzug zu beobachten?
  - Welche schmerzunabhängigen Reizbedingungen führen zur Einnahme von Medikamenten:
    1. Ist bei der Patientin ein Zusammenhang von Intoxikation und längeren Phasen auffälliger privater und beruflicher Belastungen zu beobachten?
    2. Nimmt die Patientin Schmerzmittel ein, um ihre Funktionstüchtigkeit zu erhalten?
    3. Ist ein Zusammenhang von prophylaktischer Einnahme und vermuteten Auslösern einer Migräneattacke zu beobachten?
  - Wie wurde mit Schmerzen und Medikamenten in der Herkunftsfamilie umgegangen?
  - Wie wird mit Schmerzen und Medikamenten in der jetzigen Familie umgegangen?
  - Welche Ursachenzuschreibung des gesamten Kopfschmerzgeschehens hat die Patientin?
  - Wie ist ihre Schmerztoleranz einzuschätzen?
  - Über welche Selbstkontrollkompetenzen bzgl. der Schmerzen verfügt die Patientin?

– Welche iatrogenen Risikofaktoren (Patientenführung durch das Gesundheits-
   system) sind zu beobachten?
– Was sind die wichtigsten Beweggründe für die Entzugsbehandlung?
– Was sind die wichtigsten Erwartungen an den Entzug?

Die Ausprägungen der Patientin in diesen Bereichen sind den Abschnitten 4.3.4
(Problemgenese) und 4.7 (Therapieverlauf) zu entnehmen.

4.5   Ziele

Das zentrale Ziel einer psychologisch-medizinischen Entzugsbehandlung ist die Identifikation vorhandener und Bereitstellung notwendiger Bewältigungsressourcen. Diese
müssen optimiert werden vornehmlich in den Bereichen:

– Einnahmeverhalten der Ersatzmedikation,
– Bewusstwerden der Prägung durch das Elternhaus,
– Abwehr der äußeren Reizbedingungen (Verfügbarkeit, iatrogene Einflüsse),
– Abwehr der inneren Reizbedingungen (Einstellungsüberprüfung, Bewältigung von
   Risikofaktoren).

Bei nicht ausreichendem Behandlungserfolg aufgrund hoher Ausgangsbelastungen muss
eine Weiterleitung in eine Psychotherapie in Erwägung gezogen werden.

4.6   Therapieplan

Im Gruppensetting von 2 – 4 Personen erhält die Patientin jeden zweiten Tag die Gelegenheit, die Progressive Muskelrelaxation nach Jacobsen zu erlernen. Für die übrige
Zeit bekommt sie eine Kassette mit den Entspannungsinstruktionen ausgehändigt. In
der Gruppe wird das Entzugstagebuch ausführlich besprochen. Dabei steht die Edukation
hinsichtlich der Risikobedingungen für Medikamentenabusus und der Erfahrungsaustausch unter den Patienten im Vordergrund.
   In den Einzelkontakten wird mit der Patientin ein persönliches Profil erarbeitet, das
die individuellen Risikofaktoren für einen Abususrückfall aufzeigt. Dazu werden auch
die Ergebnisse der psychometrischen Fragebogendiagnostik herangezogen, die die Kon-
strukte „Beeinträchtigung durch die Schmerzen“, „Selbstwirksamkeitsüberzeugung“,
„Depressivität“ und „Schmerzverarbeitungsstrategien“ erheben.
   Im weiteren Verlauf werden die vorhandenen Bewältigungsressourcen der Patientin
exploriert und versucht, die für einen dauerhaften Erfolg des Entzugs notwendigen Ressourcen nutzbar zu machen.

4.7 Therapieverlauf

4.7.1 Psychologisch-medizinische Entzugsbehandlung

Am Aufnahmetag bekam die Patientin eine ausführliche Edukation zum Thema „Medikamentenabusus und Dauerkopfschmerzen". Neben den verschiedenen Fragebögen erhielt sie das Entzugstagebuch, in dem der Verlauf der primären und sekundären Kopfschmerzen (von der Patientin gut differenzierbar), die Wirkung der Entzugsmedikamente sowie das körperliche und psychische Befinden dokumentiert werden sollen. Alle Analgetika und Schmerzmittel wurden abrupt abgesetzt. Die Patientin erhielt im Bedarfsfall eine Medikation gegen Übelkeit und Erbrechen sowie ASS i.v. gegen den Entzugskopfschmerz. Bereits bei Aufnahme bekam die Patientin ein Migräne-Prophylaktikum (Valproinsäure), das erfahrungsgemäß die Schmerzschwelle heben kann. Vom ersten Tag an wurden durch den Psychologen motivationsstützende Gespräche angeboten. Nach Abklingen der heftigen Entzugskopfschmerzen (3 Tage) begann die psychologische Rückfallprophylaxe.

4.7.2 Psychologische Rückfallprophylaxe

Behandlungsbaustein – Edukation. Trotz der bisher durchgeführten Entziehungen war Frau T. über die Faktoren, die in einen Abusus führen können, wenig informiert. So war ihr z. B. nicht bewusst, dass die häufige Medikamenteneinnahme auch etwas mit der persönlichen Lebensführung, insbesondere mit dem Umgang mit beruflichen Belastungssituationen, und mit der Führung durch den behandelnden Arzt zu tun haben könnte. Hier erwies es sich als sehr nützlich, dass die Gespräche zunächst in der Kleingruppe stattfanden. Anhand der Aussagen anderer Teilnehmer über ihre persönliche Situation wurde es ihr möglich, Zusammenhänge zwischen Abusus und Lebenssituation zu erkennen und Parallelen zu sich selbst zu ziehen. Sie begann die Prinzipien der Entstehung von Medikamentenmissbrauch zu verstehen, ohne sich sofort mit den konkreten und belastenden Aspekten ihres eigenen Lebens konfrontieren zu müssen. Sie hatte ihren Medikamentenverbrauch bisher ausschließlich als durch die Kopfschmerzen verursacht gesehen. Die Gespräche in der Gruppe bereiteten den Boden für die nachfolgenden Einzelinterventionen. Sie entlasteten Frau T. von ihren Schuldgefühlen, da sie bei anderen Teilnehmern ähnliche Schicksale mitbekam und sich so mit ihrem Problem nicht mehr allein fühlte.

Behandlungsbaustein – Entspannungsverfahren. Die Progressive Muskelrelaxation nahm sie positiv auf. Sie war erstaunt über den erreichten Grad an körperlicher Entspannung, den sie vorher noch nie so erlebt hatte. Außerdem sah sie einen besonderen Nutzen in der gedanklichen Entspannung, die ihr die PMR geben konnte: „Einmal richtig abschalten zu können!"

Behandlungsbaustein – Aufbau von Entzugs- und Medikamentencompliance. Die Patientin war sehr erleichtert, dass ihr eine Ersatzmedikation während der Entzugsbehandlung zugestanden wurde. Die initial bestehende Übelkeit und die Kopfschmerzen ließen sich durch die verabreichten Medikamente (s. 4.7.1) gut behandeln, obwohl sie diese früher schon erfolglos ausprobiert hatte. Für die Förderung der Wirkung der Medikamente und des Vertrauens in ein Gelingen der Entzugsbehandlung war es nötig, der

Patientin zu verdeutlichen, dass die Ursache für ihre Dauerkopfschmerzen und für die Schwere ihres primären Kopfschmerzes durch den Entzug beseitigt werden kann. Bereits nach einigen Tagen zeichnete sich eine deutliche Besserung der Befindlichkeit ab. Die Kopfschmerzbelastung war nur noch sehr gering.

Da die Patientin früher bereits erfolglos eine medikamentöse Migräneprophylaxe mittels Betablocker, Cyclandelat und Flunarizin durchgeführt hatte, wurde mit einer Einstellung auf Valproinsäure (Antikonvulsivum), ergänzt durch B-Vitamine und Magnesium, begonnen. Diese Prophylaxe sollte im Regelfall für mindestens 3 Monate beibehalten werden. Die Patientin wurde darüber aufgeklärt, dass die Wirkungsweisen der verschiedenen Prophylaxen ungeklärt seien und eine erfolglose Prophylaxe (s. o.) nicht bedeuten müsse, dass alle übrigen Bemühungen ebenso erfolglos bleiben mussten. Frau T. tat sich schwer, die erheblichen Nebenwirkungen von Valproinsäure zu tolerieren. Sie wurde in mehreren Kontakten nach dem Ausmaß der Nebenwirkungen befragt und ermutigt, diese auszuhalten, da sie erfahrungsgemäß im Laufe der Zeit nachließen. Eine weitere Gefährdung der Compliance bestand darin, dass sich die Wirkung der prophylaktischen Medikation erst nach einigen Wochen einstellen kann. Die Patientin wurde somit darauf vorbereitet, über einen längeren Zeitraum Nebenwirkungen zu ertragen, während sie auf die schmerzlindernde Wirkung noch wartete. Sie erwog im Verlauf des Aufenthalts mehrmals einen Abbruch. Da sie dies ihrem behandelnden Arzt nicht mitteilen wollte, kamen dem Psychologen eine wichtige Kontroll- und Motivationsfunktion zu.

Behandlungsbaustein – Klärung der Lerngeschichte im Elternhaus.   Mit der Patientin wurde erarbeitet, welche bahnende Wirkung (im Sinne von Modelllernen) für das eigene Einnahmeverhalten der unbedenkliche Umgang mit Medikamenten, insbesondere Analgetika, im Elternhaus hatte. Während der Kindheit und der Adoleszenz hatte Frau T. bei beiden Eltern einen nahezu täglichen Konsum von Analgetika beobachtet. Zudem erkannte sie in der Funktionalität der Medikamenteneinnahme ihres Vaters, der sehr offensichtlich Schmerzmittel nahm, um seine Arbeitsfähigkeit zu erhalten, deutliche Parallelen zu dem eigenen Einnahmeverhalten.

Des Weiteren konnte sich die Patientin an viele konkrete Situationen erinnern, in denen ihr Vater sehr großen schulischen und später beruflichen Leistungsdruck auf sie ausgeübt hatte. Sie resümierte, dass er seine eigenen, durch die Kriegsverletzung nicht realisierten Leistungsansprüche auf seine Tochter projiziert hatte, und nahm zum ersten Mal wahr, dass Leistungsdruck auch bei ihr eine bedeutsame Rolle für die übermäßige Medikamenteneinnahme gespielt haben könnte.

Behandlungsbaustein – Klärung der Lerngeschichte in der eigenen Familie.   Insbesondere in der ersten Ehe der Patientin gab es einen deutlichen Zusammenhang von Leistungsansprüchen und vermehrtem Schmerzmittelgebrauch, der dann auch in den ersten (Selbst-)Entzug mündete. Zu dieser Zeit erfuhr sie, wie ein berufliches Versagen (durch die Alkoholkrankheit des Ehemanns) in eine existenzielle Bedrohung führen kann. Daraus zog sie die Konsequenz, ihre Leistungsansprüche an sich steigern zu müssen und, um die Existenz ihrer Familie zu sichern, selbst für den Unterhalt zu sorgen, indem sie ganztags arbeiten ging. Dies gelang ihr im Lauf der Zeit jedoch nur mit der vermehrten Einnahme von (Kombinations-)Analgetika. Die Annahme: „Nur durch hohen Leistungseinsatz lassen sich existenzielle Bedrohungen abwenden" verfestigte sich bei ihr zu einem generellen Glaubenssatz. Sie war erschrocken, als sie erkennen musste, dass sie im Grunde selbst – ähnlich wie ihr Mann – darüber in einen Drogenabusus geraten war. Die Abscheu, so abhängig und leistungsunfähig wie ihr Mann zu werden, war für sie eine zusätzliche Motivation, aktiv für einen dauerhaft erfolgreichen Entzug mitzuarbeiten.

Behandlungsbaustein – Veränderung der äußeren Auslösebedingungen für die Einnahme von Schmerzmitteln. Mit der Patientin wurde darauf hingearbeitet, die Verheimlichung der Medikamenteneinnahme gegenüber ihrem Ehemann aufzugeben. Sie brauchte dafür nur einen leichten Anstoß, da sie ihren Mann als unterstützend und die Partnerschaft als generell stabil einschätzte. Sie zeigte sich erleichtert, als ihr Mann ihr anbot, eine gewisse Verantwortung für die Rückfallprophylaxe mitzutragen. Sodann wurden konkrete Maßnahmen festgelegt, wie sie der „Verführung" des Nachttischschränkchens, in dem große Mengen an diversen Schmerzmitteln lagerten, begegnen könnte. Die Patientin nahm sich vor, gemeinsam mit ihrem Mann den Medikamentenschrank zu entrümpeln und stattdessen mit den ihr verordneten Monopräparaten neu zu bestücken und zu verwalten. Außerdem wollte sie zukünftig nur noch eine Einnahmedosis in der Handtasche mit sich führen, statt eine ganze Medikamentenpackung wie bisher.

In der Edukation während des stationären Aufenthalts wurden auch die iatrogenen Einflüsse besprochen, die zu einem Abusus beitragen können. Da sich Frau T. von ihrem bisherigen Arzt nicht fachkompetent betreut fühlte, wurde mit ihr besprochen, welche Anforderungen aus Sicht der Patientin ein medizinischer Schmerztherapeut generell erfüllen sollte, ohne dass ein Arztwechsel explizit angeraten wurde. Frau T. zeigte sich entschlossen, für die ambulante Nachversorgung einen Schmerzspezialisten aufzusuchen.

Behandlungsbaustein – Veränderung der inneren Auslösebedingungen für die Einnahme von Schmerzmitteln. Für das Erreichen dieses Zieles war es notwendig, zunächst eine Überprüfung der Einstellungen hinsichtlich der eigenen Leistungsanforderungen vorzunehmen. Dazu wurden noch einmal die privaten und beruflichen Situationen angesprochen, die den bisherigen Missbräuchen jeweils vorausgegangen waren. Es zeigte sich für die Patientin, dass jedem Abusus eine Phase der erhöhten Angst vor beruflichem Versagen vorangegangen war. Diese Angst war zwar generell aufgrund der Biographie (Erlebnisse mit dem Vater und erstem Ehemann) verständlich, beruhte aber oft auch auf einem extrem hohen Leistungsanspruch der Patientin in der konkreten Situation. So auch in der aktuellen Situation: Aufgrund der Anforderungen des Arbeitgebers absolvierte Frau T. gerade einen EDV-Lehrgang, der anstrengend war, aber gut von der Patientin bewältigt wurde, wie der bisherige Verlauf der 2-jährigen Ausbildung zeigte. Allerdings hatte sie auf freiwilliger Basis zusätzlich eine Spezialausbildung im EDV-Bereich begonnen, die sie an den Rand ihrer Leistungsmöglichkeiten brachte. Als Grund gab sie an, diese zusätzliche Ausbildung zu brauchen, „ … um sich selber und ihrem Mann zu beweisen, wie leistungsfähig sie noch ist." Die Patientin erschrak, als ihr das Missverhältnis von Außenanforderung (Arbeitgeber) und Innenanforderung (eigener Leistungsdruck) bewusst wurde. Sie erkannte, dass diese Form der Selbstbehauptung in einem neuerlichen Abusus enden könnte. Entschlossen nahm sie sich vor, die Zusatzausbildung nach der Entzugsbehandlung unverzüglich abzubrechen.

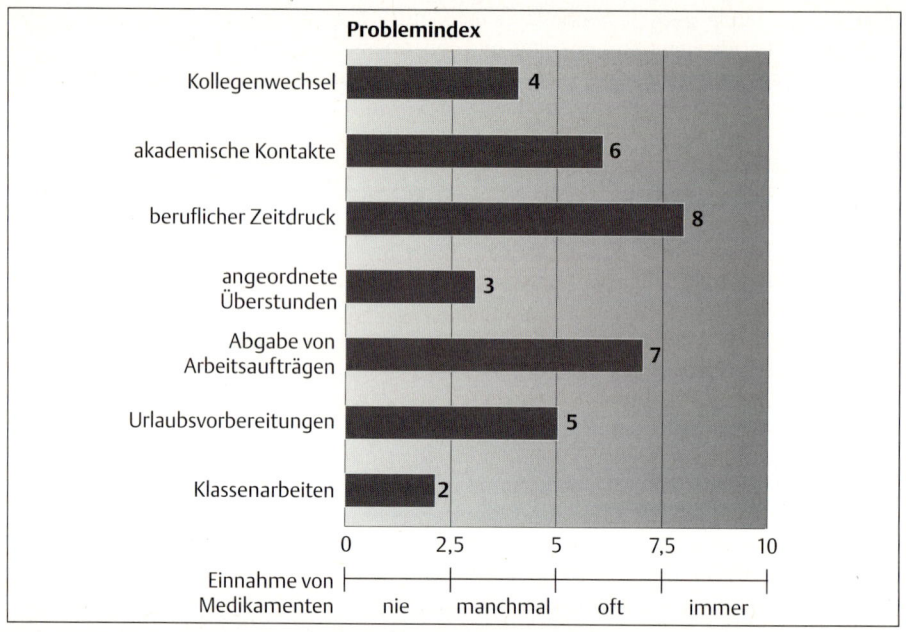

Abb. 4.**1** Problemindex für verschiedene Kategorien des Risikoprofilbogens.

Der nächste Interventionsschritt behandelte die Identifizierung von weiteren Risikofaktoren für einen Rückfall und die Bereitstellung von Bewältigungsstrategien. Dafür ist ein standardisiertes Vorgehen vom Autor dieses Berichts ausgearbeitet worden, das sich an Konzepte der Alkoholsuchtbehandlungen anlehnt (z. B. Annis u. Davis 1986). Dieses Konzept leitete auch das therapeutische Vorgehen bei Frau T. Zunächst sammelten Therapeut und Patientin mit Hilfe der Informationen aus dem Interview alltägliche Risikosituationen für eine schmerzinkontingente Einnahme von Medikamenten und kategorisierten diese. Sodann wurden diese Kategorien versehen mit einem individuellen Problemindex (0–10) in einen Profilbogen übertragen.

Die Risikokategorien von Frau T. waren die Folgenden:

– Ein Wechsel des Arbeitsplatzes, aber auch schon ein Kollegenwechsel führte jedes Mal zu einer generellen Unsicherheit und Neubewertung ihrer Position in der Kollegenschaft (Problemindex 4).
– Immer wenn ihr Mann sie mitnahm zu akademischen Berufskollegen oder diese zu ihr nach Hause kamen, fühlte sie sich in der Kommunikation unterlegen und fürchtete, durch Kopfschmerzen gänzlich von diesen Ereignissen ausgeschlossen zu sein (Problemindex 6).
– Wenn sich andeutete, dass Arbeitstage mit einem außerordentlichen Zeitdruck bevorstanden, nahm sie schon am Abend vorher Schmerzmittel ein aus Angst, dem Druck nicht gewachsen zu sein (Problemindex 8).
– Im Voraus angeordnete Überstunden und den damit verbundenen Sonderanforderungen begegnete sie gelegentlich mit der prophylaktischen Einnahme von Schmerzmitteln (Problemindex 3).

- Eine sehr große Belastung stellten die Tage dar, an denen sie ihrem Arbeitgeber das Ergebnis ihrer Arbeit vorlegen musste. Stets antizipierte sie eine negative Bewertung ihrer Arbeit. Dies setzte sie aufs Neue unter erheblichen emotionalen Stress, gefolgt von einer hohen Wahrscheinlichkeit des Auftretens von Kopfschmerzen. In Kenntnis ihrer üblichen Reaktion versuchte sie dem abends zuvor mit Schmerzmitteln zu begegnen (Problemindex 7).
- Im privaten Bereich waren die Tage vor einer Urlaubsfahrt aufgrund ihres Anspruchs, bei den Vorbereitungen alles perfekt zu machen, häufig von Kopfschmerzen begleitet. Während dieser Tage nahm sie vorbeugend Kombinationsanalgetika (mit Coffein!), die auch eine antriebssteigernde Wirkung hatten (Problemindex 5).
- Klassenarbeiten ihrer Kinder bereitete sie immer sehr gründlich vor. Sie war überzeugt, dass das Ergebnis der Arbeiten sehr stark von ihrem eigenen Engagement abhing. Diese Tage erlebte sie als emotional anstrengend, wobei sie jedoch nur in Ausnahmefällen Schmerzmedikamente einnahm (Problemindex 2).

Die Risikokategorien wurden auf dem Profilbogen in vier Stadien eingestuft, welche die Gefahr eines Rückfalls veranschaulichen sollten: Situationen, in denen sie „fast nie", „manchmal", „oft", „immer" in der Vergangenheit Schmerzmittel eingenommen hatte.

Abschließend betrachteten Patientin und Therapeut den Profilbogen als Ganzes noch einmal und nahmen geringfügige Veränderungen vor. Die Patientin beurteilte durch eine gemeinsame Abwägung der Kategorien ihre generelle Rückfallgefährdung. Der Therapeut war darauf bedacht, den bedrohlichen Aspekten dieser Analyse kein Übergewicht zu geben und auch die bisher schon bewältigten Situationen ausdrücklich hervorzuheben. In einem weiteren Schritt explorierte er die in den Einnahmekategorien „fast nie" und „manchmal" von Frau T. vorgenommenen Bewertungen und Einstellungen bezüglich des Anforderungsgehaltes der dazugehörigen Situation und der eigenen Bewältigungsmöglichkeiten. Diese wurden als „vorhandene Ressourcen" herausgestellt, da sie bislang zu einem Verzicht auf Einnahme von Medikamenten geführt hatten. Bei Frau T. waren dies kognitive Muster wie: „Das Gleiche (etwas Ähnliches) habe ich schon einmal erlebt und da ist es auch gut gegangen!" „Ich sollte die Hilfe von meinem Mann in Anspruch nehmen!" „Ich muss mir die Arbeit besser aufteilen!" „Einiges habe ich gar nicht in der Hand, kann ich gar nicht beeinflussen!" „Ich muss nicht mit jedem Kollegen klar kommen!" und „Die Tatsache, dass …, zeigt mir, dass ich geschätzt werde."

Nach der Zusammenstellung dieser Muster wurde geprüft, welche Kognitionen sich aus den „Fast-nie-manchmal-Situationen" auf die „Oft-immer-Situationen" übertragen lassen. Bei Frau T. waren dies überwiegend gedankliche Bewertungsmuster, die ihr per Überprüfung der Vergangenheit die Bewältigbarkeit der Anforderungen nahelegten. Es gab allerdings auch Kategorien, in denen dieses Vorgehen von ihr als nicht ausreichend angesehen wurde; z. B. die Hoch-Risiko-Situation „beruflicher Zeitdruck": „Da funktioniere ich nur noch automatisch, da kann ich gar nichts gegen machen!" Für diese wie auch für andere schwierige Situationskategorien wurde mit ihr besprochen, inwieweit sie in Zukunft hier soziale Unterstützung in Anspruch nehmen kann. Dies betraf hauptsächlich eine Kollegin am Arbeitsplatz, der sie selber schon häufig geholfen hatte, sich aber sehr schwer tat, ihrerseits einmal Hilfe in Anspruch zu nehmen. Eine weitere Hilfsmaßnahme für die Bewältigung von schwierigen Anforderungen nahm sie sehr dankbar an, weil sie ihrer generellen Ausstattung zum „Kontrollstreben" entgegenkam: Diese bestand in der Abschätzung der bevorstehenden wöchentlichen Risikosituationen (soweit dies möglich war), damit sie sich nicht unvorbereitet damit konfrontiert sah. Es wurde ihr angeraten, in der ersten Zeit nach Entlassung diese Planung nebst Handlungsvorsätzen mit ihrem Mann sonntagabends festzulegen. Mit dieser Intervention wurde die Behandlung in der Klinik abgeschlossen.

4.8   Therapeut-Patient-Beziehung

Frau T. war zunächst überrascht, dass ihr neben der medizinischen auch eine psychologische Betreuung angeboten wurde. Nach anfänglichen Akzeptanzproblemen zeigte sie sich jedoch sehr erleichtert, die Probleme, die sie seit fast 20 Jahren nur mit sich selbst ausgemacht hatte, nun mit einem professionellen Behandler bearbeiten zu können. Demzufolge gestaltete sich der Beziehungsaufbau als sehr einfach.

4.9   Art und Verlauf der psychologisch-medizinischen Kooperation

Aufgrund der gemeinsamen Durchführung des Interviews durch den Psychologen und den behandelnden Stationsarzt waren beiden die Inhalte und Ziele des Vorgehens sowohl in medizinischer wie psychologischer Hinsicht plausibel und vertraut. Tägliche Gespräche auf der Station ermöglichten die nötige Feinabstimmung, z. B. in der Frage der medikamentösen Einstellung.

Durch die oft erlebte Frustration aufgrund des Drehtüreffektes (40 % Rückfälle nach ausschließlich medizinisch betreutem Entzug) bestand beim ärztlichen Behandler sowie dem Pflegepersonal genügend Bereitschaft, den neuen interdisziplinären Ansatz trotz des erforderlichen Mehraufwands zu unterstützen.

4.10   Analyse und Bewertung

Die beschriebene Behandlung fand im Februar 1998 statt. Frau T. hielt sich 12 Tage in der Klinik auf. Sie nahm 3 Sitzungen in der Kleingruppe und 4 Einzelsitzungen in Anspruch. Aufgrund der ersten sehr guten Erfahrungen mit der PMR und ihren nachdrücklichen Bekundungen ist davon auszugehen, dass sie diese Technik auch im Alltag regelmäßig anwenden wird. Die Besprechung ihrer Lerngeschichte im Elternhaus und in der eigenen Familie waren eine wichtige Voraussetzung für das Gelingen der situationsbezogenen Interventionen. Sie brachten ihr eine Entlastung von dem Gefühl, nur aufgrund von persönlichen Unzulänglichkeiten in den Abusus hineingeraten zu sein. Zudem erkannte sie, dass ihre Einstellung zu Leistungsanforderungen ihre Bemühungen, der Versuchung der Medikamenteneinnahme zu widerstehen, erheblich erschwert hatten.

Die Prognose hinsichtlich der Umsetzung der Bewältigungsstrategien in Risikosituationen ist nur mittelmäßig gut. Wie dem Profilbogen zu entnehmen ist, verfügte sie über alle Kategorien hinweg nur über eingeschränkte Ressourcen, der Medikamenteneinnahme zu widerstehen. Ihr Indexquerschnitt lag bei 5 und damit insgesamt bzgl. des Risikos einer weiteren schmerzinkontingenten Einnahme von Medikamenten am Übergang von „manchmal" zu „oft". Deswegen wurde ihr geraten, sich in der Folgezeit von der Kopfschmerzambulanz der Klinik weiter betreuen zu lassen und bei Bedarf auch den Kontakt zum Therapeuten wiederherzustellen.

Bei einer telefonischen Befragung von Frau T. 6 Monate nach der Entlassung teilte sie mit, dass sie in der Zwischenzeit selbstinitiiert einen dreiwöchigen stationären Kuraufenthalt in einer psychosomatischen Klinik absolviert hatte. Die Arbeitsschwerpunkte dieser Klinik lagen nicht primär in der Behandlung chronischer Schmerzsyndrome und Medikamentenabusus. Dennoch konnte sich Frau T. während des Aufenthalts körperlich stabilisieren, ihre Entspannungskompetenzen weiter ausbauen und in einer psychologisch begleiteten Patientengruppe ihre biographischen Suchterlebnisse vertiefend bearbeiten.

Frau T. beschrieb den Benefit dieses Aufenthalts damit, dass sie eigenständig diese Unternehmung „durchgezogen" habe, um den Entzugserfolg zu stabilisieren.

4.11 Kommentar

Die hier beschriebene Minimal-Contact-Behandlung ist im zeitlichen Umfang das maximal Mögliche, was an psychologisch-therapeutischen Maßnahmen an einer Akutklinik geleistet werden kann. Frau T. erwies sich als überdurchschnittlich introspektionsfähig und veränderungsmotiviert. Bei anderen Patienten, die mit dem gleichen Schema behandelt wurden, konnte nicht so differenziert und strukturiert vorgegangen werden, insbesondere was die biographischen Anteile angeht. Nach meiner Erfahrung ist es dringend notwendig, stationär behandelte Entzugspatienten dann einer weiteren ambulanten psychotherapeutischen Behandlung zuzuführen, wenn die Veränderungsmotivation eher gering ist, die bestehenden Bewältigungsressourcen unzureichend sind oder massive operante Aufrechterhaltungsfaktoren identifiziert werden können.

5 Chronische Schmerzstörung im Kieferbereich: Die Kombination von ambulanten und stationären Maßnahmen

B. Glier und E. Finger

5.1 Zusammenfassung

Es handelt sich um eine 36 Jahre alte Patientin (Frau H.) mit langjährigen chronischen Schmerzen im linken Oberkieferbereich und mittlerweile erheblichen psychosozialen Beeinträchtigungen. Die Vorgeschichte ist gekennzeichnet durch eine Aneinanderreihung erfolgloser somatischer Behandlungsversuche und einseitig ausgerichteter psychotherapeutischer Maßnahmen. Eine Wende tritt schließlich ein, als die Patientin ein Therapieangebot findet, das die bis dahin praktizierte Dichotomisierung in „Soma" und „Psyche" überwindet. Auf der Basis eines verhaltensmedizinischen Konzeptes wird ihr nicht nur das von ihr dringend benötigte Erklärungsmodell für die Beschwerdesymptomatik geliefert, sondern es kommt – vor allem über gezielten Kompetenzerwerb – zu einer fast vollständigen Beseitigung der Schmerzsymptomatik und damit zu einer besseren Problem- und Alltagsbewältigung, die eine zufriedenstellendere Lebensgestaltung möglich macht.

5.2 Problemstellung

5.2.1 Rahmenbedingungen der Therapie

Es handelt sich hier um eine Behandlung, die bereits hinsichtlich der institutionellen Rahmenbedingungen besondere Merkmale aufzuweisen hat. Der Fall zeigt den kaum noch erwarteten Erfolg gut aufeinander abgestimmter und miteinander verzahnter therapeutischer Interventionen im Netzwerk ambulanter und stationärer Versorgungsstrukturen unseres Gesundheitssystems. An dem Behandlungsabschnitt, den wir mit der Patientin gestaltet haben, waren folgende Institutionen und Kooperationspartner im Sinne eines Netzwerkes bzw. einer therapeutischen Kette beteiligt:

a) die Krankenkasse mit dem Angebot eines *ambulanten Schmerzbewältigungstrainings*, durchgeführt durch einen Psychologen.
   (Es handelt sich dabei um das Präventionsprogramm „Aktiv gegen den Schmerz", das von Kröner-Herwig und Mitarbeitern im Auftrag der Techniker Krankenkasse entwickelt und evaluiert worden ist [Techniker Krankenkasse 1995].)
b) *Ein ambulant verhaltenstherapeutisch tätiger Psychologe* in Kooperation mit einem niedergelassenen Facharzt für Psychiatrie und Psychotherapie.
c) *Eine psychosomatische Rehabilitationsklinik* mit einem speziellen *Behandlungsschwerpunkt* für Patienten mit *chronischen Schmerzstörungen*.

Im Überblick ergibt sich folgende Zeitachse für die verschiedenen Behandlungsabschnitte:

t1: Schmerzpräventionstraining der TK (3 Monate, 10 Sitzungen).
t2: Beginn ambulanter Psychotherapie (10 Monate, 14 Sitzungen).
t3: Stationäre Behandlung im Sinne einer medizinischen Rehabilitationsmaßnahme in einer psychosomatischen Fachklinik mit schmerztherapeutischem Behandlungsschwerpunkt (6 Wochen).
t4: Fortsetzung ambulanter Psychotherapie (16 Monate, 10 Sitzungen).

5.2.2 Erste Orientierung über die Problematik

Es handelt sich um eine 36 Jahre alte Patientin mit chronischen Schmerzen im linken Oberkieferbereich, die zum Zeitpunkt des Behandlungsbeginns seit 5 Jahren nahezu täglich auftraten. Aufgrund der hohen Schmerzintensität ließ sich die Patientin seit 9 Monaten mit täglichen Anästhesien bei ihrem Zahnarzt behandeln.

Die Vorgeschichte war gekennzeichnet von wiederholten Behandlungsbemühungen, die immer wieder frustrierend endeten. Insgesamt war die Patientin über einen Zeitraum von ca. 5 Jahren 28,5 Monate krankgeschrieben. Hiervon verbrachte sie allein 17 Monate in unterschiedlichen stationären Behandlungseinrichtungen.

Eine Wende trat schließlich ein, als die Patientin von ihrer Krankenkasse erfuhr, dass diese ihr Leistungsangebot um ein Schmerzpräventionstraining erweitert hatte, für das sie sich sogleich anmeldete. Während dieses 10 Sitzungen umfassenden Kursprogramms hatte die Patientin ein Schlüsselerlebnis, von dem eine Weichenstellung für die nachfolgende Behandlung ausgehen sollte.

Es handelte sich um eine Erfahrung während der Übung „Der heiße Stuhl". Die Teilnehmer der Gruppe werden hierbei durch die Ankündigung, dass jemand ausgewählt werde, der sich einer kritischen Befragung zu einem heiklen Thema unterziehen müsse, in eine psychosoziale Stresssituation versetzt, anhand derer der Einfluss kognitiver Vorgänge auf das körperliche und psychische Befinden verdeutlicht werden kann. Frau H. beobachtete spontan nach Ankündigung der o.g. Aufgabe – für sie überraschend und unerwartet – eine extreme Verstärkung ihrer Kieferschmerzen. Die nachfolgende Exploration ergab, dass die Ankündigung des Trainingsleiters eine Lawine negativer Gedanken ausgelöst hatte (Versagensbefürchtungen, selbstabwertende Gedanken), gefolgt von einem starken Spannungsanstieg und der Zunahme der Schmerzen. Frau H. gewann aufgrund dieses Erlebnisses die Erkenntnis, dass sie sich auch in alltäglichen Situationen ähnlich verhält und sich permanent unter Leistungsdruck setzt. Die Patientin war von dieser Erfahrung so beeindruckt, dass sie im Anschluss an das Schmerzbewältigungstraining die therapeutische Arbeit im Rahmen ambulanter Psychotherapie fortsetzen wollte. Fokus sollte die Bearbeitung und Veränderung dysfunktionaler Überzeugungen, Anspruchshaltungen und Verhaltensmaßstäbe sein. Mit diesem Entschluss, einen „neuen Kurs" einzuschlagen, veränderte sich auch unmittelbar die Schmerzsymptomatik in ihrer Intensität und Frequenz. Die deutlichste Veränderung bestand für die Patientin zu diesem Zeitpunkt darin, dass sie auf tägliche Anästhesien bei ihrem Zahnarzt verzichtete und diese nur noch gelegentlich in Anspruch nahm.

Rückblickend betrachtet war dieses Ereignis der Anfang einer intensiven psychotherapeutischen Arbeit, die sich als sehr spannend und eindrucksvoll erweisen sollte.

5.2.3   Lebensgeschichtliche Entwicklung (Biographie)

Frau H. ist das 2. Kind von insgesamt 4 Geschwistern. Sie wuchs im elterlichen Haushalt auf, ihre Grundschulzeit verlief bei sehr guten Leistungen problemlos. Ihre Mutter beschreibt Frau H. als emotionslos und sehr streng. Zum Vater bestand eine sehr vertrauensvolle und innige Beziehung. Gut erinnerlich seien ihr „naturkundliche Spaziergänge" mit dem Vater gewesen. Im 12. Lebensjahr der Patientin erkrankte der Vater an einem malignen Melanom und verstarb bereits 1 Jahr später. Bis zum Todestag des Vaters habe man sie und ihre Geschwister in Unkenntnis über die Bedrohlichkeit der Erkrankung und den nahenden Tod des Vaters gelassen. Obwohl auch in der Zeit der fortschreitenden Krankheit ihres Vaters ein sehr enger Kontakt zu ihm bestand, habe sie immer wieder an ein Wunder und die Rettung ihres Vaters geglaubt. Sein Tod stellte sich für die Patientin als erheblicher Bruch in ihrer Entwicklung dar. Zusätzlich zu dem für die Patientin schockierenden Verlusterlebnis geriet die gesamte Familie in eine schwere Krise. Die Mutter entwickelte eine schwere depressive Reaktion und fühlte sich völlig überfordert. Es kam zu einem Riss in der Familie. Der ältere Bruder wurde ins Internat geschickt. Sehr rasch – und retrospektiv wie ein Versprechen gegenüber dem verstorbenen Vater – übernahm Frau H. die Verantwortung für die Familie. Sie führte den Haushalt und sorgte für die jüngeren Geschwister. Neben dieser Überforderungssituation kam als weiterer Belastungsfaktor eine sich rapide verschlechternde Beziehung zur Mutter hinzu. Ihre weitere Entwicklung in Pubertätszeit und beginnender Adoleszenz sei durch übermäßige Verpflichtungen, Verzicht und immer wieder neue schwere psychische Krisen der Mutter gekennzeichnet gewesen.

Die Patientin legte im Alter von 19 Jahren ihre Reifeprüfung ab. Im gleichen Jahr kam es zur Geburt ihres ersten Kindes und zur Heirat mit dem Vater, einem ehemaligen Mitschüler. Frau H. begründete dies mit dem Wunsch, ihrer häuslichen Situation zu entfliehen. Nach 3 Jahren und der Geburt des 2. Kindes nahm Frau H. ein Fernstudium in Jura parallel zu Haushalt und Erziehungsaufgaben auf. Sie habe gelernt „wie irre", sei jedoch nie zu Prüfungen gegangen. Ihre Ehe beschreibt die Patientin als schlecht, sie sei nur unterdrückt worden. Die Scheidung der Ehe erfolgte nach 8 Jahren. Frau H. hatte inzwischen ein Lehramtsstudium begonnen. Nach der Scheidung zog sie mit ihren Kindern an den alten Heimatort zurück. Dort absolvierte sie eine 2-jährige Ausbildung als Fremdsprachenkorrespondentin. Nach Abschluss der Ausbildung, die Patientin war inzwischen 29 Jahre alt, erfolgte ihre erste Anstellung als Sachbearbeiterin in einem mittelständischen Unternehmen. Aufgrund ihrer unzureichend erlebten Qualifikation stellte dieser erste Berufsbeginn wiederum eine erhebliche Belastungssituation dar. Frau H. ist seitdem in dieser Firma beschäftigt, ihr Arbeitsplatz blieb ihr trotz langer Ausfallzeiten erhalten.

5.3   Problemanalyse

5.3.1   Symptomatik

Im Vordergrund stand die *Schmerzsymptomatik* im linken Oberkieferbereich (bei Zustand nach 2-maliger Wurzelspitzenresektion an Zahn 26 und Extraktion desselben vor 6 Jahren). Die Schmerzen waren nach Auskunft der Patientin ständig in wechselnder Intensität vorhanden, wurden als brennend und gelegentlich pochend beschrieben und strahlten in das linke Ohr, bei stärkster Intensität auch in den linken Unterkiefer aus. Im

Tagesverlauf nahmen die Schmerzen kontinuierlich zu und verhinderten nachts einen durchgehenden Schlaf (Schmerzintensität auf visueller Analog-Skala 1–10: morgens 5–6, tagsüber und abends Steigerung bis auf 9; Schmerzdauer: 16–18 Stunden täglich).

Die Patientin berichtete im Zusammenhang mit ihren Schmerzen auch über schwere Ein- und Durchschlafstörungen. Schlaf sei nur mit Hilfe von Neurocil (25 mg; Neuroleptikum) und Stilnox (1 Tbl.; Hypnotikum) möglich. Bis zum Beginn des Schmerzbewältigungstrainings hatte die Patientin regelmäßig Equilibrin 30 (Antidepressivum) eingenommen, davor auch Atosil (Antidepressivum) und Tramal (Opioid-Analgetikum). Mittlerweile hatte sich eine Medikamentenabhängigkeit vom Typ „Low-dose dependence" entwickelt mit besonderer Akzentuierung der psychischen Abhängigkeitskomponente.

Aufseiten der *psychischen Symptomatik* dominierten schwere depressive Verstimmungszustände mit Versagensängsten, resignativen, pessimistischen Überzeugungen, Leistungseinbußen mit Konzentrations- und Gedächtnisstörungen und Erschöpfungszuständen.

5.3.2 Vorausgehende/nachfolgende Bedingungen

Hinweise auf schmerzauslösende bzw. -verstärkende Bedingungen fanden sich sowohl im *beruflichen* als auch *familiären* Lebensbereich.

In ihrer *beruflichen* Tätigkeit als Sachbearbeiterin im Vertrieb (Export) eines mittelständischen Unternehmens bestanden für die Patientin Stressfaktoren vor allem in der defizitär erlebten Qualifikation für den zugedachten Aufgabenbereich, für den sie ihrer Ansicht nach keine ausreichende Einarbeitung erfahren hatte. Es fehlten ihr Seminare und Schulungen. Sie traute sich aber nicht, diese mit mehr Nachdruck einzufordern. Stattdessen mühte sie sich autodidaktisch durch Fragen, Lücken und Probleme und kam auf diese Weise häufig auf einen 12-Stunden-Tag. Entgegen ihrer abwertenden Selbsteinschätzung war ihr Vorgesetzter mit ihren Leistungen sehr zufrieden und konnte die Bedenken und Zweifel seiner Mitarbeiterin nicht nachvollziehen.

Im Umgang mit ihrem Vorgesetzten brachte sich die Patientin immer wieder in Stresssituationen, indem sie sich für dessen Unzulänglichkeiten und Nachlässigkeiten verantwortlich fühlte und sich fürsorglich schützend um ihn kümmerte.

Im Umgang mit ihrer unmittelbaren Kollegin gab es Spannungen, die aus einem Konkurrenzverhältnis um die besseren Leistungen resultierten, was Frau H. aber mit der Bemerkung abwehrte: „Die anderen sind sowieso viel besser als ich."

Im *familiären* Bereich bestanden schmerzbegünstigende Stresssituationen in Form schwerwiegender Erziehungsprobleme mit den beiden 16 und 13 Jahre alten Töchtern. Die 16-jährige Tochter hatte sich erst kürzlich plötzlich von ihr getrennt und war zu einem wesentlich älteren Mann gezogen, mit dem sie seitdem zusammenlebte. Zur jüngeren Tochter bestanden ebenfalls Beziehungsstörungen. Trotz intensiver Bemühungen seitens der Patientin gelang es ihr nicht, ein harmonisches Familienleben zu realisieren. Zum Zeitpunkt des Beginns der ambulanten Psychotherapie drohte das gesamte familiäre Beziehungsgefüge zu entgleisen.

Zusammengefasst gab es sowohl im beruflichen als auch privaten Lebensbereich ein breites Spektrum an schmerzbegünstigenden, leistungsbezogenen und sozialen Belastungssituationen sowie chronischen interpersonellen und intrapsychischen Konfliktsituationen.

Die Konsequenzanalyse weist darauf hin, dass eine wesentliche aufrechterhaltende Bedingung für die Schmerzsymptomatik und die damit in Beziehung stehende psychische Problematik darin bestand, dass es die Patientin trotz enormer Anstrengungen doch immer wieder schaffte, sich konform zu ihrem Selbstkonzept zu verhalten, das fast ausschließlich über Leistung und die Anpassung an die Erwartungen anderer definiert war. Seitens des Arbeitgebers erfuhr sie dafür positive Konsequenzen im Sinne von Anerkennung und Begünstigungen (z. B. an der Vorbereitung und Durchführung von Geschäftskontakten im Ausland maßgeblich beteiligt zu werden), obwohl Frau H. die positive Bedeutung solcher Ereignisse entsprechend ihrer pessimistisch-depressiven Grundzüge abzuwerten versuchte („Das ist doch nichts Besonderes", „da ist immer noch viel zu viel, was ich nicht vestehe und was ich nicht kann."). Langfristig betrachtet hatte sich die Patientin mit ihrem Problemverhalten in einen chronischen Überforderungszustand mit immer deutlicher werdenden Zeichen psychischer und körperlicher Erschöpfung und drohender Dekompensation gebracht. Dass sich in diesem Zusammenhang ein problematischer Umgang mit Medikamenten entwickelte mit einer besonders ausgeprägten psychischen Bindung an solche Präparate, die eine psychophysiologische Stabilisierung und Aufrechterhaltung der Leistungsfähigkeit versprechen, überrascht nicht, sondern steht in Übereinstimmung mit dem oben aufgezeigten Selbstkonzept der Patientin.

5.3.3   Kompetenzen/Ressourcen

Die Grenzen zwischen der Funktionalität bzw. Dysfunktionalität von Verhaltensmustern sind bekanntlich fließend. Was zum Zeitpunkt der Behandlungsaufnahme mit enormer Leistungsbereitschaft, Durchhaltevermögen und Frustrationstoleranz zu einem rigiden und von daher pathogenen Komplex verschmolzen war (von einem psychoanalytischen Vorbehandler als „masochistischer Kernkomplex" bezeichnet), bildete mit Blick auf die Biographie der Patientin die einzige Überlebensstrategie und damit wichtigste Ressource, die auch zu Beginn der Therapie und der Planung der Behandlungsschritte imponierte. Die Patientin war ausgesprochen zielorientiert und überzeugt, dass sie auch unangenehme, beschwerdeintensive Phasen der Therapie (z. B. im Zusammenhang mit Medikamentenentzug) durchhalten werde.

Eine besondere Ressource, die bei der so streng leistungsorientierten und ahedonisch wirkenden Patientin eher überraschte, war eine Vorliebe fürs Motorradfahren, die die Patientin vor etwa 1 Jahr entdeckt hatte. Seitdem war Motorradfahren für sie der Inbegriff einer Genuss und Erholung stiftenden Tätigkeit, der sie zu ihrem Leidwesen nur während der Sommermonate nachgehen könne.

5.3.4   Motivation

Entsprechend ihres Leistungsideals war auch die Therapie für die Patientin eine Herausforderung, die sie mit großem Ehrgeiz und hoher Anstrengungsbereitschaft annahm. Für die 6 Wochen dauernde stationäre Behandlung investierte sie sogar ihren Jahresurlaub. Die Patientin war überzeugt von der psychischen Bedingtheit ihrer Schmerzstörung (überwiegend internale Kausalattribution) und wollte neben Bewältigungskompetenzen im Umgang mit ihrer Schmerz- und sonstigen Beschwerdesymptomatik vor allem ihre Problem- und Konfliktlösefähigkeiten verbessern (aktive Kontrollattribution).

5.3.5   System- und Beziehungsanalyse

Nahezu alle engeren sozialen Beziehungen von Frau H. waren vordergründig von einer formal distanzierten Haltung gekennzeichnet. Formal insofern, als sie sich um „pflichtge-mäße Erfüllung" von Erwartungen und Verantwortungen bemühte, jedoch engere emo-tionale Beziehungen angstvoll und mißtrauisch vermied. Dies fand Ausdruck sowohl in der Beziehung zu ihren Töchtern als auch darin, dass sie intime partnerschaftliche Bezie-hungen für sich völlig ausschloss. Ein Zitat aus der von der Patientin selbst verfassten biographischen Anamnese kann den Hintergrund dieses Verhaltensmusters aufhellen: „In diesem Augenblick (beim Einlassen des Sarges ihres Vaters in die Erde) schwor ich mir, mich nie wieder gefühlsmäßig an einen Menschen zu binden, um nicht noch einmal dieses unbeschreibliche Gefühl der Trennung erleben zu müssen." So war das soziale Beziehungsgefüge zu Beginn und auch noch über weite Strecken des Behandlungsver-laufs stark reduziert und nur noch rudimentär vorhanden. Die Patientin war nicht in der Lage, ein befriedigendes, harmonisches Verhältnis zu ihren Töchtern aufzubauen. Damit verbundene Schuldgefühle, Enttäuschungen und das Leiden an der familiären Situation wurden unterdrückt, rationalisiert und abgewehrt. Stattdessen fokussierte sie ihre Aufmerksamkeit und Energie auf ihre Leistung im Beruf und den Erhalt des Arbeits-platzes.

5.3.6   Problemgenese

Wie bereits im Abschnitt 5.2.2 dargestellt, durchlief und durchlebte die Patientin in ihrer 5 Jahre währenden Schmerzgeschichte eine wahre Odyssee ambulanter, stationärer, zahnmedizinischer, schmerztherapeutischer und nicht zuletzt psychiatrischer und psy-chotherapeutischer Behandlungsmaßnahmen.

Ihre Zähne seien immer eine Schwachstelle gewesen, berichtete die Patientin, jedoch waren diese vor dem erstmaligen Auftreten der Schmerzen vollständig saniert. Rück-blickend sieht Frau H. vielfältige psychosoziale Belastungsfaktoren in unmittelbarer zeit-licher Nähe zum Auftreten der Schmerzen (siehe 5.3.2). Zwei Tage vor den ersten Schmerzattacken erfuhr sie, dass eine neue Chefsekretärin, zu der sie ein feindseliges Verhältnis hatte, in ihre Abteilung kommen würde. Ein Umstand, den sie als stark bedrohlich für ihre eigene Position und berufliche Perspektive wertete. Die plötzlich auf-tretenden Schmerzen im linken Oberkiefer führten zu umfangreichen diagnostischen und invasiven Maßnahmen, jedoch ohne greifbares Ergebnis (siehe 5.3.1). Bis auf eine 10 Tage währende leichte Besserung dauerten die Schmerzen kontinuierlich und in sehr hoher Intensität weiter an. Dies blieb auch in den folgenden 5 Jahren so. In diesem Zeitraum bestanden weitere ausgeprägte psychosoziale Belastungsfaktoren fort. Die Patientin bangte um ihren Arbeitsplatz. Es lagen erhebliche Erziehungsprobleme vor und eine Einschlafstörung manifestierte sich. Die Patientin kommentierte diese Behand-lungsphase: „Nie hat einer bemerkt, dass es mir psychisch immer schlechter ging." Sie selbst hegte den drängenden Wunsch einer eindeutigen Befundung ihrer Beschwerden und erlebte ihr Fortbestehen als ausgesprochen selbstwertmindernd und nicht zu ihrem Selbstbild passend. Sie habe aufgrund der ausgeprägten hypochondrischen Nei-gung ihrer Mutter immer eine stark negative Haltung gegenüber Krankheiten gehabt.

Aufgrund der starken Beeinträchtigung durch die Schmerzen wurden nunmehr fast täglich vom behandelnden Zahnarzt Anästhesien durchgeführt. In einer parallelen Behandlung in einer schmerztherapeutischen Ambulanz wurde ihr schließlich die

Durchführung einer Psychotherapie nahegelegt. Frau H. absolvierte in den kommenden 4 Jahren 2 ambulante Psychotherapien (Gesprächspsychotherapie und eine nicht näher bezeichnete psychiatrisch-psychotherapeutische Behandlung), 2 stationäre psychiatrische Behandlungen (2 und 7 Monate) und eine weitere stationäre analytische Psychotherapie (8 Monate, Behandlungsdiagnose: „Psychosomatisches Schmerzsyndrom und chronisch depressive Verstimmung bei einer zwanghaft-depressiven Persönlichkeit mit masochistischen Zügen", ICD 307.8, 309, 301). Frau H. wurde während der gesamten Zeit psychopharmakologisch mitbehandelt (Antidepressiva, Neuroleptika, Opioid-Analgetika). Während der stationären analytischen Langzeittherapie fand eine parallele Behandlung mit TENS, Lokalanästhesien und Opioid-Analgetika in einer unabhängig von der psychosomatischen Klinik arbeitenden Schmerzambulanz statt, die nach Frau H. ausschließlich somatisch orientiert gewesen sei. Eine Kooperation zwischen den jeweiligen Behandlern habe nicht stattgefunden.

Die aufgeführten intensiven psychotherapeutischen Behandlungsmaßnahmen, an denen die Patientin motiviert mitarbeitete, führten zu keiner nennenswerten Veränderung des Schmerzgeschehens; die Schmerzen persistieren. Sicherlich ist gerade in der trotz immensen persönlichen Einsatzes ausbleibenden Beschwerdelinderung ein weiteres Chronifizierungsmoment zu erkennen. Eine zunächst, wenn auch aus der Not geborene, intrinsische Therapiemotivation wurde frustriert. Während die Hauptsymptomatik (aus Sicht der Patientin) weiterhin „schmerzlich" im Vordergrund stand, fehlten ihr nach wie vor ein plausibles Entstehungs- und Aufrechterhaltungsmodell wie auch nur ansatzweise Hinweise auf die Möglichkeiten einer aktiven Bewältigung des Schmerzgeschehens. „Meine erste Diagnose war immer ‚Neurotische Depression'. ... was mich maßlos geärgert hat, ist dass sich Ärzte stets nur für die Schmerzen und die Psychotherapeuten nur für die Psyche interessiert haben."

5.3.7 Funktionales Bedingungsmodell

Zum Zeitpunkt der ersten Kontakte mit Frau H. im Rahmen des Schmerzbewältigungsprogramms der TK gelang es nicht, bei Schilderung der Symptomatik funktionale Aspekte oder gar Krankheitsgewinn als aufrechterhaltende Momente zu erkennen. Letztlich führte erst die Exploration von Ressourcen bzw. Genuss und Erholung stiftenden Tätigkeiten, die sich erst seit 1 Jahr allein auf Motorradfahren beschränkten, zu der Einschätzung, dass ein erhebliches Defizit an sozialen Verstärkern, Erholung und Lebensfreude bestand. Weiter war es jedoch gerade die Vehemenz, gekoppelt mit einer spürbaren Verbitterung, mit der die Patientin die Unveränderlichkeit ihrer Lebenssituation postulierte, die vermuten ließ, dass unausgesprochen intensive Wünsche nach einem befriedigenden Leben mit erfüllter Freizeit, sozialen Kontakten, emotionaler Nähe oder gar ausgelassener Freude bestanden.

Erst mit Kenntnis der biographischen Entwicklung, der pathologischen Trauerreaktion, insbesondere durch das Transparentwerden der am Grabe des Vaters geleisteten „Schwüre" wurde deutlich, dass die Patientin eine emotional tief verwurzelte Haltung, die Pflicht über jede Neigung zu Genuss erhebt, entwickelt hatte. Es bestanden erhebliche Verhaltens- und Sozialisationsdefizite (Kontaktfähigkeit, Geselligkeit, Freizeitgestaltung o. Ä.).

Das Erleben und Verhalten von Frau H. wurde von einem ausgeprägt hohen Anspruchsniveau, Angst vor Ablehnung und Verlusten dominiert, sodass auch geringfügige berufliche Misserfolge oder Konflikte ständige Existenzängste auslösten.

Das damit einhergehende hohe psychophysiologische Anspannungsniveau erhielt sowohl das Schmerzgeschehen als auch die seit Jahren bestehende Schlafstörung aufrecht. Besonders die anhaltenden, quälenden Schmerzen wurden aufgrund der daraus resultierenden objektiven Minderbelastbarkeit wiederum als existenzielle Bedrohung erlebt. Diese wurde ausschließlich durch weitere Selbstüberforderung und Überengagement in Verbindung mit einem Missbrauch von Psychopharmaka und täglichen Lokalanästhesien als einzige verbleibende Bewältigungsstrategien kompensiert. Freizeitausgleich, Erholung oder soziale Kontakte fanden in der Alltagsstruktur der Patientin keinen Raum. Nach einem von Versagensängsten und Überforderungserleben gekennzeichneten Arbeitstag und Versehen der familiären Pflichten brach Frau H. fast täglich erschöpft und unter der Einnahme von Psychopharmaka betäubt zusammen.

In diesem Teufelskreis erweisen sich das Schmerzerleben und die Schlafstörungen unter funktionalen Aspekten als überaus entscheidende Größen, da sie einerseits eine noch weitere Selbstüberforderung verhindern und andererseits das stark zurückgezogene Verhalten der Patientin, ihre Isolation legitimieren. Sie bremsen die gewaltige Tendenz zur Verausgabung und Selbstüberforderung, „schützen" vor erneuten Enttäuschungen und bewahren sie davor, das am Grab des Vaters gegebene Versprechen zu brechen.

5.4 Befund

5.4.1 Diagnose

Gemäß der ICD-10 liegen folgende Störungsbilder vor:

1. Chronische Schmerzstörung im Bereich des linken Oberkiefers, beeinflusst durch psychische Faktoren (K 08.8, F 54).
2. Psychophysiologische Insomnie (F 51).
3. Schwere depressive Episode (F 32.2).
4. Anpassungsstörung (abnorme Trauerreaktion) (F 43.21).
5. Medikamentenabhängigkeit (F 13.24).
   (Typ „low-dose dependence").

5.4.2 Psychischer Befund

Im Vordergrund stand eine ausgeprägte Depressivität, bei der es auch immer wieder zu resignativen und suizidbezogenen Gedanken kam. Die erlebte Beeinträchtigung durch Schmerzen, Schlafstörungen und andere psychophysische Beschwerden war sehr hoch. Die psychischen Basisfunktionen waren ohne pathologischen Befund.

5.4.3 Somatischer Befund

Entsprechend der Befunde aus körperlichen und medizinisch-technischen Untersuchungen lag ein altersentsprechender Allgemeinzustand vor. Alle Organsysteme waren ohne pathologischen Befund. Im Gesichtsbereich bestand eine Druckempfindlichkeit des Nervenaustrittspunktes 2. Trigeminusast links (NAP II li.) bzw. unterhalb davon im Sinusmaxillaris-Bereich.

5.5   Ziele

Ausgehend von der Verhaltensdiagnostik planten wir mit der Patientin ein zweigleisiges Vorgehen: Zum einen sollte es um die Verbesserung von Kompetenzen im unmittelbaren Umgang mit der Schmerz- und sonstigen Beschwerdesymptomatik gehen, zum anderen sollte die therapeutische Arbeit an den die Chronifizierung fördernden psychischen Belastungsfaktoren ansetzen und hier zu einer Veränderung überdauernder maladaptiver Haltungen und Einstellungen bzw. zur Verringerung von Verhaltensdefiziten und Überwindung von Wahrnehmungs- und Handlungsblockaden gelangen.

Aus diesen Hauptzielsetzungen gingen die folgenden Subziele hervor:

1. Verbesserung aktiver Schmerzbewältigungsstrategien.
2. Entzug der psychotropen Medikation.
3. Wiederherstellung eines gesunden Schlafverhaltens.
4. Optimierung ggf. erforderlicher medikamentöser Behandlung.
5. Sensibilisierung für mentale und psychosoziale Stressoren.
6. Distanzierung von dysfunktionalen Anspruchshaltungen
   (vor allem im Umgang mit leistungsbezogenen Aufgabenstellungen).
7. Verbesserung von Entspannungs- und Genussfähigkeit.
8. Förderung von Problem- und Konfliktlösefähigkeiten im Umgang
   mit beruflichen und familiären Belastungssituationen.
9. Bewältigung der abnormen Trauerreaktion.

5.6   Therapieplan

Der Therapieplan orientierte sich weitestgehend an der Abfolge der o. g. Zielsetzungen, die durch eine Kombination aus einzel- und gruppentherapeutischen Maßnahmen erreicht werden sollten. Letztere bestanden vor allem aus verhaltenstherapeutischen Lern- und Trainingsprogrammen, die dem Erwerb spezifischer Kompetenzen dienen (Schmerzbewältigungstraining, Entspannungstraining, Stressbewältigungstraining, Problemlösetraining). Der überwiegende Teil dieser Kompetenztrainings sollte während des stationären Aufenthalts stattfinden, um die damit verbundenen intensiven Lernbedingungen optimal auszuschöpfen. Die Vorbereitung hierauf i. S. von Problemanalyse und -strukturierung und Motivierung für eine notwendige stationäre Therapie sowie die anschließenden poststationären Aufgaben, den Transfer gelernter Kompetenzen auf die alltäglichen Problembedingungen herzustellen, sollten im Rahmen ambulanter einzeltherapeutischer Kontakte geleistet werden.

5.7   Therapieverlauf und Behandlungsergebnis

Wir werden uns im Folgenden ausführlicher auf solche Behandlungsabschnitte konzentrieren, die rückblickend auf den gesamten Prozess Phasen der Kulmination, Wendepunkte oder Entwicklungssprünge darstellen.

a) Ambulantes Schmerzbewältigungsprogramm

Das Präventionsprogramm „Aktiv gegen den Schmerz" ist als sekundärpräventive Maßnahme mit den Indikationsschwerpunkten für Kopf- und Rückenschmerzsyndrome konzipiert. Es umfasst neben initialen Inhalten zum Verständnis eines biopsychosozialen Schmerzmodells im Wesentlichen folgende Therapiebausteine:

– Anwendung von Entspannungstechniken,
– Identifikation und Bewältigung von Auslösern und Verstärkern des Schmerzgeschehens,
– kognitive Techniken und Aufmerksamkeitslenkung,
– Förderung von Gesundheitsverhalten.

Der folgende Teil der Darstellung des Therapieverlaufs soll sich der sprunghaften Einstellungsänderung und damit Verbesserung der Motivationslage der Patientin widmen. Ferner lassen sich anhand der von Frau H. kontinuierlich und gewissenhaft geführten Schmerzprotokolle beginnende wünschenswerte Veränderungen im Hinblick auf das Schmerzgeschehen und das Ausmaß an erlebter Selbstkontrolle dokumentieren.

Frau H. vermittelte zu Beginn des Programms einen abweisend-resignierten Eindruck, die vermittelten psychoedukativen Inhalte wies sie weitgehend als auf sie nicht zutreffend zurück. Die Anleitung zu Entspannungstechniken in der Gruppe fand keine nennenswerte Umsetzung. Wie bereits unter 5.2.2 beschrieben, kam es zu einer sprunghaften Einstellungsänderung nach der 5. Sitzung. Die äußerst erfolgreiche Stressinduktion lieferte gleichsam den subjektiven Beweis für ein psychophysiologisches Schmerzmodell und setzte neue Motivation und Ressourcen für einen veränderten Umgang mit Schmerzen frei. Im Prä-/Postvergleich (jeweils 3 Wochen vor und nach Durchführung des Programms) sank die Schmerz*dauer* von im Mittel 16,4 Std./Tag auf 15,5 Std. Eine deutlichere Veränderung vollzog sich in der Schmerz*intensität* von durchschnittlich 7,1 auf 4,5 (VAS 0 –10), und dies, obwohl die Patientin nach der 5. Sitzung auf die bis dahin durchgeführten werktäglichen Anästhesien mit 2 Ausnahmen auch nach Abschluss des Programms verzichtete. Die Selbstwirksamkeitserwartungen bzw. erlebte Selbstkontrolle und die Befindlichkeit der Patientin entwickelten sich zunächst ebenfalls positiv. Die Schmerzprotokolle nach Ablauf des Programms verdeutlichten anhand der Kommentare zu täglichen Stressoren aber auch, dass erneut unter beruflichen und familiären Belastungen dysfunktionale Stressbewältigungsstrategien und Versagensängste ein wünschenswertes Fortschreiten der Selbstkontrolle in der Schmerzbewältigung blockierten.

Bis zum Beginn des stationären Aufenthalts, der sich 9 Monate nach Abschluss des ambulanten Schmerzbewältigungstrainings vollzog, berichtete Frau H. über ein 6-monatiges schmerzfreies Intervall. Während der letzten Wochen traten jedoch wieder Kiefer- und Zahnschmerzen der Stärke 3 – 4 auf, die die Patientin eindeutig auf eine schwere familiäre Belastungssituation und anhaltende berufliche Stressoren attribuierte.

b) Verlauf während der stationären Therapie – Therapiebereich: Schlafstörung
Primärer Fokus des stationären Aufenthalts bildete die Therapie der psychophysiologischen Insomnie mit notwendigem Medikamentenentzug von Neurocil und Stilnox (Bootzin 1996). Nach Erhebung einer einwöchigen Baseline, die Einschlaflatenzen von 2 – 3 Std. und eine unbefriedigende Schlafeffizienz aufwies, führte Frau H. ein Schlafrestriktionsprogramm, gekoppelt mit aversiv monotonen Konzentrationsaufgaben für unerwünschte Wachzeiten bzw. verlängerte Einschlaflatenzen, durch.

Sie tolerierte die durchaus belastende Umsetzung dieses Programms wie auch den Medikamentenentzug erstaunlich gut. Bereits nach 8 Tagen Schlafrestriktion (2 Uhr zu Bett gehen, 7 Uhr aufstehen ohne Schlafphasen über den Tag) reduzierte sich die Einschlaflatenz auf 15 – 30 Minuten. Im weiteren Verlauf wurde die Schlafrestriktion sukzessive bei weiterhin zufriedenstellenden Einschlaflatenzen zurückgenommen. Frau H. entwickelte eine bis heute gute Schlafqualität und Schlafeffizienz.

c) Verlauf während der stationären Therapie – Themenbereich: Abnorme Trauerreaktion

Es ist zu betonen, dass nur aufgrund der überdurchschnittlichen Motivationslage der Patientin und einer sehr guten, vertrauensvollen therapeutischen Beziehung dieses weitere Therapieziel bearbeitet werden konnte.

Klinische Vorerfahrungen aus anderen stationären Therapien und die Tendenz der Patientin auf stark rationalisierende und distanzierte Weise über die belastenden Erlebnisse im Kontext des Todes ihres Vaters zu sprechen, legten ein anderes therapeutisches Vorgehen als das reflektierende Analysieren dieser Ereignisse nahe. Vielfältige klinische Erfahrungen betonen im übrigen die Bedeutung der *emotionalen* Bewältigung des Traumas, während ein rein kognitives Vorgehen eher zur Verfestigung des bestehenden Selbst- und Handlungsschemas führen kann (Hart 1987). Ausgehend von diesen Überlegungen wurde für die Bewältigung des Traumas die Durchführung eines therapeutischen *Rituals* gewählt, das sich in seinen wesentlichen Merkmalen an dem Rationale von Gilligan (1995) orientiert.

Die *erste Phase* konzentrierte sich auf die Vermittlung eines Entstehungs- und Erklärungsmodells der Symptomatik:

Die aus Verlustängsten und Verlusterleben resultierende lust- und genussfeindliche Grundhaltung wurde als notwendige und folgerichtige Überlebens- bzw. Problemlösungsstrategie positiv konnotiert, die auch heute infolge des traumatischen Erlebens weiterhin handlungswirksam und lebensbestimmend sei, und das, obwohl die Lebenssituation eine gänzlich andere sei.

Die *zweite Phase* skizziert sich als *Vorbereitungsphase* für die spätere Umsetzung des Rituals. Die notwendige emotionale Beteiligung der Patientin wurde durch gezieltes Auswählen von Familienfotos, tägliche zeitlich ausgedehnte künstlerisch-gestalterische und literarische Arbeiten herbeigeführt, in denen jeweils das „alte" und ein neu entworfenes „neues Selbst" dargestellt wurden. In dieser Phase sind oberflächlich rationale Analysen der Arbeiten zu vermeiden. Vielmehr wurde durch gezielte Exploration das beginnende Wiedererleben bislang vermiedener emotionaler Reaktionen, nunmehr jedoch in einem therapeutischen Schutzraum und mit Selbstkontrollmöglichkeiten aufseiten der Patientin hervorgehoben und gefördert.

Das bis dahin vermiedene, stark emotionale Wiedererleben des Verlusterlebnisses und der damit einhergegangenen Belastungen für die Patientin, die offene und permissive Kommunikation ihrer Empfindungen und schließlich die künstlerische Ausgestaltung dieser Elemente begünstigen einen sog. Externalisierungsprozess der traumatisierenden Erlebnisse und bereiten die dritte Phase, die *Durchführung des Rituals*, vor:

An einem sonnigen, bitterkalten Wintertag in unmittelbarer Nähe einer Waldkapelle verbrannte Frau H., nachdem sie einen ohne falschen Pathos ergreifenden Abschiedsbrief an ihren Vater verlesen hatte, ein Bild, das sie Hand in Hand mit ihrem Vater zeigte, gemeinsam mit einem sehr expressiven, selbstgemalten Bild ihrer qualvollen Zeit nach dem Tode des Vaters. In einem selbstverfassten Text mit deutlich ritueller Sprachgebung versprach sie sich selbst, ihren zurückliegenden Lebensabschnitt als abgeschlossen zu betrachten und sich von nun an ihrem neuen Selbst und einer Zukunft in Eigenverantwortung zuzuwenden.

Frau H.s stationärer Aufenthalt endete 2 Tage später, sie wurde zeitlich nah ambulant weiter betreut.

d) Verlauf während der ambulanten Therapie – Therapiebereich:
   Förderung von Problem- und Konfliktlösefähigkeiten

Im ambulanten psychotherapeutischen Behandlungsabschnitt stand vor allem die Klärung, Bearbeitung und Bewältigung der Erziehungsprobleme mit den Töchtern, insbesondere der älteren von beiden, im Mittelpunkt. Hier ging es um eine Analyse der Problemsituation und empfehlenswerter Lösungsansätze. Dies erbrachte, dass Frau H. sich selbst und ihren Kindern gegenüber Grenzen setzen und Regeln etablieren musste und auf konsequente Umsetzung zu achten hatte. Dies sollte Hand in Hand gehen mit einem Wiederaufbau von positiven Kommunikationsinhalten.

Um die Beziehung zwischen Mutter und Tochter wieder herzustellen, bedurfte es eines vermittelnden Anstoßes. Die Tochter konnte hierzu gewonnen werden, indem auf dem neutralen Boden einer nahegelegenen schulpsychologischen Beratungsstelle ein Gesprächstermin vereinbart wurde. Die Gespräche wurden in die Hand eines dort tätigen psychologischen Kollegen gelegt, der von der Tochter als Vermittler besser akzeptiert werden konnte als die Psychotherapeutin der Mutter. Die Interventionen brachten relativ rasch den gewünschten Erfolg. Frau H. hat inzwischen mit beiden Töchtern zu einem befriedigenden Zusammenleben zurückgefunden.

5.8 Therapeut-Klient-Beziehung

Die Therapeut-Klient-Beziehung war während der ersten Kontakte im Rahmen des ambulanten Schmerzbewältigungstrainings beeinflusst durch eine auffallend kritische, distanzierte, fordernde Haltung der Patientin. Nach dem besagten „Schlüsselerlebnis" änderte sich die Beziehungsqualität hin zu einer außergewöhnlich konstruktiven und effektiven Interaktion, die von großer Wertschätzung und Anerkennung geprägt war.

5.9 Art und Verlauf der psychologisch-medizinischen Kooperation

Die psychologisch-medizinische Kooperation konnte sowohl für den ambulanten als auch den stationären Behandlungsabschnitt auf bereits bestehenden und bewährten Strukturen aufbauen. Im stationären Setting war die unmittelbare Verknüpfung psychologisch-psychotherapeutischer mit medizinischer Fachkompetenz i. S. eines Therapeuten-Tandems eine wesentliche Strukturvariable für Behandlungserfolg. Im poststationären Behandlungsabschnitt standen psychotherapeutische Aufgaben im Vordergrund, die keine begleitende medizinische Therapie mehr erforderlich machten.

5.10 Analyse und Bewertung

Die Behandlung steht mittlerweile 18 Monate nach Beendigung der stationären Therapie und nachfolgenden 10 ambulanten Therapiesitzungen vor dem Abschluss. Frau H. hat ihre chronischen Kieferschmerzen fast vollständig überwunden. Sie treten nur noch äußerst selten auf und können dann jedes Mal umschriebenen Stresssituationen zugeordnet werden. Für die Patientin sind gelegentlich auftretende Schmerzen inzwischen ein zuverlässiges Signal für einen beginnenden Überforderungszustand, dem sie dann mit den erlernten Stressbewältigungsmethoden erfolgreich entgegenwirken kann. Ein weiteres markantes Ergebnis besteht darin, dass die Patientin seit der Entlassung aus der stationären Behandlung keinerlei Analgetika und Psychopharmaka mehr benötigt. Des Weiteren konnte Frau H. den durch die stationären Therapie erzielten gesunden Schlaf-Wach-Rhythmus dauerhaft aufrechterhalten. In diesem Zusammenhang ist es auch zu einer anhaltenden Stabilisierung des psychischen Befindens sowie der Leistungsfähigkeit und Belastbarkeit gekommen. Frau H. erlebt sich ausgeglichener und erfolgreicher im Umgang mit den Aufgaben und Anforderungen des alltäglichen Lebens. Im beruflichen Bereich fällt auf, dass sie selbstbewusster und selbstsicherer in Erscheinung tritt, eigene Ansichten und Standpunkte deutlicher formuliert und darüber eine bessere Position in ihrer Firma erlangt hat. Im privaten Bereich gibt es trotz einer insgesamten Beziehungsverbesserung zu den beiden Töchtern nach wie vor auftretende Probleme, die aber angesichts des jugendlichen Alters der Töchter und damit in Verbindung stehender Ablösungsprozesse altersadäquat sind. Frau H. schafft es hierbei immer wieder, Problem- und Konfliktsituationen so zu bewältigen, dass verträgliche und verbindliche Lösungen für alle Beteiligten zustande kommen. Eine weitere positive Entwicklung besteht für Frau H. darin, dass sie in der Zwischenzeit einen neuen Partner gefunden hat, mit dem sich neue Perspektiven für eine ressourcenstärkendere Lebensgestaltung auftun: Der Partner ist ebenfalls begeisterter Motorradfahrer.

5.11   Fazit

Die Internationale Gesellschaft zum Studium des Schmerzes (IASP 1979) definiert Schmerz als ein „unangenehmes Sinnes- und Gefühlserlebnis, das mit aktueller oder potenzieller Gewebeschädigung verknüpft ist oder mit Begriffen einer solchen Schädigung beschrieben wird". Eine rein somatisch oder psychogen orientierte Betrachtungs- und Behandlungsweise insbesondere chronischer Schmerzen ist anachronistisch und iatrogen chronifizierend.

Der vorliegende Fall demonstriert nicht nur die Notwendigkeit interdisziplinärer Behandlungen chronischer Schmerzen, vielmehr unterstreicht er das Unumgängliche eines interdisziplinären, professionellen Denkens bei jedem einzelnen Behandler. Er zeigt, dass eine multiprofessionelle Behandlung, deren unterschiedliche Behandlungsansätze sich de facto parallel und weitgehend unabhängig voneinander vollzogen, nicht ausreichend war und eine Integration von der Patientin selbst nicht erfolgen konnte.

Notwendig ist vielmehr, dass eine integrative Diagnostik und Therapie sowohl der Schmerzstörung, ihrer psychosozialen und leistungsbezogenen Beeinträchtigungen als auch der persönlichkeitsabhängigen auslösenden und aufrechterhaltenden Faktoren realisiert werden. Die jeweiligen Ergebnisse und Maßnahmen sollten weiterhin, wie gezeigt, in ein sich wechselseitig aufeinander beziehendes und der Patientin nachvollziehbares Erklärungs- und Behandlungsmodell überführt werden.

Ferner wurde evident, dass funktionale Aspekte in enger Beziehung zu biographischen (Fehl-)Entwicklungen stehen können. Doch auch in einem solchen Falle sollte sich die Behandlung keineswegs ausschließlich auf die „Aufarbeitung" der biographischen Defizite beschränken. Vielmehr sind wir der Überzeugung, dass erst mit der Vermittlung möglichst individueller Erklärungs- und Entstehungsmodelle der jeweiligen Symptomatik, die hier auch im unmittelbaren Erleben der Patientin Evidenz aufwiesen, Bereitschaft, Offenheit und Hoffnung auf eine aktive Schmerzbewältigung nach vielen fehlgeschlagenen Behandlungen zu schaffen sind.

Schließlich kann die vorliegende Behandlung auch Mut machen, sog. „therapieresistente" Patienten nicht als „hoffnungslose" Fälle abzustempeln oder schwierige und stark chronifizierte Syndrome nicht voreilig als unveränderbar zu werten. Aufgrund des hohen Ausmaßes und der Vielgestaltigkeit ihrer Beschwerden wäre Frau H. vermutlich ein „einfaches" Schmerzbewältigungsprogramm für Kopf- und Rückenschmerzen nicht angeraten worden. Dies war jedoch der Beginn der dargestellten positiven Entwicklung. Der Beharrlichkeit und Unbeirrbarkeit von Frau H. konnte letztlich auch der Schmerz nicht widerstehen.

6 Temporomandibuläre Dysfunktion und Bruxismus: Biofeedback als Therapiebaustein

J. Heuser

6.1 Zusammenfassung

Die Behandlung einer Patientin mit temporomandibulärer Dysfunktion und nächtlichem Bruxismus wird vorgestellt. Die Therapie fand im Rahmen einer 6-wöchigen stationären Behandlung in einer psychosomatischen Fachklinik statt. Die Darstellung des Therapieverlaufs beschränkt sich dabei auf die Schilderung der 8 Biofeedbacksitzungen, die im Rahmen des multimodalen Therapieangebotes durchgeführt wurden. Im Anschluss an eine psychophysiologische Stressdiagnostik erfolgte ein gezieltes Wahrnehmungs- und Entspannungstraining der Gesichts-, Kopf- und Nackenmuskulatur. Unterstützt wurde die Behandlung durch den Einsatz eines tragbaren EMG-Biofeedbackgerätes zur Therapie des nächtlichen Bruxismus. Im Laufe der Trainingssitzungen kam es zu einer deutlichen Verbesserung der Entspannung sowie einer ebenfalls deutlichen Zunahme der Diskriminationsfähigkeit für muskuläre Anspannung. Dies ging mit einer wesentlichen Besserung der Schmerzsymptomatik einher.

6.2 Problemstellung

6.2.1 Therapiesetting

Die Therapie fand im Rahmen einer 6-wöchigen stationären Behandlung auf einer Spezialstation für chronische Schmerzpatienten in einer medizinisch-psychosomatischen Fachklinik statt. Das therapeutische Team besteht aus Psychologen, Ärzten und Kotherapeuten (Krankenschwestern und -pflegern mit therapeutischer Zusatzausbildung), die von den zuständigen Mitarbeitern weiterer Spezialabteilungen (Gestaltungstherapie, Sport- und Bewegungstherapie, Sozialberatung, Biofeedback und physikalische Therapie) unterstützt werden. Dreimal wöchentlich finden Teamsitzungen statt, in denen wichtige Informationen zu den einzelnen Patienten aus den verschiedenen Abteilungen zusammengetragen und besprochen werden.

6.2.2 Erste Orientierung über die Problematik

Frau H. berichtet bei Aufnahme, seit 3 Jahren unter heftigen Gesichtsschmerzen zu leiden, die gehäuft im Kiefer beginnen und von dort in Auge und Stirn ausstrahlen und sich schließlich bis in den Nacken ausbreiten würden. Der Schmerz sei auf der linken Gesichtshälfte zumeist stärker als auf der rechten. Erstmals seien die Beschwerden nach einer Wurzelresektion des oberen linken Backenzahnes aufgetreten. Die Schmerzen, die sie als dumpf bis brennend beschreibt, seien medikamentös kaum zu beeinflussen und dauernd vorhanden, die Intensität variiere jedoch in Abhängigkeit von ihrer

Stressbelastung. Zahlreiche medizinische und zahnärztliche Behandlungsversuche seien bisher ohne Erfolg geblieben. Man habe ihr schließlich zu einer Verödung des Trigeminusnervs geraten, aufgrund der möglichen Nebenwirkungen habe sie den Eingriff jedoch bisher hinausgezögert. Sieben Monate nach Beginn ihrer Schmerzsymptomatik sei ihr Ehemann nach langjähriger Leidensgeschichte an Krebs verstorben. In den folgenden Monaten sei sie zunehmend niedergeschlagen und kraftlos gewesen und habe sich immer stärker zurückgezogen.

6.2.3 Lebensgeschichtliche Entwicklung

Frau H. wurde 1950 als jüngste von zwei Schwestern in Oberbayern geboren. Aufgrund der Scheidung der Eltern wurde sie ab ihrem 13. Lebensmonat von der Großmutter väterlicherseits aufgezogen. Ihre 2 Jahre ältere Schwester lebte weiterhin bei der Mutter, sie selbst wurde dem Vater zugesprochen. Die Mutter habe sie abgelehnt und ihr stets das Gefühl gegeben, dass sie die Schuld für die Scheidung trage. Zum Vater hätte sie ein herzliches und enges Verhältnis gehabt, er sei jedoch aus beruflichen Gründen (häufige Auslandsaufenthalte) nicht in der Lage gewesen, die Erziehung seiner Tochter zu übernehmen. Frau H. beschreibt ihre Großmutter als streng und gefühlskalt, sie habe häufig Schläge und Hausarrest bekommen. Die Großmutter habe ihr keine Liebe zeigen können und immer wieder Barrieren in den Weg gelegt. Im Alter von 13 Jahren sei der Vater ohne sie ins Ausland gezogen, seitdem bestünde so gut wie kein Kontakt mehr zu ihm. Mit 17 habe sie einen wesentlich älteren Mann geheiratet, um von der Großmutter wegzukommen. Ihr Mann hätte sie jedoch wie ein Kind behandelt und massiv bevormundet, sodass sie nach 3 Jahren die Scheidung eingereicht habe. Mit 23 habe sie ihren 2. Ehemann kennengelernt und noch im selben Jahr geheiratet. Ihr Mann war Witwer und brachte einen 4-jährigen Sohn mit in die Ehe. Zu ihrem Stiefsohn (jetzt 25 Jahre alt) habe sie von Anfang an ein sehr enges und herzliches Verhältnis gehabt, er sei für sie wie ein leiblicher Sohn. Schon bald nach der Hochzeit wurde bei ihrem Ehemann Hodenkrebs diagnostiziert. Nach 8 Jahren galt der Krebs als geheilt, es folgten 12 beschwerdefreie Jahre. Im März 1995 erkrankte der Ehemann an Bauchspeicheldrüsenkrebs und verstarb im Dezember desselben Jahres. Sie beschreibt ihre Ehe trotz der großen Belastung durch die Krebserkrankung und Pflege des Mannes als sehr harmonisch und intensiv, auch in den letzten Monaten vor dem Tod. Ihren eigenen seelischen Schmerz habe sie jedoch nie zeigen können, da sie ihren Mann nicht noch mehr belasten wollte. Sie habe in dieser Zeit gelernt, „die Zähne zusammenzubeißen" und sich hart zu machen.

Derzeit lebt Frau H. in einem gemeinsamen Haushalt mit der jetzt pflegebedürftigen 84-jährigen Großmutter.

Berufliche Entwicklung: Nach Abschluß der Volksschule absolvierte Frau H. eine Ausbildung an einer kaufmännischen Handelsschule und arbeitete anschließend als Sekretärin in der Gemeindeverwaltung. Nebenberuflich machte sie eine Ausbildung zur Fachlehrerin für Gymnastik und Tanz und unterrichtet derzeit in Fitnessstudios und Vereinen. Dieser Bereich ihrer Arbeit mache ihr sehr viel Spaß, sie könne ihre Schmerzen in dieser Zeit fast gänzlich vergessen.

6.3 Problemanalyse

6.3.1 Symptomatik

Im Vordergrund der Beschwerdesymptomatik stehen die ausgeprägten und von Frau H. als sehr quälend empfundenen Gesichtsschmerzen. Bereits in der ärztlichen Aufnahmeuntersuchung findet sich eine erhöhte Berührungsempfindlichkeit der Kiefermuskulatur, verbunden mit einer eingeschränkten Beweglichkeit des Unterkiefers. Beißbewegungen und weites Öffnen des Mundes führen zu einer deutlichen Zunahme der Schmerzintensität. Ebenso kommt es laut Angaben von Frau H. gehäuft nach dem Essen oder nach langen Gesprächen zu einer Schmerzverstärkung. Der bereits in den Vorbefunden geäußerte Verdacht einer muskulären Dysfunktion kann im Rahmen der ersten Biofeedback-Diagnosesitzung erhärtet werden. Im EMG des *M. masseter* findet sich, ebenso wie in der Stirn- und Nackenmuskulatur, ein deutlich erhöhter Ruhetonus. Frau H. berichtet, dass die Schmerzen insbesondere morgens nach dem Aufwachen sehr intensiv sind und im Tagesverlauf leicht abnehmen. Auch nach längerer Stressbelastung kann sie eine Schmerzsteigerung beobachten.

6.3.2 Vorausgehende/nachfolgende Bedingungen

Anhand ihrer Schmerztagebuchaufzeichnungen lassen sich drei zentrale Auslöse- bzw. Verstärkungsfaktoren für ihre Schmerzsymptomatik identifizieren: Neben der von der Patientin bereits bei Aufnahme angegebenen Schmerzverstärkung am frühen Morgen zeigen sich emotionale Belastungssituationen (z. B. Gespräche in der Gruppen- oder Einzeltherapie über Familie, Partnerschaft und Tod) als markante Auslöser, denen fast immer eine deutliche Schmerzzunahme folgt. Frau H. kann zudem eingestehen, dass sie ihre Schmerzen in schwierigen und für sie belastenden sozialen Interaktionen häufig vorschiebt, um sich in ihr Zimmer zurückzuziehen. Im Rückblick fällt ihr auf, dass sie auch in den letzten Monaten vor dem Tod ihres Mannes verstärkt unter ihren Schmerzen gelitten und sich dann zumeist in ihr eigenes Zimmer zurückgezogen hatte.

6.3.3 Kompetenzen/Ressourcen

Frau H. berichtet über ein deutliches Nachlassen ihrer Schmerzen bei der Ausübung ihres „zweiten Berufes" als Tanz- und Gymnastiklehrerin in Sportstudios und bei der Volkshochschule. Bewegung sei für sie eine der wenigen Ausdrucksmöglichkeiten für Gefühle und Stimmungen, die sie verbal kaum ausdrücken könne. Sie genießt auch die Wertschätzung ihrer Arbeit durch die Kursteilnehmer. Diese Kontakte bilden derzeit den größten Teil ihrer Sozialkontakte, da sie sich von ihrem früheren Bekanntenkreis fast völlig zurückgezogen hat. Ihre Arbeit als Sekretärin sei dagegen eher „Mittel zum Zweck", um Geld zu verdienen.

6.3.4 Motivation

Frau H. steht einer psychosomatischen Behandlung anfangs sehr reserviert gegenüber. So berichtet sie im Aufnahmegespräch, dass es ihr „einfach nicht in den Kopf gehe", dass ihre Schmerzen psychosomatisch bedingt sein sollen. Da aber sämtliche medizinische Therapiemaßnahmen bisher ebenso erfolglos verlaufen seien wie die Behandlungsversuche durch ihren Heilpraktiker (u. a. eine Vielzahl von Akupunktur-Sitzungen), müsse es wohl doch „psychisch" sein, sodass sie auf die Behandlung in unserer Klinik nun ihre ganze Hoffnung setze.

6.3.5 Selbstkontrolle

Zu Beginn der Behandlung besteht nur eine minimale Beeinflussbarkeit der Schmerzsymptomatik durch die Patientin. Dies widerspiegelt sich insbesondere in den Eintragungen im Schmerztagebuch von Frau H.: Die Werte der nummerischen Ratingskalen (von 0–100) bezüglich der Frage: „In welchem Ausmaß haben Sie heute, außer durch Medikamente, selbst Einfluss auf Ihre Schmerzen nehmen können?" schwanken in den ersten beiden Wochen nach Aufnahme lediglich zwischen 0 und 20. „Ruhe" und „Hinlegen" werden als häufigste Schmerzbewältigungsstrategien genannt.

6.3.6 System- und Beziehungsanalyse

Frau H. ist bei Therapieaufnahme voll berufstätig und arbeitet neben ihrer Stelle als Sekretärin in einer Gemeindeverwaltung stundenweise in einem Fitnessstudio als Kursleiterin und gibt Kurse an der Volkshochschule. Trotz dieser beruflichen Kontakte fühlt sie sich seit dem Tod ihres Mannes sozial isoliert und einsam, da sie zu niemandem eine engere freundschaftliche Beziehung hat. Der früher sehr große Bekanntenkreis habe sich im Laufe der Zeit immer mehr reduziert, da sie als alleinstehende Frau unter lauter Ehepaaren nicht „das fünfte Rad am Wagen" sein wolle und hierdurch immer häufiger Einladungen und andere Versuche der Kontaktaufrechterhaltung abgelehnt habe. Die beiden einzigen engen Kontaktpersonen seien zum einen ihr erwachsener Stiefsohn, zu dem sie zwar ein sehr herzliches Verhältnis habe, der jedoch inzwischen sein eigenes Leben lebe und aus beruflichen Gründen in den Norden Deutschlands gezogen sei. Zu ihrer Großmutter, mit der sie seit Jahren unter einem Dach lebe, bestehe eine sehr ambivalente Beziehung, die von Frau H. als „Hassliebe" bezeichnet wird. Als ihr Ehemann noch lebte, sei sie von der Großmutter ständig drangsaliert und bevormundet worden. Mit der Unterstützung ihres Mannes habe sie diesen Zustand jedoch relativ gut ertragen können. Kurz nach dem Tod des Mannes habe sie ihre Großmutter vor die Alternative gestellt, sich entweder radikal zu ändern oder ins Altersheim zu ziehen, da sie ohne die Unterstützung durch ihren Mann der derzeitigen Situation nicht mehr gewachsen sei. Seitdem habe die „Schikanierung" durch die Großmutter zwar merklich nachgelassen, die Beziehung zwischen ihnen sei jedoch „mehr als frostig".

6.3.7 Problemgenese und funktionales Bedingungsmodell

Frau H. berichtet, dass ihre jetzige Gesichtsschmerzen erstmalig im Mai 1995 im Anschluss an eine Wurzelresektion aufgetreten seien. Sie habe zwar schon früher gehäuft unter Zahn- und Kopfschmerzen und einem Druckgefühl im Kiefer gelitten, seit der Wurzelbehandlung sei jedoch eine massive Verschlechterung der Schmerzsymptomatik eingetreten. Seitdem komme es insbesondere nach emotional belastenden Situationen zu einer deutlichen Schmerzverstärkung. Während der Exploration wird deutlich, daß Frau H. in den Gesprächspausen verstärkt dazu tendiert, ihre Zähne zusammenzupressen. Hierauf angesprochen, reagiert sie zunächst sehr überrascht und bemerkt, dies sei ihr gar nicht aufgefallen. Sie sei jedoch auch früher schon von ihrem Zahnarzt gefragt worden, ob sie nachts mit den Zähnen zusammenbeiße. Auch gute Bekannte hätten sie damals mehrfach darauf angesprochen, dass sie oft „so einen verbissenen Gesichtsausdruck" habe. Im Laufe der späteren Biofeedbacksitzungen, in denen während der Sitzung die Kieferanspannung mittels EMG abgeleitet wird, zeigt sich sehr eindrücklich, dass immer dann, wenn das Gespräch auf den Ehemann oder ihre Großmutter kommt, eine markante Erhöhung des Muskeltonus der Kiefermuskulatur auftritt. Diese Beobachtung und die Erkenntnisse aus der Exploration (häufiges Aufwachen mit Kopf- und Zahnschmerzen, ständiges Druckgefühl im Kiefer, gehäuftes Ansprechen auf „Zähnebeißen") legen die Hypothese nahe, dass bei Frau H. bereits seit langer Zeit vor der Zahnbehandlung eine ausgeprägte temporomandibuläre Dysfunktion mit nächtlichem Bruxismus bestand. Durch die Wurzelresektion kam es zum einen infolge der bekannten Spirale zwischen Schmerz und erhöhter Muskelspannung, möglicherweise jedoch auch infolge der Verletzung und Reizung der Zahnnerven zu einer weiteren Aufschaukelung und Ausbreitung der Schmerzsymptomatik – ein Phänomen, das von Zahnärzten oft beschrieben wird. Zur Absicherung der Diagnose einer „temporomandibulären Dysfunktion" wird die Patientin nochmals zu einer zahnärztlichen Begutachtung überwiesen. Der ärztliche Befund erhärtet unsere Verdachtsdiagnose.

In Anlehnung an das S-O-R-K-C-Modell (Miltner 1986) läßt sich die funktionale Verhaltensanalyse wie folgt zusammenfassen:

Tabelle 6.1 Funktionale Bedingungsanalyse

Vorausgehende Bedingungen	S	**Reizbedingungen:** emotional belastende Situationen (aktuell v. a. Beziehung zur Großmutter, berufliche Belastung, früher Sorge um den Ehemann)
	O	**Organismusvariablen:** aktuell bei Ausbruch der Schmerzsymptomatik massive Schmerzreizung durch Wurzelresektion, im Vorfeld jedoch wahrscheinlich bereits erhöhte muskuläre Grundanspannung in Gesichts- und Nackenmuskulatur und nächtliches Zähneknirschen
Verhalten	R	**Verhaltensrepertoire:** motorisch: Rückzugs- und Vermeidungsverhalten physiologisch: verstärkte Anspannung der Kopf- und Nackenmuskulatur mit Zusammenpressen der Zähne, erhöhte vegetative Erregung, erhöhte Schmerzempfindlichkeit subjektiv: Erleben von Schmerz, Angst, Trauer und Wut, Vermeidung des direkten Ausdrucks von Gefühlen
Konsequenzen	K + C	**Kontingenzverhältnisse und Konsequenzen:** Kurzfristige Entlastung von der emotionalen Konfliktsituation durch Rückzug und Konfliktvermeidung. Beißen kann zu kurzfristiger Schmerzerleichterung führen. Langfristig Stabilisierung der Problematik

6.4 Befund

6.4.1 Diagnose

– Chronische Schmerzstörung bei temporomandibulärer Dysfunktion und Bruxismus
  (DSM-IV 307.89)
– Major Depression (DSM-IV 296.24)

6.4.2 Psychischer Befund

Frau H. ist bei Aufnahme bewusstseinsklar und in allen Qualitäten orientiert. Sie wirkt
angespannt und erschöpft, die Stimmungslage ist deutlich gedrückt bei verhaltener
affektiver Schwingungsfähigkeit. Das Antriebsniveau imponiert als graduell vermindert,
es sind keine Störungen der mnestischen Funktionen und keine formalen oder inhaltlichen Denkstörungen festzustellen. Aktuelle Suizidalität wird glaubhaft verneint. Es
bestehen keine Hinweise auf eine psychotische Störung.

6.4.3 Somatischer Befund

Die 1,71 m große und 60 kg schwere Patientin ist in altersentsprechendem Allgemeinzustand und normalem Ernährungszustand. Haut und sichtbare Schleimhäute, Lymphkno-
ten, kardiovaskuläres und respiratorisches System sind ohne auffälligen Befund. Die
Herzfrequenz liegt bei 80/min bei regelmäßigem Rhythmus, der Blutdruck bei 95/65
mmHg. Die Wirbelsäulenbeweglichkeit ist in der Norm, es finden sich jedoch deutliche
Muskelverspannungen im Nacken und eine erhöhte Klopfschmerzempfindlichkeit der
LWS. Die linke Gesichtshälfte ist druck- und erschütterungsempfindlich ohne bestimmte
hyperalgische Punkte. Die sonstige neurologische Untersuchung bleibt unauffällig,
ebenso die vegetative Anamnese.

6.5 Ziele

Frau H. nennt zwei wesentliche Therapieziele: An erster Stelle stehe die Beseitigung der
ständigen Schmerzen oder zumindest – sollte dies nicht möglich sein – erhoffe sie sich,
besser mit ihnen umgehen zu lernen. An zweiter Stelle stehe für sie die Bewältigung
ihrer Depressionen und die Wiedergewinnung ihrer alten Lebensfreude.

6.6 Therapieplan

Frau H. nimmt an einem speziell für chronische Schmerzpatienten konzipierten Therapieprogramm teil, das aus folgenden Elementen besteht: Einzel- und Gruppentherapie,
Entspannungstraining (progressive Muskelrelaxation und Atemtherapie), Gestaltungstherapie, Körper- und Bewegungserfahrung und Wirbelsäulengymnastik. Zusätzlich
nimmt sie an einer 8-stündigen strukturierten Schmerzbewältigungsgruppe teil, in der
mit der Patientin Zusammenhänge zwischen psychischen Belastungen, Muskelverspannungen und einer Schmerzverstärkung erarbeitet und nichtmedikamentöse Schmerzbewältigungsstrategien eingeübt werden. Frau H. nimmt zum Zeitpunkt der Therapie keine

feste Schmerzmedikation, erhält jedoch eine niedrig dosierte antidepressive Medikation (Saroton 50 mg abends). Die Medikation bleibt während des gesamten stationären Aufenthaltes unverändert. Aufgrund ihrer ausgeprägten Muskelanspannung in der Gesichts- und Kiefermuskulatur erhält Frau H. zusätzlich 8 Biofeedbacksitzungen, über deren Verlauf hier ausführlicher berichtet wird.

6.7   Therapieverlauf

Die einzelnen Biofeedbacksitzungen werden in einem separaten Behandlungsraum mit dem Gerät FlexComp der Firma Thought Technology durchgeführt. Ab der vierten Sitzung erhält Frau H. zusätzlich ein tragbares EMG-Biofeedbackgerät (Myotrac E), welches die ambulante Kontrolle der Muskelanspannung in Alltagssituationen erlaubt und zur Behandlung des nächtlichen Bruxismus eingesetzt wird.

Ziel der ersten Biofeedbacksitzung ist zum einen die diagnostische Abklärung der erhöhten muskulären Anspannung in der Kiefer- und Gesichtsmuskulatur, zum zweiten die Erfassung der Zusammenhänge zwischen Muskelanspannung, Streß und wahrgenommenem Gesichtsschmerz und damit die Hinleitung zu einem psychophysiologischen Krankheitsmodell. Als Ableitorte für das EMG wird der rechte und linke Kiefermuskel (*M. masseter*), der Stirnmuskel (*M. frontalis*) und die Schulter-/Nackenmuskulatur (*M. trapezius*) gewählt. Hierbei wird sowohl mit schmalem Filter (100–200 Hz) als auch mit breitem Filter (50–1000 Hz) gemessen. Nähere Informationen zur Verwendung der unterschiedlichen Filtereinstellungen finden sich bei Cram et al. (1990). Aus Gründen der besseren Übersicht und Vergleichbarkeit werden im Folgenden nur die Werte des schmalen Filterbereichs erfasst. Zur Erfassung des vegetativen Nervensystems wird die elektrodermale Aktivität und die Fingertemperatur abgeleitet.

Zunächst wird Frau H. mit der Biofeedback-Apparatur vertraut gemacht und über die Bedeutung der einzelnen Signale informiert. An allen vier EMG-Ableitorten findet sich bereits während der Baseline (entspanntes Sitzen mit geöffneten Augen) eine zum Teil deutlich erhöhte Grundanspannung im Vergleich zu den in der Literatur berichteten Normwerten von schmerzfreien Personen (vgl. Cram 1990). Zudem zeigt sich in der Kiefermuskulatur eine ausgeprägte Dysbalance: Die Werte im linken Masseter liegen bei 9 µV (Normwert, 1,7–2 µV). Die Anspannung im M. frontalis liegt bei 5,2 µV (Normwert ca. 2 µV), in der Trapezmuskulatur bei 7 µV (Normwert bei 2 µV). Auffällig ist weiterhin eine linksbetonte Fehlhaltung des Kopfes, die sie zur Schmerzlinderung einnahm. Auch die Werte in der elektrodermalen Aktivität – ein Maß für die Aktivität des sympathischen Nervensystems – liegen auf einem recht hohen Niveau (7,2 µS) und zeigen eine Vielzahl von sog. Spontanfluktuationen, die als Zeichen einer erhöhten Erregbarkeit angesehen werden. Die Handtemperatur liegt bei 31 °C.

In der anschließenden Entspannungskontrollphase (Entspannung ohne Anleitung durch den Therapeuten für 5 Minuten) gelingt es Frau H. kaum, ihre anfängliche Anspannung zu reduzieren. Lediglich in der Schultermuskulatur zeigt sich ein leichter Rückgang der Anspannung, alle anderen Werte bleiben weitgehend unverändert. Hiermit übereinstimmend berichtet Frau H., dass es ihr sehr schwer gefallen sei, innerlich abzuschalten und loszulassen. Sie habe damit auch zu Hause große Schwierigkeiten.

In den beiden nun folgenden Stressinterventionen (Subtraktion unter Zeitdruck, Vorstellung einer persönlich bedeutsamen, emotional belastenden Situation) findet sich in allen Maßen, insbesondere jedoch in der Kiefermuskulatur und der elektrodermalen

Aktivität, ein markanter Anstieg im Vergleich zu den Ausgangswerten. So steigt die Kieferanspannung auf beiden Seiten während der Imagination der emotional belastenden Situation (Frau H. erinnerte sich hier an die letzte schwerwiegende Auseinandersetzung mit ihrer Großmutter) bis auf 15 µV an. Bedeutsamer ist jedoch, dass die erhöhten Werte in den sich jeweils anschließenden kurzen Ruhephasen kaum abfallen und auch noch während der Abschlussbaseline erhöht bleiben. Erst nach der gezielten Aufforderung, zum Schluss noch einmal auf die Anspannung im Kiefer und in der Schulter zu achten, wird Frau H. bewusst, dass sie noch immer ihre Zähne zusammenpresst. Dabei fällt ihr auch auf, dass ihre Schmerzen während und nach der Belastung wieder stärker geworden sind. Erst jetzt kann sie ihre Muskelanspannung wieder lockern und auf ihre Ausgangswerte zurückkehren.

Anhand der erhöhten Hautleitfähigkeit, der häufigen Spontanfluktuationen, der ausgeprägten Stressreaktion und der verlangsamten Rückkehr zum Ruhewert wird deutlich, dass Frau H. schnell in einen Zustand der inneren Erregung gelangt und sehr lange braucht, um nach einer Belastung wieder abschalten zu können. Dieser Befund deckt sich gut mit der Selbsteinschätzung von Frau H. Dennoch ist sie nach dieser Einführungssitzung sehr überrascht, wie stark sie in Belastungssituationen mit der Kiefermuskulatur arbeitet, ohne dass ihr dieses bewusst wird. Während sie einem psychophysiologischen Krankheitsmodell bisher doch sehr reserviert und kritisch gegenüberstand und ihre Gesichtsschmerzen mehr oder weniger ausschließlich auf die fehlerhafte Zahnbehandlung zurückführte, kann sie nun unmittelbar nachvollziehen, wie die durch Stress ausgelöste Erhöhung der Kiefer- und Nackenanspannung zu einer merkbaren Verstärkung ihrer Schmerzsymptomatik geführt hat. Als Hausaufgabe soll Frau H. bis zur nächsten Stunde gezielt auf ihre Kieferanspannung achten und notieren, in welchen Situationen sie ihre Zähne zusammenbeißt.

Bei der Besprechung der Hausaufgaben in der zweiten Biofeedbacksitzung bestätigt sich, dass sie gehäuft in und nach emotional belastenden Situationen (während der Gruppentherapie, nach Telefonaten mit der Großmutter, bei Gesprächen mit Mitpatienten über Partnerschaft und Alleinsein) anfängt, mit den Zähnen zu beißen und die Schultern hochzuziehen. Aufgrund der gezielten Aufmerksamkeitslenkung auf ihre Muskelanspannung fällt ihr zudem auf, dass sie ebenso in vielen neutralen Situationen (z. B. beim Lesen eines Buches, beim Fernsehen, beim Ausfüllen der Tagesprotokolle) dazu tendiert, ihre Zähne unnötig zusammenzubeißen, ihre Zunge gegen den Gaumen zu pressen oder ihren Unterkiefer nach vorn zu schieben. Frau H. notiert zudem, dass sie auch nachts öfters aufwacht und dann feststellt, dass sie ihre Zähne fest aufeinandergepresst hat.

Nach der Besprechung der Hausaufgaben erfolgt eine längere Entspannungskontrollsitzung, bei der Frau H. – ohne helfende Entspannungsinstruktionen durch den Therapeuten und ohne Rückmeldung über den Computer – für 20 Minuten versuchen soll, sich zu entspannen und dabei gezielt ihre Kiefer- und Nackenmuskulatur zu lockern. Während dieser Zeit wird wiederum die Kiefer-, Stirn- und Nackenmuskulatur sowie EDA und Handtemperatur abgeleitet und aufgezeichnet. Bei der anschließenden Inspektion der physiologischen Daten zeigt sich, dass Frau H. – wie bereits in der ersten Sitzung – kaum in der Lage ist, innerlich abzuschalten und zur Ruhe zu kommen. Die Werte in der EDA steigen über die gesamte Sitzung sogar leicht an, während die Temperatur unverändert niedrig bleibt (um 29 °C). Eine leichte Reduktion der Anspannung zeigt sich dagegen in der Kiefer- und Stirnmuskulatur, nicht jedoch im Nacken.

Diese Diskrepanz in den physiologischen Daten passt gut zur Selbstwahrnehmung von Frau H., die angibt, dass es ihr zwar inzwischen relativ gut gelingt, ihren Kiefer bewusst hängen zu lassen, dass sie sich jedoch bei ihren Entspannungsübungen jedesmal so unter Druck setzt, dass sie danach fast schweißgebadet ist. Obwohl sie rational versteht, dass sich Entspannung nicht herbeizwingen lässt, gelingt es ihr nicht, ihren Anspruch herunterzuschrauben und sich einfach fallen zu lassen.

Die folgenden vier Biofeedbacksitzungen orientieren sich an einem Behandlungsprotokoll von Hudzinski u. Lawrence (1990) und verlaufen nach einem ähnlichen Schema. Ziel ist zum einen das Training der Kieferentspannung, zum zweiten jedoch eine Verbesserung ihrer Wahrnehmung für leichte Veränderungen in der Gesichts- und Kiefermuskulatur. Zunächst wird Frau H. dazu aufgefordert, ihre Zähne zusammenzubeißen und dabei genau auf ihre Körperempfindungen zu achten, während gleichzeitig über den Bildschirm der Anstieg der Muskelanspannung kontrolliert wird. Als Nächstes wird sie gebeten, ihre Zähne nicht ganz so fest zusammenzubeißen – erneut unter Beobachtung ihrer Wahrnehmungen im Kiefer und der Veränderung im EMG. Anschließend wird sie dazu aufgefordert, ihre Kieferanspannung für eine Minute möglichst exakt auf einen vorher festgelegten Wert (zunächst 20 % oberhalb ihrer jeweiligen Ruheanspannung, dargestellt anhand einer visuell sichtbaren Schwelle) zu erhöhen. Hiernach erhält sie die Aufgabe, anhand der direkten Rückmeldung über den Bildschirm ihre Kieferanspannung so weit wie möglich zu reduzieren. Die Anspannung im *M. masseter* und *M. frontalis* wird visuell als Balkendiagramm dargestellt, gleichzeitig erfolgt über einen in der Tonhöhe sich verändernden Ton eine akustische Rückmeldung der Masseteranspannung. Im Hintergrund laufen – für Frau H. nicht sichtbar – die EDA und Fingertemperatur mit. Während der Entspannung soll sie wiederum genau auf die auftretenden Veränderungen im Gesicht, Kopf und Nacken achten. Anschließend soll sie ihre Kieferanspannung wieder bis zur eingestellten Schwelle erhöhen, für eine festgelegte Zeit beibehalten und dann wieder möglichst weit entspannen.

Dieser Ablauf wird mehrmals wiederholt, wobei die vorher eingestellte Schwelle zunehmend abgesenkt wird, sodass die Unterschiede zwischen Anspannung und Entspannung immer kleiner werden. Die einzelnen Übungstrials dauern jeweils 30–60 Sekunden, anschließend folgt eine kurze Pause, in der die Patientin sprechen oder ihre Position verändern darf. Die Übungen erfolgen sowohl im Sitzen wie auch im Stehen. Ziel dieser Sitzungen ist es, Frau H. für die Wahrnehmung von geringfügigen Veränderungen in der Höhe ihrer Kieferanspannung zu sensibilisieren und ihre Kontrolle über diese minimalen Veränderungen zu erhöhen. Whatmore u. Kohli (1983) konnten in einer 6-Jahres-Katamnese zeigen, dass der klinische Erfolg der Biofeedbackbehandlung hoch korreliert ist mit der Fähigkeit des Patienten, minimale Veränderungen in der Muskelanspannung wahrzunehmen und zu kontrollieren.

Die beiden letzten Biofeedbacktermine (7.–8. Sitzung) dienen der Generalisierung des bisherigen Therapieerfolges auf kritische Situationen außerhalb des Treatmentsettings und der Loslösung von der Rückmeldung über die Biofeedbackapparatur. Hierzu wird Frau H. aufgefordert, ihre Kieferanspannung ohne Biofeedback bis auf einen bestimmten Wert, der zwischen sehr leicht bis sehr stark variiert, zu erhöhen. Wenn sie glaubt, diesen Wert erreicht zu haben, wird ihr die aktuelle Anspannung in µV zurückgemeldet. Dieses Vorgehen wird so lange wiederholt, bis die wahrgenommene und die gemessene Anspannung weitgehend übereinstimmen.

In einem nächsten Schritt wird sie dann wiederum aufgefordert, ihre Kieferanspannung bis zu einem bestimmten Wert zu erhöhen und für 30 Sekunden beizubehalten. Anschließend soll sie die Kieferanspannung so schnell wie möglich auf einen möglichst niedrigen Wert absenken. Trainingsziel hierbei ist, die zur Entspannung benötigte Zeit weitgehend zu reduzieren. Die Hausaufgabe besteht nach diesen Sitzungen darin, dieses Training auch außerhalb des Behandlungsraumes während des üblichen Klinikalltags und insbesondere in emotional belastenden Situationen (z. B. während der Gruppensitzungen) durchzuführen.

Mit Hilfe dieser Rückmeldung gelingt es Frau H. zunehmend besser, ihre Grundanspannung in der Kiefer- und Nackenmuskulatur exakt wahrzunehmen und zu reduzieren, sodass sie schließlich auf Werte um 2 µV in der Kiefermuskulatur und 2,5 µV in der Trapezmuskulatur gelangt und damit fast im Normbereich für schmerzfreie Personen liegt. Auch der Unterschied zwischen dem rechten und linken Massetermuskel hat sich deutlich verringert. Bei der Inspektion der physiologischen Daten zeigt sich zudem, dass es über den Verlauf der 8 Sitzungen zu einer deutlichen Verringerung der elektrodermalen Aktivität und einem Anstieg der Fingertemperatur in den einzelnen Sitzungen kam, ohne dass diese Entspannungsreaktionen gezielt trainiert oder rückgemeldet wurden. Für Frau H. bedeutet diese Erkenntnis eine zusätzliche Entlastung, da ihr hierdurch klar wird, dass es ihr – entgegen der eigenen Erwartung – doch möglich ist, auch innerlich zur Ruhe zu kommen, und dass der Einstieg über die Entspannung der Gesichtsmuskulatur ihr einen guten Weg zur generellen Entspannung ermöglicht.

Zusätzlich zu den zweimal wöchentlich stattfindenden Biofeedbacksitzungen erhält Frau H. ab der vierten Sitzung zur Behandlung des nächtlichen Bruxismus ein tragbares EMG-Biofeedbackgerät (MyoStaeb E). Sie wird instruiert, wie sie vor dem Schlafengehen die Elektroden an der Massetermuskulatur befestigen soll. Das Gerät wird so eingestellt, dass es beim Anstieg der Muskelanspannung im Kiefer für mehr als 4 Sekunden über eine vorher festgelegte Schwelle ein akustisches Warnsignal auslöst, welches erst endet, wenn die Kieferanspannung wieder unter die eingestellte Schwelle sinkt. Bei der Einstellung der Schwelle ist darauf zu achten, dass das Alarmsignal nicht schon durch einfache Schluckbewegungen oder kurze Kopfdrehungen ausgelöst wird. Frau H. wacht in den folgenden Nächten zunächst immer wieder infolge des Alarmsignals auf und ist erstaunt, wie häufig sie nachts ihre Zähne zusammenbeißt. Nach einer Eingewöhnungszeit von fast einer Woche werden die nächtlichen Alarmsignale im Laufe der nächsten 4 Wochen zunehmend seltener ausgelöst, sodass Frau H. zum Schluss mehrere Nächte komplett durchschlafen kann, ohne noch durch das Gerät geweckt zu werden. Der morgendliche Gesichtsschmerz nimmt in dieser Zeit kontinuierlich ab. Ebenso findet sich ein deutlicher Rückgang der Schmerzsymptomatik im Tagesverlauf, der sich auch in den Schmerztagebüchern widerspiegelt. In den Nachbesprechungen gibt sie an, dass sie manchmal das Gefühl hatte, den Ton nur noch im Unterbewusstsein wahrzunehmen, um daraufhin fast automatisch ihren Kiefer zu lockern.

6.8   Therapeut-Klient-Beziehung

Zu Beginn der Behandlung ist die therapeutische Beziehung vor allem durch Skepsis und Misstrauen aufseiten der Patientin gekennzeichnet, da sie ihre Kieferschmerzen überwiegend auf die misslungene Zahnextraktion attribuiert und einer psychotherapeutischen Behandlung sehr reserviert gegenübersteht. Zur entscheidenden Wendung in ihrem Krankheitsmodell und damit auch in ihrer Bereitschaft zur aktiven Teilnahme an unserem therapeutischen Behandlungsprogramm kommt es erst nach der ersten Biofeedbacksitzung, in der sie die in den vorherigen Einzelsitzungen erarbeiteten psychophysiologischen Zusammenhänge am eigenen Körper erleben und beobachten kann. Obwohl sie hiernach in der Einzeltherapie und in den Biofeedbacksitzungen deutlich offener und aufgeschlossener wirkt, hält sie sich in den Gruppentherapiesitzungen nach wie vor eher im Hintergrund und beteiligt sich nur zögerlich an den Gesprächen.

6.9   Art und Verlauf der psychologisch-medizinischen Kooperation

Aufgrund des therapeutischen Settings der Klinik und der wöchentlich mehrmals statt-findenden Teamsitzungen ist die psychologisch-medizinische Kooperation von Anfang an sehr gut und eng, zumal es zusätzlich gelingt, den ortsansässigen Zahnarzt in die Behandlung mit einzubinden. Im ambulanten Rahmen dürfte eine solch enge Zusammenarbeit jedoch eher schwer zu verwirklichen sein.

6.10   Analyse und Bewertung

Der hier geschilderte Behandlungsverlauf sollte einen Ausschnitt aus dem bei Frau H. durchgeführten Behandlungsprogramm beleuchten und stellt insofern eine gewisse Vereinfachung dar. Viele andere, am Therapieerfolg ebenfalls maßgeblich beteiligte Therapiemaßnahmen (u. a. verhaltenstherapeutische Einzel- und Gruppengespräche, Schmerzbewältigungsgruppe, Gruppentherapie sozialer Kompetenzen, Gestaltungs-therapie, Bewegungstherapie) wurden in dieser Darstellung weniger detailliert oder gar nicht erörtert. Es lässt sich daher nur schwer einschätzen, welcher Teil des Thera-pieerfolges spezifisch auf die Biofeedbackbehandlung zurückzuführen ist. Neuere Über-blicksarbeiten zur Behandlung von Patienten mit temporomandibulären Störungen und atypischen Gesichtsschmerzen (Gevirtz et al. 1995; Sessle et al. 1995) lassen jedoch nur wenig Zweifel an der Bedeutung aufkommen, die der Identifizierung und Behand-lung der hier dargestellten psychophysiologischen Zusammenhänge beizumessen ist. Biofeedback und andere Techniken der angewandten Psychophysiologie haben hier ihren festen Stellenwert. Zum Entlassungszeitpunkt lässt sich neben der markanten Ver-besserung der Schmerzsymptomatik zugleich ein deutlicher Rückgang der depressiven Symptomatik und des Rückzugsverhaltens feststellen.

Frau H. wird im Entlassungsgespräch gefragt, welche der angebotenen Behandlungs-elemente für sie am hilfreichsten gewesen seien. In ihren Augen bewirkten die Bio-feedbacksitzungen die entscheidende Wende im Therapieverlauf. Die therapeutischen Einzel- und Gruppensitzungen hätten ihr geholfen, viele ihrer Probleme klarer zu sehen und neue Möglichkeiten im Umgang mit Konfliktsituationen zu erarbeiten. Die Veränderung ihrer Schmerzsymptomatik führt sie jedoch vor allem auf das gezielte Entspannungs- und Wahrnehmungstraining der Kiefer- und Nackenmuskulatur in den Biofeedbacksitzungen und den Einsatz des tragbaren EMG-Gerätes zurück. Erst hier-durch sei ihr bewusst geworden, wie oft sie im Verlaufe des Tages und auch in der Nacht ihre Zähne zusammenbeiße und was sie tun könne, um diese Anspannung wieder abzubauen.

6.11   Fazit

Das vorliegende Fallbeispiel gibt einen kleinen Einblick in die Möglichkeiten der Biofeed-backbehandlung von Patienten mit temporomandibulärer Dysfunktion und atypischem Gesichtsschmerz. Obwohl diese Patienten eher zu den schwierig zu behandelnden Schmerzpatienten gehören, sind die Erfolge der Biofeedbackbehandlung bei diesem Beschwerdebild wissenschaftlich gut dokumentiert und belegt und werden heute kaum noch in Frage gestellt. Eine enge Zusammenarbeit mit den behandelnden Zahnärz-ten, Physiotherapeuten und Psychotherapeuten ist jedoch dringend erforderlich, um die

Therapieerfolge auch langfristig aufrechtzuerhalten. Die hier dargestellte Therapie erfolgte in einem stationären Setting. Bei Frau H. ergab sich hierdurch die Möglichkeit, die Patientin für einen begrenzten Zeitraum aus der für sie sehr belastenden häuslichen Konfliktsituation mit der Stiefmutter herauszunehmen und hierdurch eine gewisse Distanz zu schaffen. Eine Biofeedbackbehandlung lässt sich jedoch in der Mehrzahl der Fälle auch ebenso erfolgreich im ambulanten Rahmen durchführen.

7 Posttraumatische Schmerzen: Autounfall überlebt – das Leben danach zertrümmert?

W. Hiller und F. Lingnau

7.1 Zusammenfassung

Eine 24-jährige Frau mit einem chronischen posttraumatischen Schmerzsyndrom wurde zwölf Wochen lang auf einer Spezialstation für Schmerz in einer psychosomatischen Fachklinik behandelt. Es bestand eine äußerst schmerzhafte traumatisch bedingte Koxarthrose links, die eines Tages den Einsatz eines künstlichen Hüftgelenks erforderlich machen wird. Aus medizinischen Gründen sollte dieser Eingriff angesichts des jugendlichen Alters der Patientin und der begrenzten Lebensdauer künstlicher Hüftgelenke möglichst lange hinausgeschoben werden, sodass dem Aufbau einer effektiven psychologischen Schmerzkontrolle eine große Bedeutung zukam. Sekundär hatten sich bei der Patientin Kopfschmerzen, eine erhebliche depressive Symptomatik sowie partnerschaftliche, soziale und berufliche Probleme entwickelt. Die Behandlung erfolgte durch ein multidisziplinäres Team. Es konnte eine verbesserte Akzeptanz und Toleranz der Schmerzen erreicht werden, aber auch ein erheblicher Rückgang der Depressivität und der Aufbau von realistischen Perspektiven für die diversen psychosozialen Problemfelder. Auch zwei Monate nach Abschluss der stationären Therapie konnte die Patientin die deutlich verbesserte Schmerzbewältigung unter Alltagsbedingungen aufrechterhalten.

7.2 Problemstellung

„Die äußeren Wunden sind schon verheilt, aber tief innen in mir tut noch alles weh." Nur sehr leise seufzt die junge Frau bei diesem Satz und macht dann eine lange Pause. Durch die leicht getönten Brillengläser schauen ihre Augen den Therapeuten fragend und ein wenig hilfesuchend an. Lange hat sie in dem Erstgespräch versucht, als tapfer und beherrscht zu erscheinen, die vielen Fragen sachlich und mit lauter Stimme zu beantworten. Doch jetzt drücken ihre Gesichtszüge plötzlich Traurigkeit und Verzweiflung aus, vermitteln eine Ahnung von dem Schock, der vor vier Jahren radikal ihr Leben verändert und sie aus dem Zustand körperlichen Wohlbefindens herausgerissen hatte. Damals, ein Tag im Oktober: Schwerer Autounfall – Blechtrümmer – Blut – erste lebenserhaltende Rettungsmaßnahmen durch Unfallzeugen und den Notarzt – schließlich Intensivbehandlung im Krankenhaus und ein monatelanger, zermürbender Genesungsprozess.

Frau D. hat diesen schweren Unfall überlebt, aber geblieben sind die seelischen Verletzungen, die körperlichen Behinderungen – und vor allem die fortdauernden zermürbenden Schmerzen. Mit Hilfe ihrer Familie und Freunde und mit Unterstützung von Ärzten hat sie lange Zeit versucht, im Leben wieder Fuß zu fassen und die Schmerzen zu überwinden. Doch auf kleine Fortschritte folgen immer wieder Rückschläge: erneute Operation und eine langwierige Krankenhausbehandlung, Abbruch der Berufsausbildung, Verunsicherung in der Beziehung zu ihrem Freund, Verwirrung über die Lebenssituation und Zweifel an der Zukunft.

Vor diesem Hintergrund hat sich Frau D. jetzt zu einer stationären Therapie in einer psychosomatischen Fachklinik entschlossen. Der Anstoß ist von der Hausärztin ausgegangen, die bereits seit längerem keine Fortschritte in der Behandlung mehr gesehen, sondern die sich zuspitzende psychische Notlage der Patientin erkannt hat. Frau D. ist durch die Schmerzen und die vielfachen negativen Auswirkungen des Unfalls immer mehr in einen inneren Zustand der Demoralisation geraten. Sie glaubt, dass ambulante Maßnahmen – inklusive einer begonnenen Psychotherapie – keine Fortschritte mehr erbringen können. Die Aufnahme erfolgt 4 Jahre nach dem Unfall. Die Schmerzproblematik besteht in der aktuellen Tragweite seit eineinhalb Jahren.

7.2.1 Rahmenbedingungen der Therapie

Die psychosomatische Fachklinik ist von der Hausärztin und Krankenkasse ausgewählt worden, da sie über eine eigenständige Schmerzstation mit einem spezialisierten verhaltensmedizinischen Behandlungsprogramm für chronische Schmerzpatienten verfügt (entwickelt in enger Anlehnung an das Schmerztherapiekonzept von Basler u. Kröner-Herwig 1995). Dieses sieht ein interdisziplinäres Vorgehen unter Berücksichtigung medizinischer, psychologischer und sozialer Faktoren vor. Die Behandlungen erfolgen durch ein Team, in dem Ärzte, Psychologen, Physiotherapeuten, Sport- und Bewegungstherapeuten, Sozialpädagogen, kotherapeutisch ausgebildetes Pflegepersonal sowie Gestaltungstherapeuten eng zusamenarbeiten. Für die Therapieplanung ist ein Bezugstherapeut (Arzt oder Psychologe) zuständig, der dem Patienten am Tag der Aufnahme zugewiesen wird.

Das Schmerzbehandlungsprogramm der Klinik Roseneck wird fortlaufend wissenschaftlich begleitet und evaluiert. In kontrollierten empirischen Studien konnte die generelle Wirksamkeit für die klinische Gruppe der chronischen Schmerzpatienten nachgewiesen werden (vgl. Geissner et al. 1996).

7.2.2 Erste Orientierung über die Problematik

Bei Aufnahme schildert Frau D. als primäres Problem einen seit etwa 6 Monaten bestehenden Dauerschmerz in der linken Hüfte, den sie auf einer Schmerzskala von 0–100 mit der Stärke 80 angibt. Alle Wege außer Haus müsse sie zudem an Krücken zurücklegen, da die Schmerzen nur eine minimale Belastung des Hüftgelenks zuließen. Zusätzlich bestehen Schmerzen im rechten Knie und am linken Ellenbogen. Während der letzten zwei Jahre habe sie außerdem häufig unter Kopfschmerzen gelitten, für die sie einen Zusammenhang mit emotionaler Aufregung sowie Verspannungsgefühlen im Hals- und Schulterbereich angibt. Die körperlichen Beschwerden haben zu einem zunehmenden Gebrauch von Schmerzmitteln geführt, aktuell nimmt Frau D. täglich 2–3 Tabletten Katadolon – ein zentral wirkendes Analgetikum – ein.

Die Auswirkungen auf ihre psychische Gesundheit beschreibt die Patientin mit deutlich gedrückter Grundstimmung, einem Gefühl von Hilflosigkeit und Ohnmacht angesichts der Schmerzsymptomatik sowie einer tiefen Verunsicherung bezüglich ihrer beruflichen und privaten Zukunft. Zuweilen sei auch ein Lebensüberdruss bis zu konkreten Suizidgedanken vorhanden gewesen. Zum Aufnahmezeitpunkt steht weiterhin eine berufliche Neuorientierung für die nähere Zukunft an.

7.2.3   Lebensgeschichtliche Entwicklung (Biographie)

Frau D., die aus einer größeren Stadt im westdeutschen Raum kommt, ist bei Therapiebeginn 24 Jahre alt. Sie wohnt schon seit längerem mit ihrem Freund in einer eigenen Stadtwohnung. Geboren ist sie in Rumänien als Kind eines Schneiders und einer Näherin. Zur Familie gehört außerdem eine Zwillingsschwester und eine weitere, sechs Jahre jüngere Schwester. Den größten Teil ihrer Kindheit hat Frau D. in Rumänien verbracht, bevor die Familie später in den westdeutschen Raum übergesiedelt ist. In ihrem Geburtsort haben die Eltern selbstständig eine Schneiderei geführt. Schwangerschafts- oder Geburtskomplikationen sind nicht bekannt, ebensowenig Auffälligkeiten in der frühkindlichen Entwicklung. Frau D. gibt jedoch an, in der Kindheit an diversen Hautkrankheiten und Allergien gelitten zu haben. Im Familienleben habe sie viel Freizeit opfern müssen, um den Eltern im Geschäft zu helfen. Das Verhältnis der Eltern untereinander sei lange Zeit problematisch gewesen. Auch in den letzten Jahren habe es in ihrer Familie noch häufig Spannungen gegeben. So habe sie vor zwei Jahren einen heftigen Streit mit ihrem Vater gehabt und danach ein halbes Jahr kein Wort mehr mit ihm gewechselt. Beim Aufnahmegespräch bezeichnet Frau D. dies als „zweitschlimmstes Ereignis in meinem Leben" (nach dem Unfall). Ihr jetziger Freund habe nicht die Zustimmung der Eltern gefunden. Auch sie selbst erlebe sich ihm gegenüber in letzter Zeit zunehmend unsicher (vgl. Symptomatik).

Frau D. berichtet ferner, in ihrer Kindheit unter Lernschwierigkeiten in der Schule gelitten zu haben. Dies habe sich aber nach dem Umzug nach Deutschland grundlegend geändert und ihre Schulleistungen seien später recht gut geworden. Daher habe sie mit Freude die Ausbildung zur Bürokauffrau begonnen, jedoch sei diese Perspektive durch den Unfall jäh beendet worden.

7.3   Problemanalyse

Die folgenden Informationen zur Symptomatik und Bedingungsanalyse sind in den ersten beiden Wochen der stationären Behandlung im Rahmen ausführlicher Anamnese- und diagnostischer Gespräche erhoben worden. Die Patientin gibt sehr bereitwillig Auskunft und es erscheint für sie wichtig, die einzelnen Problembereiche detaillierter zu besprechen und „zu ordnen".

7.3.1   Symptomatik

Frau D. schilderte, dass sie vor dem Unfall nie unter nennenswerten Schmerzen gelitten habe, erst durch dieses einschneidende Ereignis habe der Schmerz eine zentrale Stelle in ihrem Leben eingenommen. Die erlittenen Unfallverletzungen lassen sich in folgenden Diagnosen zusammenfassen: Polytrauma mit gedecktem Schädel-Hirn-Trauma II. Grades und Hirnödem; erstgradig offene Ellenbogenfraktur links; offener Quadrizepssehnenabriss rechts; Frontzahntrauma mit Verlust des ersten Schneidezahnes links oben; Durchgangssyndrom mit Unruhe- und Verwirrtheitszuständen. Aus den vorliegenden medizinischen Befundberichten geht hervor, dass sich der überwiegende Teil der posttraumatischen Schmerzsymptomatik im Verlauf der neurologischen Rehabilitationsbehandlung zunächst recht gut zurückgebildet hat. Es sind zunächst nur noch belastungs- und überforderungsabhängige Schmerzen geblieben. Zu einer für die Patientin bedeutsamen Schmerzzunahme ist es jedoch durch eine sich progredient fortentwickelnde Pseudarthrose der linken Hüfte gekommen. Nach operativer Revision und erneuter zwischenzeitlicher Besserung sind bei körperlicher Belastung vor etwa anderthalb Jahren erneut starke Schmerzen in der linken Hüfte aufgetreten. Diese Schmerzen bestehen seit nunmehr einem halben Jahr in ununterbrochener Form. Im Verlauf der letzten zwei Jahre haben sich zusätzlich die zunehmend häufiger werdenden Kopfschmerzen entwickelt, die nach den Angaben von Frau D. deutlich mit Aufregung und Verspannungsgefühlen im Hals- und Schulterbereich zusammenhängen.

Die Patientin hat sich im Rahmen der vielfältigen Vorbehandlungen intensiv mit den medizinischen Aspekten ihrer Erkrankung und den Entstehungsbedingungen auseinandergesetzt, um die Ursachen und Behandlungsmöglichkeiten einordnen zu können. Die Schmerzen im Hüft-, Knie- und Ellenbogenbereich führt sie auf die Folgen des Autounfalles zurück, während sie die Kopfschmerzen mit psychischen Belastungen in Verbindung bringt. Obwohl sie gegen Ende der neurologischen Rehabilitationsbehandlung völlig ohne Schmerzmittel ausgekommen ist, hat sich in der Folgezeit ein zunehmender Schmerzmittelkonsum entwickelt. Bei der jetzigen Aufnahme nimmt Frau D. täglich Katadolon ein. Sie gibt jedoch an, dieses Schmerzmittel führe immer nur kurzfristig zu einer Besserung und lindere nicht mehr nennenswert das Schmerzleiden insgesamt.

Ein weiteres Feld stellen die psychischen und sozialen Auswirkungen der Schmerzen dar. Frau D. gibt an, sich immer hilfloser im Umgang mit ihren Schmerzen zu fühlen und unter vielfältigen Einschränkungen im Alltag zu leiden. So könne sie viele Arbeiten im Haushalt nicht mehr machen. Sie erhalte zwar Hilfe von ihrem Freund, merke aber, dass diesem die Hausarbeiten „langsam auf die Nerven gehen". Er fühle sich dadurch nicht mehr „als Mann". Sie selbst empfindet ihn als „hochnäsig", er bleibe nicht auf dem „Niveau, wo er in Wirklichkeit hingehört". Sie habe ihm hohe Geldbeträge geliehen, die sie von ihrer Unfallversicherung erhalten habe. Doch mittlerweile sei sie sich unsicher, ob ihr Freund sie wirklich liebe oder nur noch wegen des Geldes mit ihr zusammen sei. Auch im sexuellen Kontakt gebe es Schwierigkeiten, sie habe noch nie einen Höhepunkt gehabt und beim Geschlechtsverkehr mit dem Freund seien die Schmerzen mitunter besonders schlimm.

In ihren übrigen sozialen Kontakten habe es ebenso schwerwiegende negative Veränderungen gegeben. Sie habe sich mehr und mehr zurückgezogen, leide unter täglicher Niedergeschlagenheit, Schuldgefühlen, Schlafstörungen und fühle sich manchmal auch sehr wertlos. Dies hänge nicht zuletzt mit ihrer unbefriedigenden beruflichen Situation zusammen, da sie sich unsicher sei, inwieweit sie eine Fortführung ihrer Ausbildung zur Bürokauffrau angesichts der chronischen Schmerzproblematik noch schaffen würde. Denn nach Wiederaufnahme der Ausbildung habe sich schnell gezeigt, dass sie sich kaum etwas merken könne und unter starken Konzentrationsstörungen leide. Dadurch sei sie vom Arbeitgeber und den anderen Mitarbeitern unter Druck gesetzt worden, „was mich total irritiert und depressiv gemacht hat". An solchen Tagen sei sie auch im persönlichen Kontakt kaum noch auszuhalten und lasse ihre Frustrationen an Freunden oder ihrem Lebenspartner aus. Überhaupt habe sie zunehmend das Gefühl, mit anderen Menschen nicht mehr „klarzukommen".

7.3.2   Vorausgehende/nachfolgende Bedingungen

Die Schmerzsymptomatik und die vielfältigen Folgeprobleme sind bei Frau D. eng an das Unfallereignis gebunden. Es bestehen keine Hinweise, dass der Unfall selbst oder die Form des späteren Schmerzerlebens unmittelbar mit biologischen oder psychologischen Faktoren aus der Zeit vor dem Unfall zusammenhängen könnten. Auch zwischen den geschilderten Problemen in der Lebensgeschichte und der Art der Schmerzbewältigung nach dem Unfall können zunächst keine direkten Verbindungen gesehen werden. Es muss auch betont werden, dass bei Frau D. trotz der schwierigen Situation im Elternhaus und der schulischen Schwierigkeiten keine früheren Zeichen einer psychischen oder psychosomatischen Störung identifiziert werden können.

Die unfallbedingten Schmerzen sowie etliche sich aus den Diagnosen ergebende körperliche Handikaps haben jedoch im weiteren Krankheitsverlauf verschiedene Verhaltensänderungen nach sich gezogen. Hierbei sind zunächst eine eingeschränkte körperliche Aktivität und ein sozialer Rückzug zu nennen. Die kognitive Bewertung dieser Verhaltensänderungen führt über Gedanken wie „ich bin ein körperlicher Krüppel" oder „ich kann meinen Alltag nicht mehr bewältigen" zu Änderungen in der emotionalen Ebene. Aufkommende Gefühle von Abhängigkeit, Resignation und Hilflosigkeit verstärken wiederum das Rückzugsverhalten.

7.3.3   Kompetenzen/Ressourcen

Frau D. wirkt von Beginn der Therapie aufgeschlossen für das Behandlungsangebot und differenziert in ihrer Selbstwahrnehmung und in der Auseinandersetzung mit ihrer derzeitigen Lebenssituation. Sie kann rasch unterscheiden zwischen den direkten körperlichen Unfallfolgen (z. B. posttraumatische Koxarthrose) und den Sekundärfolgen der chronischen Schmerzsymptomatik (z. B. zunehmende Depressivität, soziale Einschränkungen). Auf persönliche Kompetenzen wie Engagement und Durchhaltevermögen im bisherigen Krankheitsverlauf weisen die vielen bisherigen Selbstbehandlungsversuche hin, die nur zum Teil Besserung gebracht haben.

7.3.4   Motivation

Bei der Patientin besteht bereits bei Therapiebeginn eine hohe Bereitschaft, sich an einer Behandlung mit psychotherapeutischem Schwerpunkt aktiv zu beteiligen. Nach den vielen Vorbehandlungen, den sich progredient entwickelnden Schmerzen und den zunehmenden psychosozialen Problemen erhofft sie sich Hilfe und Perspektiven für die Bewältigung ihrer Lebenssituation.

7.3.5   Selbstkontrolle

Ein erhebliches Maß an Selbstkontrollfertigkeiten wird bereits durch die oben geschilderten Selbstbehandlungsversuche sowie durch das Bemühen um eine gute Compliance mit den bisherigen Behandlern deutlich. Auch der weitere Therapieverlauf zeigt, dass Frau D. bereit und fähig ist, sich mit ihrer körperlichen und psychischen Problematik auseinanderzusetzen und Konsequenzen daraus auch konkret umzusetzen.

7.3.6 System- und Beziehungsanalyse

Die wichtigsten Bezugspersonen von Frau D. stellen der Partner und die Eltern dar. Durch das soziale Rückzugsverhalten ist es in den letzten Jahren zu einer gewissen Isolation gekommen und die Patientin gibt an, kaum noch Freunde oder Bekannte zu haben. Die derzeitigen Problemfelder im partnerschaftlichen und familiären Bereich sind bereits dargestellt worden. Es fällt auf, dass Frau D. von ihrer Familie wenig krankheitsbedingte Zuwendung und Unterstützung erhält. Der Partner nimmt ihr zwar viele Arbeiten im Haushalt ab, Frau D. empfindet dies aber als schwer akzeptierbares Zeichen ihrer körperlichen Behinderungen und würde sehr gerne wieder mehr Tätigkeiten selbst übernehmen. Die Hilfestellung des Partners kann sie vermutlich auch deswegen nur schwer annehmen, da sie ihn mit großen Geldbeträgen (aus den Zahlungen der Unfallversicherung) unterstützt und daher das unterschwellige Gefühl einer „gekauften Hilfeleistung" entwickelt hat.

7.3.7 Problemgenese

Sowohl medizinische als auch psychologische Faktoren sind erheblich an der komplexen Schmerzproblematik von Frau D. beteiligt. Den vielfältigen Schmerzen liegt mit dem Unfallereignis und den multiplen Frakturen eine organische Ursache zugrunde. Die Brüche sind operativ behandelt worden (vernagelt, geschraubt und mit Metallplatten korrigiert), was wiederum Nachoperationen (Metallentfernung) erforderlich gemacht hat. Auch die Pseudarthrose im Bereich des linken Hüftgelenks und die Beschwerden im rechten Kniebereich können als direkte Unfallfolgen angesehen werden.

Wie im Abschnitt über vorausgehende/nachfolgende Bedingungen schon kurz skizziert, setzt jedoch mit den organisch verursachten Schmerzen ein Circulus vitiosus ein, der über Änderungen im Verhalten, einer durch Katastrophengedanken geprägten kognitiven Wahrnehmung und einem Abgleiten in Gefühle der Depression zu einer weiteren Verstärkung der Schmerzproblematik führt.

Hierbei wird deutlich, dass aus der Schmerzproblematik heraus neue Problembereiche entstehen, die ihrerseits wiederum zu einer Verschärfung der Schmerzstörung führen.

Als abgrenzbare Problembereiche können schließlich folgende Punkte identifiziert werden, die jedoch in der oben beschriebenen Weise voneinander abhängen:

- körperliche Inaktivität,
- Mißbrauch von starken Analgetika,
- sozialer Rückzug,
- verstärktes Auftreten von Katastrophengedanken,
- Unsicherheit in der Partnerbeziehung,
- Auseinandersetzungen mit dem Elternhaus,
- ungewisse berufliche Perspektive.

Zusammenfassend wird deutlich, dass die unfallbedingten Einschränkungen über das skizzierte Bedingungsmodell zu einer generellen Überforderung in der Neuordnung der Lebensverhältnisse der Patientin geführt haben. Hierbei sind die wichtigsten Bereiche wie individuelle körperliches und seelisches Wohlbefinden, Beruf, Partnerschaft, Freundeskreis und Familie betroffen.

7.3.8   Funktionales Bedingungsmodell

Aufgrund der skizzierten Problemgenese kann von dem in Abb. 7.**1** dargestellten Bedingungsmodell ausgegangen werden, das die bisherigen Ausführungen zur Verhaltens- und Problemanalyse zusammenfasst.

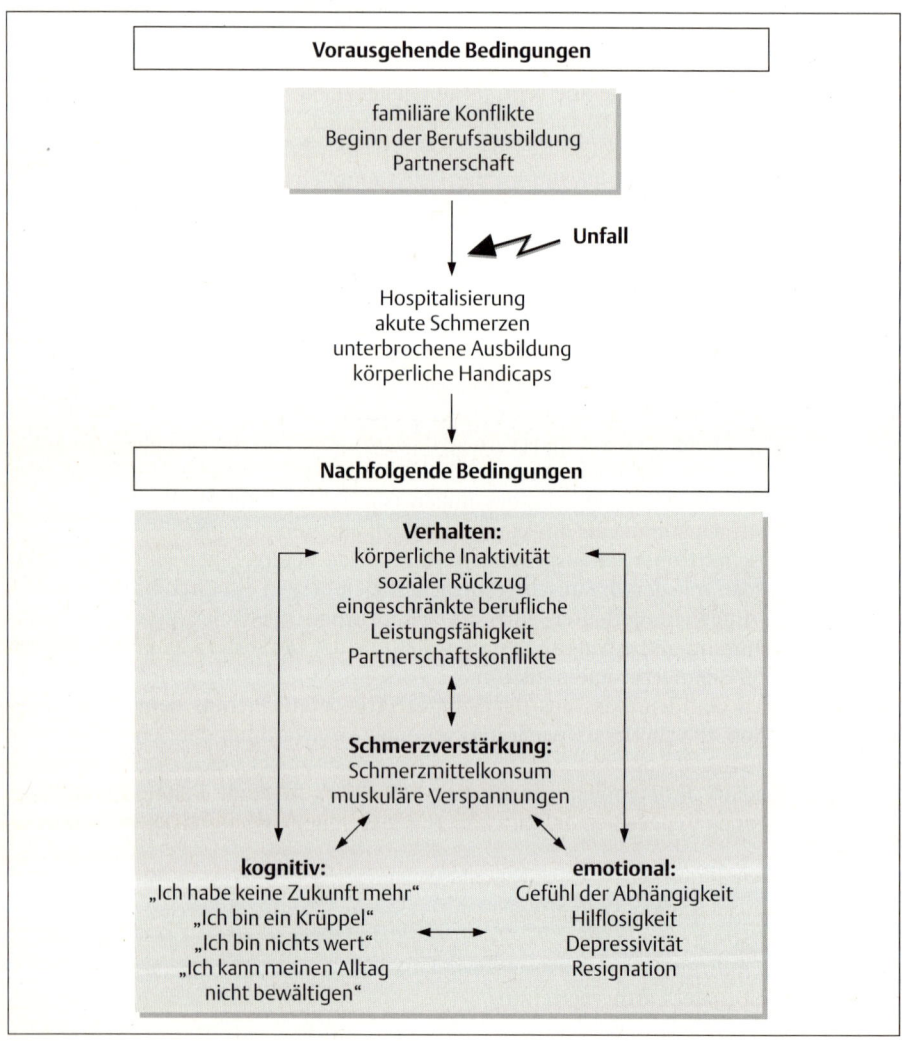

Abb. 7.**1**   Funktionales Bedingungsmodell.

7.4   Befund

7.4.1   Diagnosen

1. Chronische Schmerzstörung bei Zustand nach schwerem Polytrauma und körperlichen Folgeschäden (DSM-IV: 307.89).
2. Major Depression (DSM-IV: 296.32).
3. Schmerzmittelabhängigkeit (DSM-IV: 304.90).

7.4.2   Psychischer Befund

Bei Aufnahme wirkt Frau D. erwartungsvoll, therapiemotiviert und kooperativ. Sie zeigt sich im Kontakt und gegenüber dem Behandlungsangebot aufgeschlossen. Im Sozialverhalten wirkt sie spontan und „natürlich". Sie ist bewusstseinsklar und allseits orientiert. Dauerfolgen des posttraumatisch aufgetretenen Verwirrtheitszustandes sind nicht mehr erkennbar. Sie berichtet aber über häufige Konzentrationsstörungen. Inhaltlich herrscht ein negativer Denkstil vor. So beklagt sie, aufgrund ihrer Behinderung als Krüppel wert- und nutzlos zu sein, im partnerschaftlichen und beruflichen Bereich zu versagen und sich den Anforderungen des Lebens nicht mehr gewachsen zu fühlen. Sie könne sich ein Leben mit den Schmerzen und Behinderungen kaum vorstellen. Im Affekt ist die Patientin deutlich gedrückt, sie reagiert jedoch emotional adaptiv im interpersonellen Kontakt. Ihr Antrieb ist vermindert. Schlafstörungen bestehen in Zusammenhang mit den Schmerzbeschwerden. Sie hat ihr Essverhalten reduziert infolge der ärztlichen Warnung vor Gewichtszunahme. Im Bericht über ihre Schmerzen wirkt sie adäquat, es besteht keine übertriebene Klagsamkeit und kein offenes Schmerzverhalten (die Schmerzen beim Gehen und bei den Hüftbewegungen werden nicht durch nonverbales Verhalten betont). Hinweise für Halluzinationen oder Wahnideen liegen nicht vor. Akute Suizidalität wird glaubhaft verneint. Sie berichtet jedoch, Suizidgedanken direkt in der Zeit nach dem Unfall und erneut vor vier Wochen gehabt zu haben.

7.4.3   Testbefund

Die Ergebnisse der schmerzbezogenen Testdiagnostik sind in Tab. 7.**1** zusammengefasst. Auffällig erhöht waren sämtliche Werte der Schmerzempfindungsskala (SES; Geissner 1996), des Fragebogens zur Erfassung der Schmerzverarbeitung (FESV; Geissner 1992) und des Pain Disability Index (PDI; Dillmann et al. 1994).

Die Unterskalen des PDI erbrachten folgende Werte (Werte zwischen 0 = keine Behinderung und 10 = maximale Behinderung): familiäre/häusliche Verpflichtungen (7), Erholung (7), soziale Aktivitäten (8), Beruf (7), Sexualleben (8), Selbstversorgung (3), lebensnotwendige Tätigkeiten (2).

Tabelle 7.**1**   Testpsychologische Befunde

Testskala	Aufnahmewert	Entlassungswert
SES: affektiv	38	34
SES: sensorisch	27	28
FESV: Hilflosigkeit und Depression	27	15
FESV: Angst	23	24
FESV: Ärger	30	27
FESV: Handlungsplanungsfertigkeiten	9	10
FESV: kognitive Umstrukturierung	5	11
FESV: Kompetenzerleben	7	8
FESV: mentale Ablenkung	5	9
FESV: Ruhe- und Entspannungstechniken	4	8
FESV: gegensteuernde Aktivitäten	7	7
PDI: Gesamtbehinderung	44	39

7.4.4   Somatischer Befund

Die 24-jährige Patientin befindet sich in einem leicht reduzierten Allgemein- und Ernährungszustand (56 kg, 171 cm). Der Blutdruck (90/60 mmHg), liegt im niedrigen Normbereich, die Herzfrequenz (80/min) ist normal. Die internistische Untersuchung der Patientin ergibt altersentsprechende Befunde bei der Untersuchung von Kopf-, Hals-, Thorax- und Abdominalorganen, peripheren Pulsen und Lymphknotenstatus. Reizlose Narben bei Zustand nach Polytrauma und Folgeoperationen bestehen am linken Ellenbogen 40 cm nach distal (Richtung Hand), am Kinn, auf der Seite des linken (40 cm) und rechten (20 cm) Oberschenkels und am rechten Knie (10 cm). Im Ellenbogengelenk links ist eine Beugung von maximal 100° möglich, ebenfalls eingeschränkt ist die Rotation. Im Bereich der linken Hüfte besteht eine schmerzhaft eingeschränkte Adduktion und Rotation, die Abduktion ist frei, die Beugebeweglichkeit liegt bei 90°, die Streckung ist normal. Radiologisch stellen sich bei einer etwa ein Jahr alten Beckenübersichtsaufnahme eine schwere Koxarthrose links sowie Verknöcherungen um beide Hüftgelenke dar. Die Beweglichkeit im rechten Hüftgelenk ist bis auf eine leichte Einschränkung der Streckung unbehindert. Im rechten Knie besteht eine leichte Einschränkung der Beugebeweglichkeit, die Überstreckung ist nicht möglich; eine gewisse Gelenkinstabilität (Schubladenphänomen) besteht durch eine Schädigung des vorderen Kreuzbandes. Schmerzen bestehen bei Druck im Bereich der linken Leistenbeuge sowie bei Belastung im linken Hüftgelenk. Zur Entlastung benützt Frau D. daher für längere Gehstrecken Unterarmgehstützen. Schnelleres Gehen ist durch den Quadrizepssehnenabriss rechts nicht möglich. Einschränkungen der Sensibilität bestehen im Bereich des linken Knies sowie auf dem rechten Fußrücken. Die Muskeleigenreflexe sind im Bereich der oberen Extremitäten seitengleich mittellebhaft auslösbar, in den unteren Extremitäten jedoch nicht zu erhalten. Die übrigen neurologischen Befunde zur Motorik, Sensibilität und Koordination sind unauffällig.

7.5   Ziele

Bereits in den ersten zwei Wochen nach Aufnahme, während und nach den ausführlichen diagnostischen Gesprächen, gelingt es Frau D. recht gut, konkrete Behandlungsziele zu benennen. Sie gibt insbesondere folgende Punkte an: mit den Schmerzen besser umzugehen zu lernen, trotz der Behinderungen ein positives Selbstwertgefühl aufzubauen, an einer Verbesserung ihrer Stimmung zu arbeiten, wieder vermehrt soziale Kontakte anzustreben, sich mit der als unbefriedigend erlebten Partnerschaft mit ihrem Freund auseinanderzusetzen und nach beruflichen Perspektiven zu suchen.

Sehr ähnlich sind auch die Erwartungen vonseiten des therapeutischen Teams. Frau D. soll angeleitet und unterstützt werden, ihre aktuelle Lebenssituation unter Berücksichtigung der Unfallfolgen, der Schmerzsymptomatik und der vorliegenden körperlichen Behinderungen zu überdenken, um hieraus konstruktive Zukunftsperspektiven zu erarbeiten. Als besonders wichtig wird die Akzeptanz der Schmerzen und körperlichen Behinderungen angesehen. Bei einer Verbesserung der Schmerzverarbeitung und -bewältigung wäre zu erwarten, dass die Patientin auch die anstehenden Probleme im partnerschaftlichen und familiären Bereich selbstsicherer und unter Berücksichtigung der eigenen Bedürfnisse zu lösen in der Lage sein wird. Durch eine Klärung der beruflichen Möglichkeiten soll der passiven und zum Teil sehr resignativen Grundhaltung von Frau D. entgegengearbeitet werden.

Aus medizinischer Sicht ist mit einer Besserung der Hüftgelenkssymptomatik nicht zu rechnen. Realistischerweise muss sogar ein Fortschreiten des arthrotischen Prozesses erwartet werden. Die Patientin wird sich eines Tages sehr wahrscheinlich ein künstliches Hüftteil einsetzen lassen müssen. Da die Lebensdauer von künstlichen Hüftteilen jedoch begrenzt ist (zur Zeit 10–15 Jahre), jedoch verbesserte Methoden und Materialien in der Zukunft zu erwarten sind, sollte das Einsetzen von künstlichen Hüftteilen möglichst lange hinausgeschoben werden. Auch von daher erscheint der Aufbau einer guten psychologischen Schmerzbewältigung von großer Bedeutung.

Bei der Besprechung der Ziele kann Frau D. schließlich auch die von ihrem Bezugstherapeuten vorgeschlagene Reduktion bzw. das komplette Absetzen der Schmerzmittel akzeptieren, nachdem dieser ihr in verständlicher Form die körperlichen und psychischen Risiken eines langjährigen Schmerzmittelkonsums erläuterte. Da sämtliche genannten Ziele von Patientin und Behandlungsteam als realistisch und gleichermaßen wichtig eingeschätzt werden, kann darauf verzichtet werden, eine explizite Zielhierarchie aufzustellen.

7.6   Therapieplan

Schmerzspezifische Interventionen sind indiziert, um einerseits auslösende und verstärkende Bedingungen der Schmerzen zu identifizieren und zu beeinflussen (wie dargelegt, sind in der Genese der Schmerzsymptomatik sowohl medizinische als auch psychische Faktoren zu erkennen) und andererseits den multiplen negativen Unfallfolgen entgegenzuarbeiten. Dies erfordert eine differenziertere Selbstbeobachtung der Patientin, sodass geplant wird, ein tägliches Schmerztagebuch führen zu lassen. Darin sind auf visuellen Analogskalen die Schmerzstärke, die Schmerzunannehmlichkeit, Beeinträchtigungen aufgrund der Schmerzsymptomatik, die Stimmung, die eigenen Einflussmöglichkeiten auf die Schmerzen (Kontrollempfindung) sowie die subjektiv empfundenen täglichen Belastungen (Stress) einzutragen. Das Schmerztagebuch soll in der Therapie als Hilfsmittel für die Patientin dienen, um schmerzverstärkende und -verringernde innere und äußere Faktoren zu erkennen sowie die eigenen Reaktionen (gedanklich, emotional, auf der Verhaltensebene) genauer zu beschreiben. Im Besonderen soll überprüft werden, inwieweit es der Patientin gelingen kann, durch die gezielten Verhaltensänderungen (z. B. Anwendung von Ablenkungsstrategien, Entspannungsübungen) ihr Schmerzerleben günstig zu beeinflussen. Weitere Interventionen sollen abzielen auf eine adäquate körperliche Aktivierung (unter Beachtung der durch die Hüftgelenksarthrose und Knieinstabilität vorgegebenen körperlichen Grenzen) und auf die Reduktion der Analgetika (unter gleichzeitigem Aufbau der Fähigkeit zur psychologischen Schmerzkontrolle).

Als bedeutsam werden auch schmerzübergreifende Therapiekomponenten angesehen. Aufgrund der ausgeprägten depressiven Symptomatik erscheint es erforderlich, einige Behandlungselemente mit der Zielsetzung antidepressiven Verhaltens und Denkens zu integrieren (z. B. nach Hautzinger et al. 1992). Hierzu soll der Aufbau positiver Aktivitäten, die Aufnahme und Verbesserung sozialer Kontakte, die Auseinandersetzung und Überprüfung von negativen und selbstbeschuldigenden Kognitionen sowie die sukzessive Verbesserung der Konzentrationsfähigkeit gehören. Im Hinblick auf die erheblichen Konflikte in der Partnerschaft und im Elternhaus erscheint es notwendig, mit der Patientin Übungen zur Verbesserung von selbstsicherem und kompetentem Sozialverhalten durchzuführen und nach Problemlösungsmöglichkeiten zu suchen (s. Pfingsten u. Hinsch 1997). Als entscheidend wird auch die weitere Klärung der beruflichen Perspektive angesehen. Es soll mit der Patientin daran gearbeitet werden, die Leistungsfähigkeit zu steigern, das Vertrauen in die eigenen körperlichen und geistigen Fähigkeiten wiederzugewinnen und aktiv zu überprüfen, inwieweit eine Wiederaufnahme der Ausbildung zur Bürokauffrau möglich wäre (oder ob andere Berufsfelder für eine künftige Tätigkeit infrage kämen).

7.7   Therapieverlauf und Behandlungsergebnis

Die stationäre Behandlung erfolgt über insgesamt zwölf Wochen. Wie bereits erwähnt, sieht das Therapieprogramm der Klinik die gemeinsame Behandlung durch ein multiprofessionelles Team vor. Frau D. nimmt an folgenden Therapien teil (in Klammern die Zahl der Therapiestunden): Schmerzbewältigungstherapie (18), Schmerzinformationsgruppe (8), allgemeine Gruppentherapie (44), psychologische Einzeltherapie (11), Erlernen der progressiven Muskelentspannung nach Jacobson (10), Biofeedbacktherapie (10), Gruppentherapie Sozialer Kompetenz (32), Schmerztagebuchgruppe (2), Gestaltungstherapie mit kreativem Malen und Arbeit mit Ton (20), Hockergymnastik (13), Bewegungsbad (6), bewegungstherapeutische Körpererfahrung (18), Massagen (6), Fango (6), sozialpädagogische Beratung (2) sowie entspannende Bäder (4).

Zentrales Element der Behandlung ist zunächst die Schmerzbewältigungstherapie, die in Form einer geschlossenen Gruppe stattfindet. Die Patientin erlernt hier die systematische Verhaltensanalyse zum Aufdecken von auslösenden, verstärkenden und aufrechterhaltenden Faktoren ihrer Schmerzsymptomatik. Als Beobachtungsgrundlage dient das Schmerztagebuch, das sie über die gesamte Dauer der stationären Behandlung hinweg sorgfältig führt. Es gelingt ihr, einige schmerzverstärkende Auslöser wie z. B. körperliche Überforderung, katastrophisierendes Denken bezüglich der beruflichen Zukunft und Konzentration auf schmerzhafte Körperpartien zu identifizieren. Dies hat konkrete Verhaltensänderungen zur Folge. Hierzu gehören u. a.

- Veränderungen der körperlichen Aktivität (z. B. regelmäßige tägliche Spaziergänge, die jedoch so geplant werden, dass es nicht zu übermäßiger Anstrengung mit der Folge einer Schmerzverstärkung kommen kann),
- Analyse und Veränderung problematischer Kognitionen (z. B. „Ich bin nichts wert" wird ersetzt durch „Der Wert eines Menschen bemisst sich nicht durch seine körperliche Unversehrtheit"),
- gezielter Einsatz von Ablenkungsstrategien (z. B. aktives Aufsuchen sozialer Kontakte anstatt Rückzug in das eigene Zimmer und Grübeln über die Schmerzproblematik).

In der Schmerzgruppe werden – entsprechend des standardisierten Gruppenkonzepts – unterstützende Wahrnehmungs- und Genussübungen durchgeführt sowie mögliche neue Bewältigungsstrategien gesammelt. Frau D. setzt sich mit anderen Schmerzpatienten über ihre Schmerzerfahrungen und bisherige Bewältigungsversuche auseinander. Dabei gelingt es ihr zunehmend, ihre resignativen Grundannahmen (z. B. „Aufgrund meiner Behinderungen ist mein Leben verpfuscht") in Frage zu stellen und nach konstruktiven Möglichkeiten zu suchen (z. B. „Was fehlt mir im Leben und wie könnte ich es erreichen?"). Begleitend dazu erhält sie in den Informationsgruppen einen Überblick über psychologische Schmerztheorien und Behandlungsansätze (z. B. Gate-Control-Theorie, Verbindung zwischen Stress, Verspannung und Schmerz, Risiken von Analgetika), was das Verständnis der eigenen Schmerzerkrankung erheblich verbessert und zum Aufbau einer aktiven, eigenverantwortlichen Haltung in der Therapie beiträgt.

Im weiteren Verlauf erweisen sich die unzureichenden Entspannungsfertigkeiten von Frau D. als problematisch. Aus den Tagebucheintragungen wird deutlich, dass längere muskuläre Anspannungen offenbar immer wieder zu heftigen „Schmerzkrisen" führen. In den Entspannungskursen macht die Patientin zwar erste Fortschritte beim Erlernen der progressiven Muskelentspannung, es fällt ihr jedoch schwer, die Übungen systematisch auf den Tagesverlauf zu übertragen und eine längere Grundentspannung zu erreichen. Daher werden mehrere Biofeedbacksitzungen zur Vertiefung der Entspannungsfähigkeit durchgeführt, bei denen es sich zeigt, dass Frau D. nur schwer „gedanklich abschalten" und innerlich zur Ruhe kommen kann (angezeigt u. a. durch überdurchschnittliche Anspannungswerte im Nackenbereich). Die elektrodermale Aktivität als allgemeiner Indikator vegetativer Aktivität steigt während einiger Sitzungen sogar an. Durch eine langsame Heranführung an Entspannungsmechanismen (z. B. über imaginative Bilder, Besprechung der Informationsverarbeitung, der Sinneskanäle, der Bedeutung muskulärer Anspannung) gelingt es ihr, die Muskelanspannungswerte und die elektrodermale Aktivität zu senken. Auch die Erholung nach vom Therapeuten in die Biofeedbackprozedur eingeführten „experimentellen" Stressreizen ist schließlich besser als zu Beginn der Behandlung. Es erfolgt auch eine biofeedbackunterstützte Korrektur von Fehlhaltungen und das Ausprobieren mehrerer Haltungsalternativen, um zu erreichen, dass möglichst wenig einseitige Belastungen auf Hüfte und Rücken wirken.

Insgesamt kann Frau D. bei allen schmerzspezifischen Therapieangeboten gut mitarbeiten und Erfolge erzielen. Es gelingt ihr, die Schmerzmittel sukzessive zu reduzieren und sie in der 9. Woche nach Aufnahme völlig abzusetzen. Vor dem Hintergrund der ausgeprägten depressiven Symptomatik und auch wegen des möglichen schmerzdistanzierenden Effekts stellen wir sie stattdessen auf ein trizyklisches Antidepressivum ein (Saroten 100 mg/Tag). Wie aus dem Schmerztagebuch von Frau D. hervorgeht, kommt es nach einigen Wochen zu einem deutlichen Rückgang der Schmerzunannehmlichkeit von anfangs 40–60 auf 20–30 Skalenpunktwerte bei Therapieende (vgl. Abb. 7.**2**). Kopfschmerzen treten bei Therapieende nur noch sehr selten auf. Die Patientin führt die

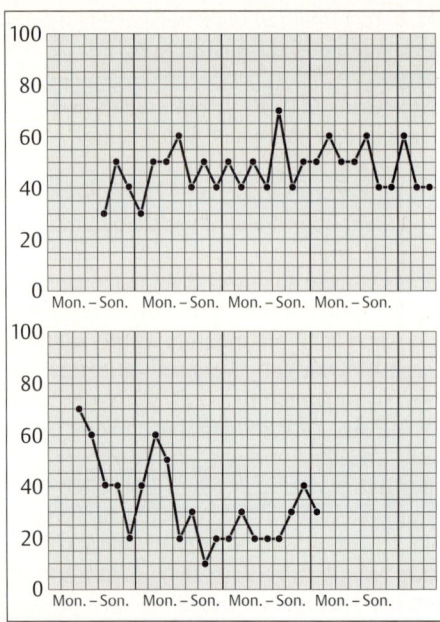

Abb. 7.**2** Tagebucheintragungen zur subjektiven Schmerzunannehmlichkeit: Oben die Eintragungen der Patientin in den ersten Therapiewochen, unten während der letzten Tage der stationären Behandlung (hohe Werte = hohe Unannehmlichkeit).

Besserung der subjektiven Schmerzbelastung hauptsächlich auf die erlernten Ablenkungsstrategien, die verbesserte muskuläre Entspannung und die neugewonnenen persönlichen Perspektiven zurück.

Bei den schmerzunspezifischen Behandlungsangeboten macht Frau D. ebenfalls gute Fortschritte. Im Mittelpunkt stehen hier zunächst das soziale Kontaktverhalten und die unbefriedigende Partnerschaft. In den Gruppen- und Einzeltherapien zeigt es sich, dass sie eine „absolute Sicherheit" erwartet, von ihrem Freund geliebt zu werden. Andererseits erlebt sie sich als zwischen Freund und Eltern stehend. Sie erkennt, dass sie ihrem Freund gegenüber eine passive Haltung im Sinne eines „Anhängsels" einnimmt und nur schwer eigene Bedürfnisse und Wünsche äußern kann. Das gleiche Muster besteht auch in der Beziehung zu den Eltern. Frau D. kann im Therapieverlauf rekonstruieren, dass dies in der bisherigen Lebensgeschichte mit der Dominanz des Vaters und dem geringen Verständnis in der Familie für persönliche Schwierigkeiten und Nöte zusammenhängt. Die Auseinandersetzung mit ihrer Vorgeschichte und aktuellen Lebenssituation wird auch durch die kreativen Arbeiten in der Gestaltungstherapie gefördert, wo sie sich z. B. mit selbstgemalten Bildern auseinandersetzt, in denen sie versucht hat, ihre sozialen Kontakte und deren persönliche Bedeutung darzustellen. Frau D. entschließt sich schließlich, ihrem Freund einen Brief zu schreiben, ihm darin ihre Gefühle und Konflikte mitzuteilen und konstruktive Vorschläge für eine Verbesserung der Beziehung zu machen. Der Freund nimmt nach anfänglicher Verwunderung dieses Gesprächsangebot auf und es entwickelt sich – zunächst brieflich und über Telefongespräche – eine zunehmend offenere Auseinandersetzung über den Stand der Partnerschaft. Unterstützt wird dies durch die Gruppentherapie sozialer Kompetenzen. Hier übt Frau D. zum einen, persönliche Wünsche und Bedürfnisse auszudrücken, und zum anderen, dies auch als ihr Recht zu erleben und nicht mit Schuldgefühlen zu reagieren.

Begleitend dazu verbessert sie das Selbstbild über ihren eigenen Körper, nachdem sie sich lange Zeit als „Krüppel" und „unattraktiv für andere" erlebt hat. Erstmals seit dem Unfall kauft sie sich neue Kleidung und genießt es vermehrt, in den sozialen Kontakten mit Mitpatienten und Bekannten Anerkennung für ihre neuen Verhaltensweisen und das verbesserte äußere Erscheinungsbild zu bekommen. Das Selbstvertrauen in den eigenen Körper wird auch durch die diversen sport- und körpertherapeutischen Behandlungen gestärkt. Insbesondere lernt es die Patientin, ihren Körper mehr zu akzeptieren, andererseits aber auch auf die schmerzbedingten körperlichen Begrenzungen zu achten und diese zu respektieren. Dies trägt erheblich zu einer Besserung der depressiven Symptomatik bei. Die Patientin wirkt am Therapieende optimistischer, aufgeschlossener und bereiter, die noch anstehenden familiären und partnerschaftlichen Probleme aktiv anzugehen. Auch die Konzentrationsfähigkeit hat sich erheblich gebessert, sodass Frau D. nun erwägt, sich für den Innendienst bei der Polizei zu bewerben. Sie wünscht sich eine geregelte, mit sozialen Kontakten verbundene Bürotätigkeit in einem interessanten Aufgabengebiet und hat dies mit einem Mitarbeiter des Sozialdienstes der Klinik besprochen.

Als Behandlungsergebnis kann festgehalten werden, dass die Patientin mit verbesserten Schmerzbewältigungskompetenzen, wiedergewonnenem Selbstwertgefühl und in emotional stabilem Zustand entlassen werden kann. Sie vermag ihren Alltag wieder genussvoller zu gestalten und hat Pläne für die Neuordnung ihres Lebens. In Bezug auf die Schmerzen gibt sie an, sich nicht mehr so hilflos ausgeliefert zu fühlen („Ich kann es oftmals selbst beeinflussen, wie stark meine Schmerzen mich quälen") und die erlernten Ablenkungs- und Entspannungsstrategien gezielt zur Besserung ihres körperlichen und psychischen Wohlbefindens einsetzen zu können. Deutlich wird auch, dass die Besserung der Depression und der sozialen Kompetenzen positiv auf die Schmerzproblematik rückwirken. Frau D. sagt gegen Ende der Therapie: „Der Schmerz ist jetzt nur noch halb so schlimm, weil sich nicht mehr alles um ihn dreht. Ich habe jetzt wieder Pläne, die ich vielleicht so oder ähnlich auch hätte, wenn ich nicht unter Schmerzen leiden müsste." Zur weiteren Stabilisierung des Therapieerfolgs halten wir eine ambulante psychotherapeutischen Weiterbehandlung für erforderlich. Kontakte mit einem geeigneten Therapeuten in der Nähe des Wohnortes nimmt die Patientin bereits während der stationären Behandlung auf.

In den testpsychologischen Entlassungsbefunden zeigen sich Besserungen vor allem im affektiven Schmerzerleben, bei der schmerzbedingten Hilflosigkeit und Depression und im Bereich der Copingstrategien bei der kognitiven Umstrukturierung, der mentalen Ablenkung und den Ruhe- und Entspannungstechniken (s. Tab. 7.**1**).

Zwei Monate nach Behandlungsende schaut Frau D. in der Klinik vorbei, da sie sich in der Gegend befindet und ehemalige Mitpatienten besucht hat. Ein an diesem Tage anwesender Kollege der Schmerzstation führt ein kurzes Gespräch mit ihr. Der Gesprächsverlauf wird mit folgender Notiz in der Krankenakte festgehalten: „Depression ist völlig verschwunden. Von ihrem damaligen Freund hat sie sich getrennt und ist wieder bei den Eltern eingezogen. Die Patientin ist viel selbstbewusster geworden und kann ihre Wünsche und Bedürfnisse anmelden, sich abgrenzen, Nein sagen, Ärger ausdrücken. Beziehung zu den Eltern derzeit ‚ausgezeichnet'. Sie hat einen neuen Freund, ist total ‚verknallt' und will sich mit ihm gemeinsam in Holland eine neue Zukunft aufbauen. Körperbild ‚super'."

7.8   Therapeut-Patient-Beziehung

Frau D. entwickelt von Beginn an eine gute „Compliance" mit den unterschiedlichen Behandlern. Insbesondere zum Bezugstherapeuten kann sie eine vertrauensvolle und tragfähige Beziehung aufbauen.

7.9   Art und Verlauf der psychologisch-medizinischen Kooperation

Neben der Grundbehandlung durch ein multiprofessionelles Team wird Frau D. dem orthopädischen Konsiliararzt vorgestellt, der den aktuellen Fachbefund erhebt und mit der Patientin auch die längerfristige Prognose der Hüftgelenks- und Kniebeschwerden bespricht. Mit dem ärztlichen Therapeuten der Station wird weiterhin ein Plan zur Reduktion und schließlich Absetzung der Analgetika vereinbart. Mittels eines „Schmerz-cocktails" (stufenweise Reduktion der Analgetikadosis mit informiertem Einverständnis der Patientin, wobei dieses jedoch nicht genau weiß, wie schnell oder langsam die Dosis-reduzierung erfolgt) werden schließlich sämtliche Analgetika abgesetzt. Regelmäßige Treffen des gesamten Therapeutenteams ermöglichen es allen Behandlern, über den jeweils aktuellen Stand der Behandlung informiert zu bleiben.

7.10   Analyse und Bewertung

Die geschilderte Behandlung gestaltete sich ausgesprochen erfolgreich, was sich beson-ders eindrücklich durch die Rückmeldung der Patientin zwei Monate nach Entlassung zeigte. Schwierigkeiten ergaben sich in den ersten Wochen durch die erhebliche depres-sive Symptomatik, da die Patientin wiederholt in resignative und selbstabwertende Hal-tungen verfiel und nur schwer kleine therapeutische Fortschritte akzeptieren konnte. Insgesamt jedoch bestand auf ihrer Seite eine große Bereitschaft, aktiv an dem Angebot der psychologischen Schmerztherapie mitzuarbeiten und sich mit ihrer Lebenssituation auseinanderzusetzen. Die Patientin war differenziert, konnte eigene Verhaltens- und Denkgewohnheiten reflektieren und sich an Hausaufgaben und therapeutische Abma-chungen gut halten. Die Erfolgsbeurteilung vonseiten des Teams war zum Entlassungs-zeitpunkt deutlich besser als die Selbsteinschätzungen der Patientin (die sich in den Fra-gebogenergebnissen zeigten). Die Rückmeldung zwei Monate später zeigte, dass Frau D. nach der Entlassung die hier erlernten Strategien und Problemlösefertigkeiten erfolg-reich einsetzen konnte und dass es ihr gelang, einige wichtige Lebensbereiche positiv zu verändern.

8 Chronische Polyarthritis: Therapieziel Krankheits- und Lebensbewältigung

G. Jungnitsch

8.1 Zusammenfassung

Berichtet wird über die stationäre psychologische Behandlung einer 35-jährigen Patientin in einer Rheumaklinik. Diese war zum Zeitpunkt des Erstkontaktes seit drei Jahren an einer chronischen Polyarthritis erkrankt. In die Klinik war sie wegen der hohen Krankheitsaktivität und der gravierenden Schmerzsymptomatik eingewiesen worden. Zur psychologischen Beratung kam die Patientin aufgrund der Empfehlung ihrer zuständigen Stationsärztin. Als Behandlungsziel stand zunächst die Verbesserung der Gestimmtheit, die als depressive Reaktion zu bezeichnen war, im Vordergrund. Als weiterer Problembereich zeigte sich ein massiver Schmerzmittelmissbrauch. Wesentliche Bedingungen hierfür stellten einerseits die mangelnde Krankheitsbewältigung, andererseits fehlende Kompetenz der Schmerzbewältigung dar. Diese Punkte wurden in der Therapieplanung aufgegriffen. Verteilt über einen Zeitraum von 20 Monaten fanden hierzu 43 Einzelstunden statt. Außerdem nahm die Patientin an zwei Gruppen teil. Die Behandlungsstruktur war durch die Rahmenbedingungen einer Krankenhausbehandlung bestimmt. Wesentliche Inhalte der Einzeltherapie waren der Schmerzmittelmissbrauch, Eigenaktivität in der Behandlung der Erkrankung sowie aktuelle Problemsituationen insbesondere aus dem Partnerbereich. Die Gruppen entsprachen dem Standardangebot der Klinik zur psychologischen Schmerz- und Krankheitsbewältigung sowie einem versuchsweise durchgeführten Intensivgruppenangebot. Als Ergebnis resultierte eine Verbesserung in der Bewältigung der Erkrankung, die in konkreten Zukunftsplanungen deutlich wurde, eine Reduktion des Schmerzmittelgebrauchs und der empfundenen Schmerzen sowie eine zeitweilige Verbesserung und Stabilisierung des Gesundheitszustandes. In einer Fünfjahreskatamnese zeigten sich diese Effekte jedoch nicht stabil. Die Patientin ist derzeit an einem medikamentös bedingten Magenulkus operiert und bezüglich der Schmerzen auf orale Morphinpräparate eingestellt.

8.2 Problemstellung

8.2.1 Rahmenbedingungen der Therapie

Die Therapie fand im Rahmen eines stationären Aufenthalts der Patientin in einem Rheumazentrum statt. Innerhalb des Zentrums wird sowohl medizinische Rehabilitation als auch Krankenhausbehandlung beschränkt auf die Indikationsgruppen der Krankheiten des Muskel-Skelett-Systems (ICD-10 Kapitel XIII; M00 – M96) angeboten. Zusätzlich besteht eine rheumatologische Ambulanz. Die Gesamttherapie an der Klinik setzt sich zusammen aus medizinischen Maßnahmen (Gräfenstein 1997) wie medikamentöser Therapie mit symptomatischen Präparaten (z. B. NSAR; Corticoide); Basismedikamenten (z. B. Gold; Immunsuppressiva) und operativer Maßnahmen, die je nach Art und Umfang innerhalb der Klinik oder in anderen Einrichtungen durchgeführt werden. Weiter wer-

den Physiotherapie, Ergotherapie sowie physikalische Maßnahmen wie z. B. Kryothera-
pie oder auch Massagen angewandt. Von psychologischer Seite werden Einzelberatun-
gen, psychologische Therapie sowie Gruppenverfahren angeboten. Punktuell kann auch
eine Sozialberatung in Anspruch genommen werden.

Die hier beschriebene Patientin, im Folgenden Frau F. genannt, wurde zur Krankenhausbehandlung eingewiesen. Die Einweisung war durch den Hausarzt erfolgt, da sich
die bisher durchgeführten medizinischen Behandlungsansätze, die medikamentöse und
rheumachirurgische Maßnahmen umfassten, bis zu diesem Zeitpunkt als ineffektiv
erwiesen hatten. Durch diese Einweisungsart ist vorgegeben, dass die Dauer des Aufenthalts im Wesentlichen vom aktuellen medizinischen Befund abhängt und es keine vorgegebenen Mindest- oder Maximalaufenthaltszeiten gibt.

8.2.2   Orientierung über die Problematik

Bei Frau F. bestand zum Zeitpunkt der Klinikaufnahme eine vor 3 Jahren diagnostizierte
chronische Polyarthritis. Es waren bislang drei rheumachirurgische Eingriffe durchgeführt und verschiedene Basistherapeutika (Gold, Azulfidine, Methotrexat) ohne Erfolg
eingesetzt worden. Für die relativ kurze Dauer der Erkrankung zeigten sich bereits starke
Gelenkdestruktionen. Einweisungsgrund war die bestehende Progredienz der Erkran-
kung bei einer sehr ausgeprägten Schmerzsymptomatik und hoher Entzündungsaktivität
(Blutsenkungsgeschwindigkeit nach Westergren 68 in der 1. Stunde). Die aufnehmende
Stationsärztin empfahl der Patientin die Kontaktaufnahme mit dem psychologischen
Dienst, da sich im Aufnahmegespräch eine ausgeprägt niedergestimmte, hoffnungslose
Grundhaltung der Patientin offenbarte.

8.2.3   Lebensgeschichtliche Entwicklung

Ihre Entwicklung beschrieb Frau F. als belastet. Sie sei im Hause ihrer Eltern zusammen
mit ihrem um zwei Jahre jüngeren Bruder aufgewachsen. Ihre Beziehung zum Vater sei
enger als die zur Mutter gewesen, die den jüngeren Bruder immer bevorzugt habe. Die
Mutter habe sich als erstes Kind einen Sohn gewünscht und sei daher über die Tochter
enttäuscht gewesen. Sie habe die Erwartungen der Mutter auch sonst in keiner Weise
erfüllt, besonders was ihre schulischen Leistungen anbelangte. Sie sei gerade eben
durch die Hauptschule gekommen, während ihr Bruder das Gymnasium besuchte. Mit
13 habe sie bereits ihren ersten Freund gehabt, sei mit sechzehn dann schließlich von
zu Hause weggegangen um mit ihrem Freund in einer Wohngemeinschaft zu leben. Sie
habe sich immer mit Gelegenheitsjobs über Wasser gehalten, als Bedienung oder sogar
einmal in einer Drückerkolonne gearbeitet und so niemals eine Berufsausbildung begonnen. Ihre Mutter habe jeglichen Kontakt zu ihr abgebrochen, damit sie „den Bruder nicht
verdirbt". Der einzige familiäre Kontakt habe zum Vater bestanden, den sie heimlich treffen musste. Dieser habe ihr Verhalten zwar nicht gebilligt, aber akzeptiert. Daher habe
sie sein Tod 1984 sehr getroffen. Er war ohne irgendeine Vorwarnung einem Sekunden-
herztod erlegen. Seit dieser Zeit habe sie keinerlei familiäre Kontakte mehr, die Mutter
habe ihr sogar das Haus verboten und selbst der letzte Kontaktversuch ihrerseits, den
sie zu Beginn ihrer Erkrankung unternommen habe, sei von der Mutter zurückgewiesen
worden. Ihre einzige Bezugsperson sei ihr Partner, mit dem sie bereits mehrere Jahre
zusammen sei und eine gemeinsame freiberufliche Tätigkeit als Partnervermittlerin
betreibe. Diese Beziehung sei aber ebenfalls problematisch, da ihr Partner verheiratet

sei und sich trotz mehrerer gegenteiliger Versicherungen bislang nicht habe scheiden lassen. Daher lebten sie auch nicht in einer gemeinsamen Wohnung. Sie habe Kontakt zur Ehefrau ihres Freundes gehabt, diese sei aber „schwer gestört" und wolle sich auf keinen Fall trennen. Gegenwärtig habe sie den Eindruck, dass ihr Partner wieder mehr zu seiner Ehefrau zurücktendiere und den Kontakt mit ihr auch wegen ihrer zunehmenden Unfähigkeit, den beruflichen Verpflichtungen nachzukommen, immer mehr löse. Gegenwärtig lebe sie bei einer Freundin, die sie bei sich aufgenommen habe, weil diese selbst unter „gravierenden psychischen Problemen" leide und die Patientin aus Mitgefühl für deren Schmerzen und Krankheit nicht allein lassen könne.

8.3 Problemanalyse

8.3.1 Symptomatik

Frau F. leidet unter einer chronischen rheumatischen Erkrankung, die rasch fortschreitet und bereits zu multiplen Gelenkdestruktionen geführt hat. Im Rahmen dieser Erkrankung klagt sie über eine gravierende, chronische Schmerzproblematik. Sie empfindet sich von der Stimmung her deutlich reduziert, erlebt ein zunehmendes Gefühl der Hilflosigkeit sowohl im Hinblick auf die weitere Entwicklung ihrer Erkrankung als auch auf die eigenen Möglichkeiten ihrer zukünftigen Lebensgestaltung. Sie kann ihre Erkrankung nicht akzeptieren und setzt als Vorbedingung für eine Änderung ihrer Lebensplanung, dass sie wieder gesund wird. Von Frau F. als Problembereich zunächst selbst nicht thematisiert, ist ihr Schmerzmittelgebrauch als sehr kritisch anzusehen. Sie nimmt nach eigenen Angaben bis zu 200 Tropfen Valoron täglich ein und zusätzlich 2-mal 100 mg Voltaren in Form von Zäpfchen. Für das zentral wirksame Schmerzmittel Valoron sind als Normaldosis 80 Tropfen/Tag, als Höchstdosis 160 Tropfen/Tag angegeben. Neben der Schmerzmedikation besteht eine verhältnismäßig hohe Medikation mit Corticoiden (15 mg/Tag) sowie eine Basistherapie mit einem Immunsuppressivum.

8.3.2 Vorausgehende und nachfolgende Bedingungen

Hier stellt sich die Frage, welche Problemkonstellation unter verhaltensmedizinischen und verhaltenstherapeutischen Aspekten analysiert werden soll.

- Die chronische Polyarthritis ist als Autoimmunerkrankung anzusehen, die multifaktoriell bedingt ist. Aufgrund der komplexen Zusammenhänge des endokrinen Systems, des Zentralnervensystems und des Immunsystems sind hierbei auch äußere Einflüsse wie z. B. aktuelle oder überdauernd vor Ausbruch der Erkrankung bestandene Problemsituationen wahrscheinlich (Schauenstein et al. 1997). Frau F. nennt hierzu ihre ungeklärte Partnersituation sowie den Verlust einer familiären Anbindung.
- Das Schmerzgeschehen ist in seinen physiologischen Aspekten durch die entzündlich-rheumatische Grunderkrankung bestimmt. Die Verarbeitung der Schmerzen wird im Wesentlichen durch die kognitiven und emotionalen Bewertungen des Schmerzes bedingt und zumindest hypothetisch durch äußere Bedingungen aufrechterhalten. Auf kognitiver Ebene ist die Bewertung von Frau F., dass jeder Schmerz als „Signal, dass in meinem Körper wieder etwas kaputtgeht" zu interpretieren ist, auslösend. Emotional ist dies mit einer ängstlichen Selbstbeobachtung körperlicher Zustände

gekoppelt. Als Verstärkung des Schmerzverhaltens dürfte die konstante Zuwendung durch das Behandlungspersonal sowie die Sicherung der Grundbedürfnisse des Lebens durch ihre Freundin wirksam sein.

- Der Schmerzmittelmissbrauch ergibt sich vor allem aus der oben beschriebenen Bedeutungszuweisung des Schmerzes. Besonders die zentral im Sinne einer Distanzierung wirksame Medikation hilft Frau F. dabei, sich nicht konkret mit der bestehenden Situation auseinandersetzen zu müssen.

- Die Verarbeitung der chronischen Erkrankung scheint besonders durch die Tatsache verzögert, dass die Patientin in ihrem bisherigen Leben schwierige Situationen immer selbst in die Hand nehmen konnte. Nun steht sie im Konflikt zwischen ihrem Anspruch, auch diese Situation eigenständig überwinden zu können, und der Tatsache, dass sie ohne fremde Hilfe keine Möglichkeiten gegen die Erkrankung hat, diese aber trotz aller Anstrengungen immer weiter fortschreitet. Damit werden ihre Möglichkeiten der Lebensgestaltung immer weiter eingeschränkt. Eine besondere Rolle scheint hier auch die anfänglich von einem ärztlichen Behandler geäußerte Einschätzung zu spielen, durch seine operativen Maßnahmen sei die Erkrankung grundsätzlich zu heilen. Dies hatte sie dazu veranlasst, bereits zu einem sehr frühen Krankheitsstadium diversen rheumachirurgischen Maßnahmen zuzustimmen. Ihr anfängliches Vertrauen in einen raschen Behandlungserfolg sei aber durch das unübersehbare Fortschreiten der Krankheit zusammengebrochen. Nach wie vor fällt es ihr aufgrund dieser ursprünglichen ärztlichen Einschätzung schwer, die Chronizität der Erkrankung anzuerkennen.

- Schwer einzuschätzen bezüglich der Bedeutung für den Krankheitsverlauf ist schließlich die Tatsache, dass die Erkrankung hinsichtlich der Absicherung ihrer Grundbedürfnisse für das tägliche Leben eine gewisse Sicherheit darstellt. Die Krankenhausaufenthalte stellen Unterkunft und Verpflegung sicher. Bezüglich ihrer vorher finanziellen Möglichkeiten hat sie zwar einen massiven Einbruch erlitten, ist aber über Krankenkasse und Sozialhilfe zumindest sicher finanziell versorgt, unabhängig von ihrem Partner.

8.3.3   Kompetenzen und Ressourcen

Frau F. musste seit ihrer Jugend mit widrigen Lebensumständen eigenständig umgehen und sich Bewältigungsstrategien erarbeiten. Für sie ist es daher eher normal, dass das Leben unvorhersehbar und nicht glatt verläuft. Von daher ist ein grundsätzliches Vertrauen in die Selbsteffizienz anzunehmen, das selbst bei schon geringen Erfolgserlebnissen wieder aktualisiert werden kann. Der von ihr bislang ausgeübte Beruf lässt weiterhin Kontaktfreudigkeit und soziale Kompetenz vermuten, sodass hier eine Ressource gegen mögliche Isolation vorliegt.

8.3.4   Motivation

Die Motivation der Patientin ist nicht auf die Bewältigung der Erkrankung und das Finden von Möglichkeiten, die Symptomatik, allem voran die Schmerzsymptomatik, erträglich zu gestalten, gerichtet. Ihre gegenwärtige Sichtweise ist vielmehr auf Heilung der Erkrankung, gleichzeitig damit auf ein völliges Verschwinden der Schmerzen ausgerichtet. Dies ist für sie Voraussetzung für eine Neuorientierung in ihrem Leben. Angesicht der Charakteristik und der in der kurzen Zeit seit Krankheitsbeginn zu beobachtenden deut-

lichen Progredienz des Krankheitsprozesses ist diese Motivlage als eher hinderlich einzuschätzen. Andererseits besteht gerade auf ihrem lebensgeschichtlichen Hintergrund
eine starke Motivation für die Übernahme von vermehrter Selbstkontrolle in Bezug auf
den Krankheitsverlauf. Hier wird schon zu Beginn des Kontaktes deutlich, dass Frau F.
nicht mehr als abhängige Patientin behandelt werden möchte, die ihr Schicksal ganz in
die Hände alleinveranwortlicher Ärzte legt.

8.3.5   Selbstkontrolle

Frau F. verfügt derzeit über keinerlei Wissen und Möglichkeiten der Selbstkontrolle
bezüglich Krankheitsverlauf, Schmerzbeeinflussung und Mitwirkung in der Behandlung.
Sie befindet sich vielmehr im Konflikt zwischen ihrer bislang übernommenen Patientenrolle und dem letztendlich durch die bisherige Erfolglosigkeit geprägten Wunsch, mehr
eigenen Einfluss zu bekommen. Bezüglich der Erkrankung überwiegt jedoch der Wunsch,
dass über eine effektive Einwirkung von außen, speziell durch medizinische Behandlung,
die Krankheit geheilt werden kann. Dieses Gefühl der Ohnmacht bezüglich eigener Einflussmöglichkeiten auf das Krankheitsgeschehen ist durch die bisherige Behandlung
auch unterstützt worden.

8.3.6   System- und Beziehungsanalyse

Frau F. lebt derzeit in sehr unsicheren Beziehungsstrukturen. Ihr langjähriger Freund
lässt sie im Unklaren darüber, ob er die Beziehung fortsetzen will. Ihre nächste Bezugsperson stellt derzeit eine Freundin dar, die selbst an einer „psychischen Krankheit" leidet, deren Art von Frau F. nicht genau angegeben werden kann. Es besteht eine wechsel-
seitige Abhängigkeit: Frau F. kann aufgrund ihrer Situation als Sozialhilfeempfängerin
ihre Wohnung nicht frei wählen. Krankheitsbedingter Hilfestellung bedarf sie gegenwärtig keiner. Die Freundin hat keine sonstige Bezugsperson und unterstützt Frau F., um
nicht allein leben zu müssen. Letztere würde allerdings eine gemeinsame Lebensführung
mit ihrem Freund vorziehen, bedrängt diesen vermehrt, sich endlich klar zu entscheiden.
Vor Krankheitsbeginn stützte sich diese Beziehung sehr stark auf die gemeinsame Tätigkeit. Hierfür war ihr äußeres Erscheinungsbild sehr wichtig, da dies eine große Rolle im
Verkauf von Partnervermittlungsverträgen an Männer spielte. Ihr Freund halte nun nur
mehr sehr losen Kontakt mit ihr, was er mit seiner hohen Arbeitsbelastung begründe.
Finanzielle Unterstützung habe sie von ihm keine zu erwarten, sie hätten diesen Punkt
immer streng getrennt. Rücklagen gebe es trotz des bisherigen überdurchschnittlichen
Verdienstes keine. Daher vermisse sie den Kontakt zur Familie auch aus Gründen ihrer
eigenen Existenzsicherung. Die Mutter verfüge über ein eigenes Haus und sie habe
gehofft, dass ihre Mutter sie wenigstens aufgrund ihrer Krankheit wieder bei sich aufnehmen und zumindest zeitweise versorgen würde. Die Ablehnung der Mutter habe sie
daher sowohl emotional als auch bezüglich ihrer Existenzsicherung schwer getroffen.
Sie könne sich daher nicht von ihrer Freundin lösen, obwohl sie diese zwar einerseits
als Sicherheit erlebe, sie andererseits aber durch deren Erkrankung zusätzlich belastet
sei und jedesmal eine Verschlechterung ihrer Stimmungslage erfahre, wenn sie wieder
über längere Zeit mit ihr zusammen sei. Den Klinikaufenthalt erlebe sie daher als Erholung von ihrer sonst problematischen Umfeldsituation.

8.3.7   Problemgenese

Für die Schmerzproblematik von Frau F. ist die organische Erkrankung zentral.

Ihr Schmerzmittelgebrauch ist zunächst als iatrogen induziert zu betrachten, wobei zum Zeitpunkt des Therapiebeginns die operante Komponente des Schmerzmittelkonsums eine nicht unerhebliche Rolle spielt.

Im vorliegenden Fall ist davon auszugehen, dass er über die Schmerzreduktion, die Reduktion der Beschäftigung mit dem Schmerz als Zeichen des Weiterbestehens der Erkrankung sowie die Einschränkung der kognitiven Auseinandersetzung mit der Zukunftgestaltung durch die zentral wirksamen Medikamente negativ verstärkt wird. Vor diesem Hintergrund ist auch die Schwierigkeit der Patientin zu verstehen, nach einer bereits seit drei Jahren bestehenden Krankheitsgeschichte diese immer noch nicht in ihrem Charakter als chronische Erkrankung akzeptieren zu können. Damit ist es ihr nicht möglich, ein anderes Behandlungsziel als das der vollständigen Wiederherstellung der Gesundheit annehmen zu können. Damit befindet sie sich durch die ständige Konfrontation mit den Krankheitssymptomen überdauernd in einer auf dem theoretischen Modell der Krankheitsverarbeitung nach Shontz (1975) als Konfrontation zu bezeichnenden Phase, deren emotionaler Anteil sich in der depressiven Verstimmtheit der Patientin äußert.

8.3.8   Funktionales Bedingungsmodell

Ausgangspunkt des funktionalen Bedingungsmodells ist die chronisch-progrediente Erkrankung von Frau F. Diese ist für sie hinsichtlich mehrerer Aspekte besonders gravierend. Sie bedroht ihre Existenz dadurch, dass sie wesentliche Bedingungen für die Ausübung ihrer Tätigkeit einschränkt oder sogar zerstört, nämlich ihre Beweglichkeit auch im Sinne von Ortsungebundenheit sowie ihre körperliche Erscheinung. Damit ist ihre gesamte Lebensplanung und soziale Stellung bedroht. Die Auswirkungen sind bereits deutlich. Vor Krankheitsbeginn hatte sie mehrere Tausend Mark monatlich zur Verfügung, nun nur mehr ein durch Sozialhilfe gesichertes Existenzminimum. Zugleich mit dieser Verunsicherung bezüglich Lebensstil und Selbstverständnis ist ihre Partnerschaft massiv bedroht, da diese auf den Voraussetzungen „Leistungsfähigkeit im Beruf" sowie „körperliche Attraktivität" beruhte. Diese Konstellation ist als maßgeblich dafür zu werten, dass Frau F. daran festhält, ihre Erkrankung nicht als chronisch anzusehen. Die ständige Konfrontation mit dem Versagen dieses inneren Krankheitsmodelles anhand der ständig sich erweiternden Beeinträchtigungen sowie der Vergleich ihrer aktuellen Lage mit der vorbestehenden sowie der noch als möglich erachteten Lebenssituation wird von ihr depressiv verarbeitet. Diese depressive Grundstimmung wiederum trägt zusammen mit der kognitiven Bewertung des Schmerzgeschehens als „Zeichen, dass die Krankheit in meinem Körper wieder etwas kaputtmacht" zu einer deutlichen Verschlimmerung des Schmerzgeschehens bei, das allein schon aufgrund des bestehenden aktiven Krankheitsprozesses als bedeutsam anzusehen ist. Inwieweit die bis hier dargestellten Zusammenhänge wiederum auf den Verlauf der Erkrankung zurückwirken, kann nicht geklärt werden. Es ist nur festzuhalten, dass bei Frau F. ein für den erst verhältnismäßig kurz zurückliegenden Zeitpunkt der ersten Manifestation der Erkrankung ungewöhnlich schwerwiegender Verlauf gegeben ist.

Für das Schmerzverhalten von Frau F. spielen die oben genannten Bedingungen sicherlich eine zentrale Rolle. Insbesondere ist der *Schmerzmittelkonsum* hervorzuheben.

Dieser ist im Sinne einer verhaltensanalytischen Betrachtung zunächst ausgelöst durch die bestehende Krankheit und der Verschreibungspraxis des/der vorbehandelnden Arztes/Ärzte. Der bereits vor der Erkrankung bestehende hohe Nikotinkonsum (1 – 2 Schachteln pro Tag) könnte im Sinne prädisponierender Einstellungen einerseits und einer organischen Disposition zur Suchtentwicklung andererseits in Betracht gezogen werden. Kognitiv ist eine Verharmlosung des Suchtmittelgebrauchs gegeben, gleichzeitig auch die Überzeugung, durch keine anderen Möglichkeiten Einfluss auf den Schmerz nehmen zu können. Als aufrechterhaltende Faktoren sind die negative Verstärkung durch die rasch einsetzende Schmerzlinderung zu nennen, die kontingent erfolgt, da auch die Medikamenteneinnahme schmerzkontingent erfolgt. Weitere negative Verstärkungen bestehen in

- der teilweisen Reduktion der depressiven Stimmungslage,
- der Beendigung der gedanklichen Beschäftigung mit den Folgen und Auswirkungen der Erkrankung,
- der nicht mehr gegebenen Hinweise auf das Bestehen der Erkrankung durch das Wegfallen der Schmerzen, die sich durch die medikamentös bedingte Distanzierung einstellen.

Als im Sinne von Bestrafung wirkende Konsequenzen schildert Frau F. ihre ständige Unkonzentriertheit, Benommenheit und Müdigkeit. Weitere operante Faktoren im Krankheitsverhalten können darin gesehen werden, dass die Aufenthalte in der Klinik ihr die Möglichkeit geben, aus der von ihr als sehr negativ empfundenen Wohn- und Lebenssituation zu entkommen. Gleichzeitig wird ihr ein hohes Maß an Aufmerksamkeit und Zuwendung zuteil, die sie aufgrund ihrer familiären und partnerschaftlichen Situation sonst sehr vermisst. Dies schlägt sich darin nieder, dass sie sehr deutlich auf mögliche Hinweise für ein Ende des stationären Aufenthalts mit Klagen über vermehrte oder neue Beschwerden reagiert.

8.4 Befund

8.4.1 Diagnose

Die Hauptdiagnosen werden nach ICD-10 angegeben.

1. M 05.3 Chronische Polyarthritis mit Beteiligung weiterer Organe und Organsysteme, hier Beteiligung der Niere.
2. F 43.21 Längere depressive Reaktion.
3. F 11.1 Schädlicher Gebrauch von Opioiden.

Die Schmerzsymptomatik kann als „Schmerzstörung in Verbindung mit einem Medizinischen Krankheitsfaktor" eingeordnet werden und ist daher explizit nicht als psychische Störung zu werten (vgl. hierzu DSM-IV, S. 524), sondern im Code der Chronischen Polyarthritis erfasst.

8.4.2   Psychischer Befund

Frau F. berichtete unter ständigem Weinen von ihrer aktuellen Befindlichkeit. Die geschilderten Situationen und deren emotionelle Bewertung korrespondieren eng miteinander. Sie ist im Kontakt sehr offen, trotz der starken Hinwendung zu ihrer Problematik zugewandt. Im Vordergrund steht der Ausdruck von Hoffnungslosigkeit, Verzweiflung und Ohnmacht. Frau F. ist altersgemäß gekleidet, scheint aber keinen Wert auf Kleidung und äußeren Eindruck zu legen. Sie ist in allen psychischen Qualitäten voll orientiert, scheint von mindestens durchschnittlicher Intelligenz mit auffälliger verbaler Gewandtheit. Angesprochen auf ihren überhöhten Schmerzmittelgebrauch äußert sie Einsicht. Sie gibt an, hier zwar Bedenken zu haben, letztlich gegenwärtig aber keine Alternativen für die Schmerzbekämpfung und die Auseinandersetzung mit der Krankheit zu sehen. Eine Änderung sei erstrebenswert, käme aber nur bei einer Veränderung der Perspektiven in Frage.

8.4.3   Somatischer Befund

Es liegt eine eindeutige seropositive, der Entzündungsaktivität nach hochaktive chronische Polyarthritis vor. Im klinischen Bild zeigt sich eine ausgeprägte Schmerzsymptomatik, die zu den sonstigen Befunden in adäquatem Verhältnis steht. Die Funktionskapazität der Patientin ist in Relation zu ihrem multiplen und gravierenden Gelenkbefall eher als hoch einzuschätzen. Die Morgensteifigkeit wird mit mindestens einer halben bis zu einer Stunde angegeben. Der Krankheitsverlauf ist sowohl vom Erscheinungsbild als auch von der Röntgendiagnostik her als sehr progredient zu betrachten. Es liegen neben einem multiplen Gelenkbefall, der trotz vorheriger rheumachirurgischer Eingriffe auch bereits zu Gelenkdestruktionen geführt hat, sowohl eine Beteiligung zusätzlicher Organe, hier der Niere, als auch bereits eine Beteiligung der Halswirbelsäule vor.

8.5   Ziele

Als Therapieziele sind anzugeben:

- Veränderung des Umgangs mit Schmerz, insbesondere bezüglich des Medikamentengebrauchs.
- Unterstützung und Förderung der Krankheitsbewältigung. Hierunter fallen der Aufbau einer realistischen Einschätzung der Erkrankung, Abbau der depressiven Reaktion und der Aufbau von Zukunftsperspektiven in beruflicher und sozialer Hinsicht.

Für den stationären Aufenthalt sollte in Absprache mit Patientin, Stationsärztin und Oberarzt die Reduktion des Schmerzmittelkonsums bei gleichzeitigem Aufbau alternativer Strategien der Schmerzbewältigung als vorrangiges Ziel angegangen werden. Dies erscheint auch im Hinblick auf das Ziel der Unterstützung der Krankheitsbewältigung und der Verminderung der depressiven Reaktion als günstigster erster Schritt, da hierdurch zumindest für einen Symptombereich der Erkrankung wieder Selbstkontrollmöglichkeiten erworben werden können. Die übrigen Ziele können je nach Aufenthaltsdauer, die von dem klinischen Krankheitsbild abhängig zu machen ist, entweder ebenfalls noch im stationären Rahmen oder über eine anzustrebende unmittelbare ambulante Weiterbetreuung verfolgt werden.

8.6 Therapieplan

Die Therapieplanung wird zunächst, ohne die mögliche Begrenzung der Aufenthaltsdauer zu berücksichtigen, für alle Zielbereiche durchgeführt.

8.6.1 Medikament und Schmerz

Hierzu soll ein psychologisches Schmerzbewältigungstraining für Patienten mit rheumatischen Erkrankungen durchgeführt werden (Jungnitsch 1992). Da dieses verbunden werden soll mit einem Abbau des Schmerzmittelmissbrauchs wird es nicht standardgemäß in der Gruppe, sondern im Einzelkontakt durchgeführt, um besser auf die individuelle Situation der Patientin eingehen zu können. Neben der Vermittlung eines für die Patientin nachvollziehbaren Schmerzmodells, der „Gate-Control-Theorie", soll bei ihr vor allem die Bewertung des Schmerzes als „Zeichen, dass die Krankheit wieder etwas kaputtmacht", modifiziert werden und die bei starken Schmerzen erfahrungsgemäß sehr wirksame Technik der „Schmerzobjektivierung" (Jungnitsch 1992) intensiv eingeübt werden. Die Schmerzmittelreduktion soll schrittweise mit Hilfe des sog. „Pain-cocktails" (Fordyce 1976) erfolgen.

8.6.2 Förderung der Krankheitsakzeptanz

Es sollen zunächst ausschließlich Einzelkontakte stattfinden, da Frau F. aufgrund ihrer gegebenen Krankheitsbewältigungsphase nicht von einer Gruppe profitieren bzw. die Mitglieder einer solchen Gruppe nicht als die für sie relevante Bezugsgruppe annehmen kann. Als Methodik ist ein Visualisierungstraining (Jungnitsch 1997) des Krankheitsprozesses in der Einzelbehandlung geplant. In Bezug auf die Einstellung zu ihrem Körper und den pessimistischen Zukunftsentwurf sollen zusätzlich zu den krankheitsbezogenen Visualisierungen die für sie geeigneten therapeutischen Geschichten zur Beschreibung der eigenen Ressourcen, des Bewältigungsverlaufs, der Umorientierung in scheinbar auswegloser Situation sowie der Bewertung von Äußerlichkeiten (Jungnitsch 1992) mit einbezogen werden. Gerade dieser Punkt ist auf dem Hintergrund einer tragfähigen Beziehung zu realisieren, die dadurch zu kennzeichnen ist, dass die Sorgen und Befürchtungen der Patientin erst genommen und nicht „weggeredet" werden. Das Vorgehen wird damit nur als Vorschlag und mögliche Alternative eingeführt und dessen Ausführung und Akzeptanz nicht erzwungen.

Im Anschluss an dieses auf den Einzelkontakt zentrierte Vorgehen sollte, abhängig vom Erlebnis dieser Behandlungsphase, die Teilnahme an einer Gruppe zur Schmerz- und Krankheitsbewältigung stehen.

Ein weiterer Ansatz zur Förderung der Krankheitsakzeptanz besteht in der engen Kooperation mit den Arbeitsbereichen Ergotherapie sowie Physikalische Therapie. Es soll auch psychologischen Kontakt der Einsatz und die Akzeptanz von Hilfsmitteln gefördert werden. Übungen der Krankengymnastik sollen durch ein ergänzendes mentales Training unterstützt werden, um damit auch die Übungsmotivation zu erhöhen bzw. den Einsatz von Entspannung während krankengymnastischer Übungen zu ermöglichen. Dies soll zu schmerzfreieren Übungsmöglichkeiten führen. Zudem sollen gemeinsam Belastungspläne erarbeitet werden, das Frau F. dazu neigt, sich entweder zu überlasten oder in eine völlige Schonungshaltung zu verfallen.

8.6.3   Aufbau einer neuen Lebensperspektive

Zu diesem Punkt sind zwei Themen zu bearbeiten: Die Partnersituation und die Perspektiven im beruflichen Bereich bzw. bezüglich der Möglichkeiten, eigenständig für den Lebensunterhalt zu sorgen. In Bezug auf den Partner sollen gemeinsam Überlegungen angestellt werden, unter welchen Voraussetzungen die Beziehung fortgeführt werden kann oder soll und inwieweit sie eine Klärung mit ihrem Freund erreichen kann. Zum Thema einer möglichen weiteren beruflichen Tätigkeit ist zunächst an eine enge Zusammenarbeit mit dem Arbeitsamt sowie einem benachbarten Berufsbildungszentrum gedacht, um die Möglichkeiten beruflicher Rehabilitationsmaßnahmen auszuloten. Frau F. soll hier unterstützt werden, diese Kontakte selbst herzustellen. Dies gilt gleichermaßen für eine Beratung mit einer Sozialpädagogin der örtlichen Caritas-Beratungsstelle. Bereits im Vorfeld hierzu sollen Stärken und Interessen von Frau F. herausgearbeitet werden.

8.7   Therapieverlauf

8.7.1   Die erste Therapiephase

Dem Therapieplan entsprechend wurde mit Frau F. zunächst ein plausibles Modell der Schmerzbeeinflussung erarbeitet. Sie zeigte sich sehr gut in der Lage, schmerzmodulierende Faktoren aus ihrem eigenen Erfahrungsbereich zu erkennen und damit die Grundvorstellung, eigene Möglichkeiten der Schmerzkontrolle zur Verfügung zu haben, zu akzeptieren. Parallel hierzu wurde mit Hilfe eines Schmerztagebuches bei zunächst unverändertem Medikamentenkonsum ein Profil ihres Schmerzverlaufs und der Medikamenteneinnahme erstellt. Es zeigte sich über den Beobachtungszeitraum von einer Woche, dass Frau F. regelmäßig mindestens drei Schmerzmaxima pro Tag, die eine Größenordnung von 9 auf der zehnstufigen Skala erreichen, angab. Diese lagen in der Regel am späteren Vormittag, gegen 15 Uhr nachmittags sowie am frühen Abend zwischen 19 und 21 Uhr. Gelegentlich traten auch dazwischen noch deutliche Erhöhungen der wahrgenommenen Schmerzintensität auf. Die Einnahme des zentral wirksamen Schmerzmittels erfolgte zu diesen Schmerzgipfeln kontingent. Die Antirheumatika-Medikation mittels eines nichtsteroidalen Antirheumatikums nahm Frau F. dagegen nach einem festen Zeitplan vor.

Da die entsprechende Medikation nicht im Sinne eines „Pain-cocktails" in einer Mischung zusammen verabreicht werden konnte – das aufgrund der gegebenen Entzündungsaktivität indizierte Antirheumatikum mit Langzeitwirkung lag z. B. nur in Form eines Zäpfchens vor, die Steroidmedikation muss einem der natürlichen Cortisolproduktion angepassten Zeitmuster folgen – bezog sich der Ansatz zur Schmerzmittelreduktion zunächst ausschließlich auf das zentral wirksame Mittel. In Abstimmung mit den behandelnden Ärzten wurde zunächst noch keine Änderung der Schmerzmittelmenge, sondern des Einnahmemusters (zeitkontingente statt schmerzkontingenter Einnahme) durchgeführt. Frau F. erklärte sich bereit, sämtliche mitgebrachte Vorräte abzugeben und alle zwei Stunden die bereitgestellte Medikamentendosis bei der Stationsschwester abzuholen und einzunehmen.

Parallel zu diesem Vorgehen wurde mit ihr die Methode der „Schmerzobjektivierung" durchgeführt (Jungnitsch 1992). Besonders betont wurde dabei das Verwenden symptomlindernder Vorstellungen, in ihrem Fall eine Kühleimagination ihre Gelenke betreffend, in dem sie in der Vorstellung eine kühlende Flüssigkeit ihre Gelenke umspülen ließ. Parallel dazu nahm sie an der durch die psychologisch-technische Assistentin routinemäßig angebotenen Entspannungsgruppe zur Vermittlung der progressiven Muskelentspannung teil.

Das Schmerzprofil von Frau F. änderte sich dahingehend, dass sie zwar immer noch Schmerzen in einem Bereich von sechs bis acht angab, es aber zu keinen klar identifizierbaren Schmerzspitzen mehr kam. Die Medikamenteneinnahme wurde daraufhin in zwei Dimensionen verändert: Zunächst wurde die Dosis täglich reduziert, von 20 Tropfen alle zwei Stunden über zehn Tage hinweg auf zehn Tropfen alle zwei Stunden, wobei die Flüssigkeitsmenge für die Einnahme gleich blieb. In ihrem Schmerzprofil ergab sich im Verlauf dieser Reduktion keinerlei Änderung. Daraufhin wurde die Zeitspanne der Einnahme gestreckt, kontinuierlich von der zweistündigen bis hin zu einer vierstündigen Einnahme.

Frau F. berichtete weiter keine Änderungen in ihrem Schmerzempfinden, setzte nun aber zunehmend häufiger die Strategie der Schmerzobjektivierung ein. Über diesen Zeitraum hinweg, der insgesamt drei Wochen betrug, blieb die für die rheumatische Erkrankung spezifische Medikation konstant. Während dieser Reduktionsphase fand ein sehr intensiver therapeutischer Kontakt statt, neben zwei regulären Therapiestunden je Woche wurde mit Frau F. ein täglicher morgendlicher Termin von ca. fünfzehn Minuten Dauer vereinbart. Dort wurden jeweils das Schmerztagebuch des Vortages sowie die Möglichkeiten des Einsatzes der Schmerzobjektivierung und von Entspannung besprochen. Dies diente der Verstärkung des zum Schmerzmittelmissbrauch alternativen Verhaltens.

Nach insgesamt drei Wochen war Frau F. bei einer Dosis von 60 Tropfen des Medikaments angelangt, dies liegt 20 Tropfen unter der durchschnittlichen Normaldosis. In ihrem Schmerzverlauf zeigten sich keine deutlichen Spitzen mehr, die Maximaleinschätzung lag bei sechs, die durchschnittlich angegebene Schmerzstärke bei vier.

Zu diesem Zeitpunkt wurde der Einsatz eines neuartigen Basismedikamentes geplant. Daher wurde von psychologischer Seite die Schmerzbewältigung in den Hintergrund gestellt und Punkt zwei der Therapieplanung, die Unterstützung der Krankheitsbewältigung, angegangen. Dabei sollte im Sinne der Compliance jedoch weniger die Veränderung der Krankheitskonzeption von Frau F. in den Vordergrund gestellt werden, sondern vielmehr die Unterstützungs- und Fördermöglichkeit der Behandlung durch eigene Strategien. Gleichzeitig war immer wieder gemeinsam mit den ärztlichen Behandlern das Behandlungsziel „Aufhalten oder Stoppen der Erkrankung" zu unterstreichen, um damit den Charakter der chronischen Krankheit nicht zu verschweigen und neben den Erwartungen auf Heilung der Erkrankung noch die Möglichkeit für andere Veränderungen offen zu lassen, die auch als Erfolg gewertet werden können.

Aufgrund ihrer Erfahrungen mit der symptombezogenen Visualisierung konnte Frau F. sehr rasch die Anregung für ein Bild zur Beschreibung und Veränderung des gesamten Krankheitsprozesses umsetzen. In ihrer Vorstellung beschrieb sie diese als ein Tier, das es in der Realität zwar so nicht gebe, das aber große Ähnlichkeit mit einem Hummer habe. Dieses Tier wandere durch ihren Körper und ernähre sich von ihren Gelenken. Feinde dieses Tieres in ihrem Körper stellte sie sich als eine Vielzahl kleiner Parasiten vor. Diese hefteten sich an den Körper dieses großen Tieres und schwächten es allmählich immer mehr. Die Medikamente nahm sie als schädliche Stoffe für dieses Tier wahr, die von ihm automatisch mit seiner Nahrung aufgenommen würden. Daher wird es immer mehr geschwächt und kann den Parasiten nichts mehr entgegensetzen. Es gelang ihr allerdings nicht, ein abschließendes Bild der endgültigen Zerstörung dieses Tieres zu finden. Dies lässt sich als beginnende Akzeptanz der Chronizität der Erkrankung interpretieren, was unter diesem Aspekt positiv zu werten wäre. Unter dem Aspekt einer kämpferischen und letztendlich starken Position gegenüber der Krankheit ist es jedoch als eher weniger günstig zu beurteilen.

Zur Entwicklung dieses Bildes waren mehrere Stunden nötig. Der Hauptanteil lag dabei nicht in der Modellvermittlung der Visualisierung als aus der Psychoimmunologie abzuleitenden Methode (Jungnitsch 1997). Der Großteil der Stunden, in denen die Visualisierung jeweils immer wieder unter Anleitung durchgeführt wurde, wurde benötigt, um den oben beschriebenen Erfolg gegenüber der Erkrankung selbst im Bild erlebbar und möglich zu machen.

Da keine weitere medizinisch begründbare Notwendigkeit für einen stationären Aufenthalt mehr vorlag und auch der Schmerzmittelabusus stabil beendet schien, wurde Frau F. nach insgesamt neun Wochen aus der Klinik entlassen.

Der Behandlungsumfang von psychologischer Seite betrug bis dahin, die regelmäßigen Kurztermine nicht eingerechnet, insgesamt 16 Sitzungen. Neben der deutlichen Veränderung des Schmerzmittelkonsums war eine gravierende Verringerung der depressiven Verstimmung festzustellen, ohne dass diese direkt therapeutisch angegangen worden wäre. Diese Stimmungsveränderung zeigte sich in verschiedenen Bereichen: Im therapeutischen Kontakt wirkte sie ausgeglichener, vor allem fiel auf, dass sie sehr viel mehr Wert auf Körperpflege legte. Wie sie selbst es formulierte, „richtete sie sich so wie früher gerne her" und schminkte sich. In der Auswahl ihrer Kleidung ging sie wieder sehr bewusst vor. Während sie zu Beginn des Klinikaufenthalts ausschließlich einen Trainingsanzug trug, legte sie diesen nur noch zu entsprechenden Therapien an und kleidete sich sonst zu den Mahlzeiten oder auch den Freizeiten um. Außerdem nahm sie vermehrt Kontakt zu Mitpatienten auf, ging sogar einige Male aus oder unternahm Wochenendausflüge.

Da aufgrund der Einleitung der neuen Basistherapie eine stationäre Kontrolle nach bereits vier Wochen angesetzt wurde, wollte Frau F. bis dahin auch keinen ambulanten Kontakt an ihrem Wohnort aufnehmen, sondern vereinbarte bereits einen weiteren Termin zur Wiederaufnahme. Dieser Aufenthalt beschränkte sich auf 10 Tage, während deren drei Sitzungen stattfanden. In diesen wurden vor allem nochmals die Möglichkeiten der symptom- und krankheitsbezogenen Visualisierung aufgefrischt. Ihr Bild war bislang unverändert geblieben, im Rahmen der Schmerzbekämpfung setzte sie jedoch zunehmend auch Ablenkung und Aktivität gegen die Schmerzen ein. Auch kümmerte sie sich nach dem Klinikaufenthalt selbst um die Belange ihrer sozialen Versorgung.

Ihre Krankheitsaktivität, gemessen an der Blutsenkungsgeschwindigkeit, hatte sich deutlich verringert, die Basistherapie wurde von ärztlicher Seite als innerhalb dieses Zeitraumes als überraschend effektiv beurteilt. In ihrer Schmerzeinschätzung lag Frau F. konstant bei einem Wert von zwei. Dabei hatte sie das zentral wirksame Medikament glaubhaft inzwischen völlig abgesetzt und nahm zur symptomatischen Schmerzbehandlung nur mehr gelegentlich 500 mg Paracetamol neben der antirheumatischen Therapie, die sie unverändert fortführte. Bezüglich der Partnerschaft hatten sich keine Änderungen ergeben. Ihr Freund lebte im Wesentlichen wieder mit seiner Ehefrau zusammen. Er hatte ihr allerdings in Aussicht gestellt, gegen Ende des Jahres nach Südamerika auswandern zu wollen und sie, wenn sie dies wolle, mitzunehmen. Seine Frau würde auf keinen Fall mitkommen.

Zu Ende dieses Aufenthalts wollte Frau F. weiterhin keine ambulanten Kontakte initiieren, da die Wiederaufnahme zur stationären Kontrolle nach drei Monaten bereits feststand.

8.7.2 Die zweite Therapiephase

In dieser Phase, die insgesamt fünf Wochen umfasste, fand ein über sechs Sitzungen sich erstreckendes Gruppenprogramm zur Schmerzbewältigung statt. Das Setting der Gruppe wurde in erster Linie gewählt, um Frau F. Gelegenheit zu geben, sich in angeleitetem Rahmen mit anderen Betroffenen auseinandersetzen zu können und damit im Sinne des zweiten Therapiezieles ein realistischeres Krankheitsverständnis zu fördern. Weiter fanden noch sieben Einzeltermine statt. Diese dienten entsprechend dem dritten Therapieziel hauptsächlich der Zukunftsplanung. Im Vordergrund stand dabei die Partnerschaft und die Möglichkeit, zusammen mit dem Freund nach Südamerika auszuwandern. Bezüglich ihrer beruflichen Neuorientierung wurden verschiedene Kontakte initiiert.

Ihre Erkrankung war zu diesem Zeitpunkt wieder hoch aktiv, abzulesen auch an einer BSG von 50. Bei ihren Schmerzangaben blieb sie aber weiterhin im unteren bis maximal mittleren Bereich. Zentral wirksame Schmerzmedikamente nahm sie weiterhin keine ein. Deutlich war jedoch der Verlauf ihrer Stimmung an den Krankheitsverlauf gekoppelt. Im Verlauf des Klinikaufenthalts besserte sich ihre Stimmung deutlich, was nicht zuletzt von ihr auf die Gruppenteilnahme zurückgeführt wurde. Dabei gab sie an, besonders von der Anregung zum Genusstraining profitiert und innerhalb der Gruppe zwei sehr gute Kontakte gefunden zu haben. Vom gesamten Klinikpersonal konnte eine deutliche Aktivitätssteigerung bei ihr beobachtet werden, und zwar sowohl was ihre Sorgfalt in der Wahrnehmung ihrer Therapietermine betraf als auch ihre Freizeitaktivitäten. Parallel war von medizinischer Seite eine deutliche Erhöhung ihrer Cortisontherapie angesetzt worden, was sich in einem relativ raschen Rückgang der Entzündungsaktivität äußerte. Nach dem komplikationslosen Ansetzen einer neuen Basistherapie wurde sie mit der Auflage einer stationären Kontrolle nach drei Monaten entlassen.

Ihre Überlegungen für einen befristeten Versuch eines Südamerikaaufenthalts wurden gemeinsam von medizinischer und psychologischer Seite aufgegriffen und dadurch realisierbar gemacht.

8.7.3 Die dritte Therapiephase

Nach dem knapp dreimonatigen Südamerikaaufenthalt wurde Frau F. wieder zur Nachkontrolle in die Klinik aufgenommen. Ihre Erkrankung zeigte sich weiter mit deutlicher Entzündungsaktivität (BSG 52), außerdem war eine röntgenologisch zu sichernde Progredienz der Gelenkdestruktionen eingetreten. Frau F. gibt an, dass sie eine Verschlechterung in ihrem Gesundheitszustand bereits kurz nach ihrer Rückkehr nach Deutschland wahrgenommen habe. In Südamerika selbst sei es ihr aufgrund vielfältiger Kontakte sehr gut gegangen. Sie habe allerdings bemerkt, dass sie sich überforderte und häufig über ihre Belastungsgrenze hinausging. Dies sei ihr nicht zuletzt dank bewusst eingesetzter Schmerzbewältigungsstrategien gelungen. Da sich ihre Partnerschaft aber endgültig als nicht tragfähig herausstellte, sei sie wieder nach Deutschland zurückgekehrt.

Die Krankheitssituation machte nun einen erneuten rheumachirurgischen Eingriff notwendig, nämlich eine Synovektomie des rechten Sprunggelenks. Frau F. gab an, vor dieser Operation, insbesondere vor der Anästhesie, große Angst zu haben. Daher wurde die Operation von psychologischer Seite begleitet. Dies wurde insbesonders gemeinsam mit dem Anästhesisten geplant und zum Teil auch durchgeführt. Die Begleitung bestand in einer genauen Informationsphase durch den Anästhesisten unter angeleiteter Entspannung, einer Kurzentspannung in Form einer Phantasiereise während der Prämedikation sowie angeleiteter Visualisierungen zur Heilung nach erfolgter Operation.

Frau F. benötigte eine im Vergleich zu anderen Patienten geringfügigere Schmerzmedikation bei einem unkomplizierten Heilungsverlauf. Eine weitere psychologische Intervention zu diesem Zeitpunkt bestand in der Unterstützung der krankengymnastischen Übungen durch mentales Training.

Sie verbrachte hierzu insgesamt knapp zwei Monate in der Klinik, von psychologischer Seite fanden in diesem Zeitraum sieben Einzelstunden sowie mehrere Kurztermine vor und nach der Operation sowie zusammen mit der behandelnden Krankengymnastin statt. Nach Einleitung eines neuen Basismedikaments wurde sie auf eigenen Wunsch kurzfristig entlassen. Es wurde eine baldmögliche Wiederaufnahme vereinbart, daher wurden auch keine ambulanten Kontakte am Wohnort vorbereitet.

8.7.4   Die vierte Therapiephase

Bei Wiederaufnahme in die Klinik nach vier Wochen lag eine hohe Entzündungsaktivität (BSG 75) vor. Auch die Röntgenkontrolle zeigte weiterhin ein Fortschreiten der Erkrankung. Als neuerlicher Versuch wurde als Basismedikament das Zytostatikum Methotrexat eingeleitet. Bei einem früheren Therapieversuch war dieses Medikament wegen Unverträglichkeit abgesetzt worden. Frau F. äußerte von sich aus den Wunsch, diesen erneuten Versuch mit weiteren Visualisierungsübungen zu begleiten. Sie beschreibt ihre Krankheit nun als krakenartiges Gebilde, das sich in erster Linie im Unterleib aufhält und dort bekämpft werden muss. Als einzige Bekämpfungsmöglichkeit findet sie die Vergiftung dieser Krake über das eingenommene Zellgift, ohne Möglichkeiten von sich selbst dazu beitragen zu können. Diese Visualisierungsübung wird in einer Gruppe durchgeführt, die 6 Einheiten umfasst. Das Beispiel der Gruppenteilnehmer trägt dazu bei, dass sie ihre Krankheit zunehmend als Herausforderung ansieht. Konkret bedeutet dies, dass die Patientin angibt, nun fest entschlossen zu sein, endlich konstruktiv etwas in ihrem Leben zu verändern. Dieser Entschluss wird dadurch relativiert, dass sie als Voraussetzung hierzu weiterhin die Verbesserung ihres Gesundheitszustandes angibt, was allerdings angesichts des bisherigen Krankheitsverlaufs nicht von der Hand zu weisen ist. Eine Veränderung hierzu stellt für sie allerdings dar, dass sie nun konsequent an ihrer Behandlung mitarbeitet. Dies bedeutet vor allem, eine regelmäßige Durchführung der Krankengymnastik sowie die Einnahme der Medikamente entsprechend der Vorschrift. Letzteres hatte sie bislang eher großzügig gehandhabt, keinen Zeitplan eingehalten und öfter auch die Einnahme vergessen.

Trotz der eingetretenen Verschlimmerung des Krankheitsbildes ist Frau F. aber von der Stimmung her nicht beeinträchtigt.

Zu diesem Zeitpunkt in der Therapie spricht Frau F. eine völlig neue Thematik an, nämlich eine Vergewaltigung, die stattfand, als sie 14 Jahre alt war. Ihr Körpergefühl zur damaligen Zeit erinnere sie an das gegenwärtige, nämlich gegenüber ihrem kranken Körper wieder einen ganz ähnlichen Ekel wie damals zu empfinden. Das Erkennen dieser Parallele veranlasse sie nun, ganz bewusst positiv mit ihrem Körper umgehen zu wollen. Das Thema der Vergewaltigung sei jedoch für sie abgeschlossen, daher bat sie auch darum, es nicht mehr aufzugreifen, außer sie selbst wünsche dies ausdrücklich.

Diese Phase umfasste sieben Wochen, in denen acht Einzelsitzungen sowie eine insgesamt sechsstündige Gruppentherapie stattfanden. Bei Entlassung war ihre Entzündungsaktivität deutlich geringer (BSG 26), außer einem Antirheumatika zur Nacht nahm sie weiterhin keine Schmerzmittel ein. Das Basismedikament wurde gut vertragen.

8.7.5 Die fünfte Therapiephase

Zu Beginn des Klinikaufenthalts, der zur Kontrolle nach zwei Monaten erfolgte, zeigt sich erstmals eine Stabilisierung des Zustandes von Frau F. Es liegt nur mehr eine geringfügige Entzündungsaktivität vor (BSG 24), röntgenologisch ist keine weitere Progredienz sichtbar. Sie gibt an, während der Zeit außerhalb der Klinik sowohl die Visualisierung fortgeführt als auch zuverlässig bei der medizinischen Behandlung mitgewirkt zu haben. Bezüglich ihrer Lebensumstände habe sie noch einmal Kontakt zu ihrer Mutter aufgenommen, diese habe es jedoch strikt abgelehnt, sie nochmals zu Hause aufzunehmen. Dies habe sie zwar kurzfristig wieder in ein Stimmungstief gestürzt, ihr letztendlich aber auch klargemacht, dass sie nur selbst etwas zur Verbesserung ihrer Situation bewirken könne. Sie habe aber weiter nichts unternommen, da sie erst die Stabilisierung und möglicherweise Heilung ihrer Erkrankung abwarten wolle. Da sich hierin wieder ihre bereits von Anfang an bestehende unrealistische Sichtweise der Erkrankung anzudeuten schien, erhielt sie unter dem Gesichtspunkt der Krankheitsbewältigung und konkreten Entwicklung von Perspektiven die Möglichkeit, an einem von den Rahmenbedingungen her neu konzipierten psychologischen Gruppentraining zur Schmerz- und Krankheitsbewältigung teilzunehmen. Dieses war als Intensivblock mit einer Gruppe über zweimal einen ganzen Tag hinweg geplant und enthielt die Bausteine des zweiwöchigen Trainings. Es richtete sich ausschließlich an jüngere Patienten (20–40 Jahre), die bereits an einer oder mehreren Gruppen sowie Einzeltherapie teilgenommen hatten. Ziel war eine intensive Auffrischung der einzelnen Bausteine sowie ein Erfahrungsaustausch zu Möglichkeiten im Umgang mit der Erkrankung gerade für Personen jüngeren Lebensalters auch im Hinblick auf die Möglichkeiten von Beruf und Partnerschaft. Frau F. stimmte der Teilnahme an dieser Gruppe zu. Aus der Gruppe heraus wurde sie dann vor allem mit dem Aspekt konfrontiert, trotz bestehender Erkrankung durchaus gangbare Wege zur Unabhängigkeit von der Sozialhilfe entwickeln zu können. Es werden ihre Planlosigkeit und ihr Verharren bei reinen Absichtserklärungen kritisiert. Sie erlebt dies zunächst als sehr schmerzlich, möchte die Gruppe sogar beenden. Dies wird im Einzelkontakt geklärt, dabei besonders betont, welche positiven Anteile die Kritik der Gruppenmitglieder beinhaltet. Daraufhin gelingt es ihr tatsächlich, diese Konfrontation als hilfreich zu empfinden und auch sofort konkrete Schritte bezüglich ihrer weiteren Lebensgestaltung zu unternehmen.

Bei Entlassung aus der Klinik nach fünf Wochen war ihr Krankheitsbild weiterhin stabil. Bezüglich der Schmerzen berichtete sie über Intensitäten, die unterhalb des mittleren Bereichs bleiben und zwischen zwei und vier schwanken. Außer den verordneten Antirheumatika nimmt sie keine weiteren Schmerzmittel mehr.

Eine weitere ambulante psychologische Betreuung sieht sie, obwohl ihr unter der Zielvorstellung einer weiteren Stabilisierung unter Alltagsbedingungen dazu geraten wird, vorläufig nicht als nötig an, möchte sie aber gegebenenfalls am neuen Wohnort aufnehmen. Hierfür werden ihr niedergelassene Kolleginnen mit einer entsprechenden Qualifikation auch bezüglich Schmerztherapie genannt, die es am entsprechenden Ort auch gibt.

Der Behandlungsumfang in dieser Phase betrug insgesamt drei Einzelsitzungen sowie die Teilnahme am Intensivgruppenprogramm. Der reduzierte Umfang der Einzelsitzungen begründet sich darin, dass der Therapeut noch während dieser Aufenthaltsphase wegen seines Stellungswechsels die Klinik verließ und die Patientin für den Rest ihres Aufenthalts einen Therapeutenwechsel ablehnte.

Nach diesem Aufenthalt brach Frau F. den Kontakt zur Klinik ab. Aus einem Krankenhausbericht, der aus Anfang 1998 stammt und somit fünf Jahre nach diesem letzten Kontakt liegt, geht hervor, dass Frau F. vermutlich infolge der Antirheumatikaeinnahme an einem Magenulkus operiert werden musste. Die chronische Polyarthritis wird als weiterhin mäßig aktiv beschrieben, vom Krankenhaus wurde zur Schmerztherapie ein orales Morphinpräparat verordnet. Aus der Adresse des Krankenhauses ist zu schließen, dass Frau F. ihren Wohnort entweder nicht gewechselt hat oder derzeit wieder am alten Wohnort ist. Weitere Informationen zur Katamnese waren nicht beizubringen.

8.8   Therapeut-Klient-Beziehung

Die Beziehung war zunächst geprägt durch die Einstellung von Frau F., dass psychologische Interventionen bezüglich ihrer Erkrankung nicht relevant seien. Auch bestand gegenüber dem psychologischen Zugang insgesamt zunächst Misstrauen, das durch die Freundin, bei der sie zu diesem Zeitpunkt lebte und die ihrerseits in psychiatrischer Behandlung stand und ein durchweg negatives Bild dieser Behandlung zeichnete, vermittelt wurde. Andererseits war gleichzeitig von Anfang an eine große Offenheit vonseiten der Patientin vorhanden, die auf ihre Hoffnung, Unterstützung und Verständnis in ihrem Leiden zu erhalten, die sie sonst von keiner Seite wahrnahm, begründet war. Schwierig für den Kontakt war zunächst ihre verleugnende Haltung, die immer wieder zu dem Punkt führte, erst etwas für sich tun zu wollen, wenn die Krankheit beendet sei. Gerade hier stellte es für den Therapeuten eine große Schwierigkeit dar, besonderes beim Ansatz der Visualisierung einerseits deren Möglichkeiten herauszustreichen, andererseits keine unrealistischen „Heilserwartungen" aufzubauen, wie sie sie zumindest aus ihren ersten Behandlungen wahrgenommen hat. Zudem versuchte sie sich meist betont lässig und von ihrem Schicksal unberührt darzustellen, sodass es immer wieder schwierig war, ihre tatsächliche Stimmungslage herauszufinden. Gleichzeitig stellte diese Verhaltensweise eine Möglichkeit dar, zeitweilig eine innere Distanz zur Erkrankung zu finden, sodass sie als mögliche Bewältigungsstrategie unterstützt werden sollte. Der Therapeut empfand die Begegnung daher häufig als Balanceakt, bei dem es darum ging, keine maladaptiven Einstellungen zu erhärten und die adaptiven Aspekte herauszustreichen. Gleichfalls schwierig war es, in Phasen großer Verzweiflung aufseiten der Patientin diese zwar anzunehmen, gleichzeitig aber einen zukunftsorientierten Blickwinkel beizubehalten. Da ihre Erkrankung tatsächlich einen besonders schweren Verlauf nahm, musste der Therapeut hier sehr oft auf das Beispiel anderer schwerstbetroffener Patientinnen, die ihre Erkrankung positiv bewältigt hatten, zurückgreifen. Dies diente nicht nur als Beispiel für die Patientin, sondern war gleichzeitig eine Strategie der Bewältigung dieser Situation für den Therapeuten selbst, um nicht ebenfalls in die Hoffnungslosigkeit zu verfallen, wie die Patientin sie zeigte. Als sehr erleichternd und förderlich für die Zusammenarbeit stellte sich in Bezug auf die Schmerztherapie die große Kooperationsbereitschaft der Patientin zum Schmerzmittelentzug dar. Der hierbei erreichte Erfolg sowie die tatsächlich erreichte Änderung in der Schmerzverarbeitung festigten sowohl die therapeutische Beziehung als auch ihr Vertrauen in die Wirksamkeit weiterer psychologischer Methoden, die sie ja auch trotz der Krankheitsverschlechterung immer weiter praktizierte.

8.9 Art und Verlauf der psychologisch-medizinischen Kooperation

Die Kooperation bestand einerseits in der Formulierung gemeinsamer Ziele, besonders in Bezug auf den Schmerzmittelmissbrauch. In dieser Phase richtete sich selbst die Planung der Verweildauer auch nach der von psychologischer Seite als notwendig erachteten Behandlungsdauer. Eine weitere Kooperation bestand darin, dass verschiedene medizinische Maßnahmen durch psychologische Methoden unterstützt wurden. Zu nennen ist hier der Einsatz der Immunglobulintherapie, die von Visualisierungsübungen begleitet wurde und deren Notwendigkeit gleichermaßen vom Arzt wie vom Psychologen vermittelt wurde. Eine ähnliche Zusammenarbeit fand, wie bereits oben beschrieben, zwischen Anästhesisten und Psychologen statt. Als sehr wichtig ist die Zusammenarbeit mit der Krankengymnastin zu werten. Gerade durch diese wurde die Verwertbarkeit psychologischer Methoden bezüglich der Veränderung der Krankheit und ihrer Folgen unterstrichen. Das Vorgehen hierzu bestand darin, dass krankengymnastische Übungen während ihrer Durchführung von der Krankengymnastin gleichzeitig verbal beschrieben wurden und im Beisein des Psychologen auf Kassette aufgenommen wurden, um dann gemeinsam mit der Patientin mental eingeübt zu werden. Dies erwies sich besonders bei den Gehübungen als sehr hilfreich.

Insgesamt kann die Kooperation in diesem Fall als sehr eng bezeichnet werden.

8.10 Analyse und Bewertung

Beim vorliegenden Fall handelt es sich weniger um eine Psychotherapie bei Schmerz als vielmehr um den Einsatz klinisch-psychologischer Methoden im Rahmen eines Rehabilitationskonzeptes. Die Planung dieser Maßnahmen stützt sich dabei aber in gleicher Weise auf eine Bedingungs- und Verhaltensanalyse, wie dies für eine Psychotherapie der Fall wäre. Unter rehabilitationspsychologischem Gesichtspunkt wurden psychologische Interventionen durchgeführt, deren Zielpunkte auf allen drei Ebenen der Prävention von Behinderung lagen (Jungnitsch 1997):

- Der Schmerzmittelentzug sowie die Visualisierungsübungen und die Operationsunterstützung als primärpräventive Maßnahmen.
- Das Schmerzbewältigungstraining sowie die Kooperation mit der Krankengymnastik als Sekundärprävention.
- Die Gruppenverfahren zur Krankheitsbewältigung, die Unterstützung bei der Planung zur sozialen Sicherung sowie zur Lösung der Partnerproblematik zur Tertiärprävention.

Aufgrund der engmaschigen stationären Betreuung, die durch den außergewöhnlich gravierenden Krankheitsverlauf nötig wurde, kam es zu keiner Kooperation mit niedergelassenen Kollegen. Dies wäre im Sinne der Sicherung des zeitweilig deutlichen Erfolgs der stationären Behandlung, wozu nicht nur die psychologischen Interventionen zu zählen sind, sinnvoll gewesen. Eine Schwierigkeit wäre dabei möglicherweise dahingehend aufgetaucht, dass zum Zeitpunkt der Entlassung sicher keine Indikation zur Psychotherapie im Sinne einer positiven Diagnostik nach ICD-10 vorlag.

8.11   Fazit und Kommentar

Zumindest für den Zeitraum der klinischen Interventionen kann von einem erfolgreichen Verlauf gesprochen werden. Die Veränderung im Schmerzerleben sowie im Schmerzverhalten ist dabei sicher wesentlich auf die psychologischen Interventionen zurückzuführen. Dies kann gleichermaßen für die Abkoppelung ihrer Stimmungslage vom jeweiligen Krankheitsverlauf sowie die Wiederaufnahme sozialer Kontakte angenommen werden.

Der Stellenwert der Visualisierung für den Krankheitsprozess insgesamt, insbesondere im Zusammenhang mit der kurzfristig wirksamen Basistherapie und zum anderen mit der nun letztendlich effektiven medikamentösen Behandlung ist nicht anzugeben. Bei dem geschilderten Krankheitsverlauf ist es aber insgesamt als überraschend zu werten, dass doch noch eine effektive Beeinflussung des Verlaufs aufgetreten ist.

Besondere Beachtung ist der Beziehung von Therapeut und Klientin zu widmen. Hier lassen sich lebensgeschichtliche Einflüsse insofern vermuten, als sich die Patientin auf dem Hintergrund des Verlustes ihres Partners, der vergeblichen Kontaktaufnahme mit der Mutter und wechselnden Bezugspersonen im ärztlichen und sonstigen Behandlungspersonal eng auf den Psychotherapeuten als einzig konstant bleibende Bezugsperson fixiert haben könnte. Dies war im realen Kontakt vom Therapeuten so nicht wahrgenommen und auch nicht berücksichtigt worden. In diesem Zusammenhang hätte die Tatsache, dass Frau F. ihre Wiederaufnahme in die Klinik zum vierten Zeitpunkt mit der Urlaubsplanung des Therapeuten verknüpfte, wesentlich größere Beachtung finden müssen. Konsequenterweise hätte die Beendigung der therapeutischen Beziehung sorgfältiger vorbereitet und in ihrer Bedeutung für die Patientin thematisiert werden müssen.

Letztlich ist zu vermuten, dass fehlende ambulante Nachbetreuungsmöglichkeiten von psychologischer Seite ebenfalls einen Faktor in dem gesamten Krankheitsverlauf darstellten. Diese sind gerade für Menschen mit entzündlich-rheumatischen Erkrankungen durch einen Mangel an ambulant tätigen Psychologinnen und Psychologen, die Erfahrung mit diesem Krankheitsbild bzw. verhaltensmedizinischen Zugängen ganz allgemein haben, gekennzeichnet. Insgesamt positiv zu bewerten ist die Kooperation zwischen medizinischer und „körperbezogener" Behandlung im weitesten Sinne, die die Bedeutung und den Stellenwert der psychologischen Maßnahmen für die Patientin sicherlich deutlich unterstrichen hat.

Eine Einzelmaßnahme soll abschließend noch besonders hervorgehoben werden: Die Intensivgruppe über insgesamt zwei Tage für eine relativ altershomogene Gruppe therapieerfahrener Patienten. Diese wurde sowohl von der in Frage stehenden Patientin als auch den übrigen Teilnehmern als besonders effektiv empfunden. Dies betraf die Möglichkeit, einzelne psychologische Techniken der Schmerz- und Krankheitsbewältigung wieder aufzufrischen. Als wichtig wurde weiterhin angesehen, dass diese Gruppe die Gelegenheit gab, altersspezifische Themen wie Partnerprobleme bzw. überhaupt Möglichkeiten von Partnerschaft sowie Probleme des Berufsalltags, der beruflichen Umorientierung oder des Umgangs mit Berentung in frühem Lebensalter auszutauschen und anzusprechen. Der Einsatz solcher Intensivgruppen, der sich besonders für ambulante Angebote eignen würde, da er in den Klinikrahmen organisatorisch nur schwer einzufügen ist, sollte hinsichtlich seiner Realisierungsmöglichkeiten weiterverfolgt und hinsichtlich seiner Effizienz untersucht werden. Gerade um die Möglichkeit, altershomogenerer Gruppen jüngerer Patienten zu schaffen, ist hierzu an eine Kooperation mit der Deutschen Rheumaliga und niedergelassenen Rheumatologen zu denken.

9 Trigeminusneuralgie: Multidisziplinäre stationäre Intensivbehandlung in drei Phasen

B. Karwen, R. Klinger, B. Hahn und M. Apelt

9.1 Zusammenfassung

Trigeminusneuralgie gilt als eine Schmerzdiagnose, die in der Regel eine somatische Behandlung indiziert und bei der psychologische Interventionen eher nicht in Frage kommen. Dies wird vor allem mit dem Schweregrad der Störung und der primär somatischen Pathogenese begründet. Die folgende Fallschilderung verdeutlicht jedoch, dass dieses Störungsbild mit fortschreitender Chronifizierung auch in einem biopsychosozialen Gesamtzusammenhang zu betrachten ist, was eine zusätzliche Diagnostik und Therapie erforderlich macht. Ein wesentliches Merkmal der dargestellten Behandlung war die Durchführung psychologischer Interventionen in einem interdisziplinären Therapiesetting. Die psychologisch-ärztliche Kooperation sicherte hierbei den Erfolg sowohl der somatischen als auch der psychologischen Interventionen, die, unabhängig voneinander durchgeführt, vermutlich hätten scheitern müssen. Der Fall zeigt darüber hinaus, dass es in der Therapie schwerer chronischer Schmerzen oft sehr wichtig ist bei nur geringen Therapiefortschritten Geduld zu wahren und – nach entsprechender Reflexion des Therapieverlaufs – an den Behandlungshypothesen und dem Therapieplan festzuhalten.

9.2 Problemstellung

9.2.1 Rahmenbedingungen der Therapie

Die Patientin wurde auf der Schwerpunktstation für Schmerztherapie der Medizinisch-Psychosomatischen Klinik Bad Bramstedt per Krankenhauseinweisung stationär aufgenommen und behandelt. Auf dieser Station werden ausschließlich Schmerzpatienten mit höhergradigem Chronifizierungsgrad (ausgenommen Tumorpatienten) aufgenommen. Das interdisziplinäre Behandlungskonzept mit verhaltensmedizinischer Ausrichtung umfasst die psychologische und somatische Schmerztherapie sowie Physiotherapie und ist speziell auf die Erfordernisse chronischer Schmerzptatienten zugeschnitten. Die Behandlungsdauer ist auf 8 Wochen angelegt, kann aber im Einzelfall variiert werden. Die Behandlerinnen sind in der Regel eigens für die Schmerzbehandlung über den Erwerb der Zusatzbezeichnung „Psychologische Schmerztherapie" oder „Spezielle ärztliche Schmerztherapie" qualifiziert. Während des Aufenthalts werden die Patienten immer gemeinsam von einer Diplom-Psychologin und einer Ärztin betreut. Eine ebenso enge Zusammenarbeit besteht mit den Physiotherapeutinnen. In täglichen Teambesprechungen, an denen alle Mitarbeiter der Station beteiligt sind, wird die Zusammenarbeit koordiniert.

Durch die konsiliarische Kooperation mit der Schmerzklinik der Medizinischen Universität Kiel, Klinik für Anästhesiologie, besteht die Möglichkeit, zusätzlich invasive anästhesiologische schmerztherapeutische Interventionen einzubeziehen. Einmal wöchentlich findet eine interdisziplinäre Schmerzkonferenz statt, an der die Disziplinen

Psychologie, Innere Medizin, Anästhesiologie, Orthopädie, Neurologie, Krankenpflege und Krankengymnastik beteiligt sind.

9.2.2 Erste Orientierung über die Problematik

Es handelt sich um eine 34-jährige Patientin mit chronischem linksseitigem Gesichtsschmerz in Form paroxsysmaler, d. h. in Anfällen auftretender, Schmerzattacken seit dem 17. Lebensjahr. Unter ausschließlich somatischer Schmerzbehandlung war es zu einer wechselnden Beschwerdesymptomatik gekommen. Ein dauerhafter Therapieerfolg hatte sich nicht abgezeichnet. Die von der Patientin als einschneidend erlebte Beeinträchtigung im Privat- und Berufsleben führten ebenso wie die Unzufriedenheit über wechselnde Diagnosestellung und die damit verbundenen unterschiedlichen Behandlungsansätze, z. T. mit erheblicher Nebenwirkungsrate, zu einer ausgeprägten Selbstwertproblematik und depressiven Störung. Ebenso war es zu einer Verstärkung der bereits seit der Jugendzeit vorhandenen sozialphobischen Entwicklung gekommen. Im Rahmen eines stationären Aufenthalts aufgrund des Schmerzsyndroms wurde erstmalig ein psychologisches Schmerzkonsilium durchgeführt und eine verhaltenstherapeutisch ausgerichtete Schmerzbehandlung empfohlen, die anschließend eingeleitet wurde und im Folgenden dargestellt wird.

9.2.3 Lebensgeschichtliche Entwicklung (Biographie)

9.2.3.1 Aktuelle Lebenssituation

Frau B. ist ledig, alleinstehend und lebt in einer eigenen kleinen Wohnung an ihrem Herkunftsort, einer norddeutschen Kleinstadt. Sie ist gelernte Erzieherin und arbeitet vollzeitbeschäftigt in einem Kindergarten. Sie berichtet, dass die Arbeit mit den Kindern ihr zentraler Lebensinhalt sei. Probleme gebe es aber aufgrund ihrer Schmerzen, da diese beim Spielen, Toben und Sprechen mit den Kindern häufig ausgelöst würden. Seit sechs Wochen ist sie aufgrund der zunehmenden attackenartigen Gesichtsschmerzen arbeitsunfähig. In ihrer Freizeit lebt sie zurückgezogen, meidet soziale Situationen wie Tanzveranstaltungen und Theater. Sie habe, so erzählt sie, jedoch einige gute Freundinnen. Vor Männern habe sie regelrecht Angst und habe nie eine Partnerschaft gehabt.

9.2.3.2 Lebensgeschichtliche Entwicklung

Frau B. wurde als erstes Kind eines Sicherheitsingenieurs und einer kaufmännischen Angestellten geboren und wuchs mit ihrem um ein Jahr jüngeren Bruder bei den Eltern auf. Ihren Vater beschreibt die Patientin als streng und auf sich selbst bezogen, die Mutter als liebevoll, sich ihrem Mann unterordnend. Sie sei ein ruhiges und schüchternes Kind gewesen. In ihrer Grundschulzeit habe sie sich am Unterricht kaum beteiligt und sei seitens der Lehrer als zu still beurteilt worden. Sie habe jedoch ihre Schüchternheit bis zu ihrem zwölften Lebensjahr weitgehend abbauen können und eine mit Freundschaften und diversen Freizeitaktivitäten ausgefüllte Kindheit erlebt. Im Alter von zwölf Jahren habe jedoch ihr größter Kummer begonnen, als sich mit Einsetzen der Mensis eine starke Behaarung im Gesichtsbereich entwickelte. Diese habe sie durch lange, ins Gesicht getragene Haare zu verdecken versucht. In ihrer Familie sei nie über ihr Problem gesprochen worden. Informationen über diese als Hirsutismus diagnostizierte Störung habe sie erst später durch ihren Gynäkologen erhalten. Im Alter von 17 Jahren sei es zu einer einschneidenden Erfahrung gekommen, als sie während eines Restaurantbesuchs erlebt habe, wie am Nachbartisch über ihr Aussehen abfällig gesprochen wurde und gesagt wurde, „Sie sieht aus wie ein Tier". Kurze Zeit nach diesem schlimmen Erlebnis seien erstmalig plötzlich und attackenartig die Gesichtsschmerzen im linken Oberkiefer aufgetreten. Sie habe sich sozial sehr zurückgezogen, nie eine Partnerschaft oder gegengeschlechtlichen Kontakt zugelassen. Nach dem Realschulabschluss und einem Orientierungsjahr auf der Hauswirtschaftsschule begann sie die Ausbildung zur Erzieherin. Während der Ausbildung seien die Schmerzen nur zeitweise aufgetreten und nur wenig beeinträchtigend gewesen, sodass sie diese mit 21 Jahren regulär abschloss. Ein anschließender dreimonatiger Auslandsaufenthalt sei ihre bis dahin glücklichste Zeit gewesen. Sie wäre gern dort geblieben, hätte jedoch wegen der bereits diagnostizierten Trigeminusneuralgie dort keine Berufserlaubnis bekommen. Zurück in Deutschland sei sie fünf Jahre als private Kinderbetreuerin tätig gewesen. Kennzeichnend für diese Zeit waren Schwierigkeiten mit den Eltern des Kindes und stetig zunehmende Schmerzen. Im 26. Lebensjahr erfolgte ein neurochirurgischer Eingriff mit anschließender deutlicher Beschwerdelinderung. 2 Jahre später fand sie eine Anstellung als Kindergärtnerin, die ihr zunächst sehr viel Freude bereitete. Problematisch war jedoch das mangelnde Verständnis für ihre doch immer wieder gelegentlich auftretenden Schmerzanfälle. Unter dem inneren Druck, ihre Arbeit trotz der Schmerzen gut machen zu wollen, kam es Ende des 31. Lebensjahrs erneut zu einer starken Beschwerdezunahme und diversen diagnostischen und therapeutischen Interventionen.

9.2.3.3 Krankheitsanamnese/-entwicklung unter somatischen Gesichtspunkten

Die somatische Krankheitsanamnese demonstriert sehr deutlich die Schwierigkeiten bei Diagnosestellung und Behandlung von Frau B.

Nach dem Krankheitsbeginn im 17. Lebensjahr blieben zahn- und kieferchirurgische Eingriffe ohne Erfolg. Eine neurologische Abklärung ergab die Diagnose „Trigeminusneuralgie" (Tic douloureux). Unter der medikamentösen Therapie mit Carbamazepin erfolgte eine Besserung. Die kraniale Computertomographie (CCT) zeigte einen pathologisch unauffälligen Befund. Vom 17. – 26. Lebensjahr erfolgte trotz medikamentöser Weiterbehandlung eine schleichende Beschwerdezunahme, die schließlich eine stationäre Aufnahme in der Neurochirurgie (Diagnostik: CCT und Angiographie, d. h. Darstellung der Hirngefäße; Befunde unauffällig) und die Durchführung einer neurochirurgischen Intervention (Jannetta-Operation: Abpolsterung einer quer über den Nerven verlaufenden Gefäßschlinge) erforderte. Postoperativ zeigte sich eine Löschung verschiedener Triggermechanismen. Eine leichte Hypalgesie (verminderte Schmerzempfindung) im 2. Ast des Trigeminusnervs links blieb zurück, der Kornealreflex (Schutzreflex) blieb jedoch erhalten. Die Operation erbrachte eine 5 Jahre anhaltende deutliche Beschwerdereduktion.

Mit 31 Jahren nahmen die neuralgiformen einschießenden Schmerzattacken im Rahmen einer Sinusitis maxillaris bds. (Kieferhöhlenentzündung) wieder zu. Unter antibiotischer Therapie sowie Nasenseptumoperation und Kieferhöhlenrevisionen bds. kam es zu erneuter Beschwerdereduktion. Es wurde zusätzlich die Diagnose einer im Vordergrund stehenden Myoarthropathie links gestellt, wobei die Diagnose einer Trigeminusneuralgie weder ausgeschlossen noch bestätigt wurde. Aufgrund wechselnder Beschwerdesymptomatik in den folgenden 2 Jahren wurden folgende fachärztliche Untersuchungen und Behandlungen durchgeführt:

Diagnostik.   2-mal Computertomographie (CT) der Nasennebenhöhlen (NNH); Röntgenuntersuchung des Ober- und Unterkiefers einschließlich der Kiefergelenke; 2-mal Kernspintomographie des Kopfes; Angiographie; Kernspintomographie der Kiefergelenke; neurophysiologische Untersuchung des N. trigeminus; Störfelddiagnostik auf biophysikalischer Grundlage nach Nogier/Bahr.

Differenzialdiagnosen.   Atypischer Gesichtsschmerz, Hypoglossusneuralgie, Myoarthropathie.

Behandlung.   Medikation (oral, intravenös, intramuskulär): Carbamazepin (mehrfach, Höchstdosis), Antidepressiva, Neuroleptika, Opioide und Nicht-Opioide, Benzodiazepine, lokal injizierte Anästhetika. Nicht medikamentöse Behandlungen: Aufbissschiene, Störfeldtherapie.

Mit 34 Jahren wurde die Patientin wieder in eine Klinik für Mund-, Kiefer- und Gesichtschirurgie aufgenommen. Erneute diagnostische Maßnahmen blieben ohne Feststellung einer organischen Ursache; die Myoarthropathie wurde ausgeschlossen, die Trigeminusneuralgie in Frage gestellt. Mit der Diagnose „Chronische Gesichtsschmerzen im linken Oberkiefer" wurde eine psychosomatische Behandlung empfohlen.

9.3   Problemanalyse

9.3.1   Symptomatik

Es ließen sich drei Problembereiche voneinander abgrenzen: 1. Schmerzen, 2. soziale Ängste und 3. depressive Verstimmungen. Der erhebliche Leidensdruck ergab sich wesentlich aus der Schmerzsymptomatik.

9.3.1.1 Problembereich „Schmerzsymptomatik"

Die Schmerzen waren im linken Oberkieferbereich lokalisiert mit Ausstrahlungen in die linke Gesichtshälfte. Seltener traten die Schmerzen in Unterlippe und Kinn und nur vereinzelt im Stirn- und Augenbereich auf. Die Patientin unterschied einen anhaltend vorhandenen brennenden Schmerz geringer bis mittlerer Intensität der Stufe 2–3 auf der nummerischen Rating-Skala (NRS; 0 = keine Schmerzen, 10 = stärkste vorstellbare Schmerzen) und einen attackenartig auftretenden, sehr starken, von der Qualität als einschießend, hell-stechend, wie „elektrische Schläge" beschriebenen Schmerz. Die Attacken traten manchmal mehrmals täglich, manchmal mehrere Tage gar nicht auf und hielten meist nur Sekunden bis Minuten, gelegentlich aber auch mehrere Tage an. Sie erreichten durchschnittlich die Stärke 8–9 (gelegentlich Stärke 10). Manchmal nahmen diese Schmerzanfälle aufgrund ihres Auftretensmusters den Charakter von Dauerschmerz an, kombiniert mit extrem hoher Intensität.

Verhaltensbeschreibung: Bei Auftreten der Schmerzattacken wollte Frau B. allein sein und zog sich zurück (motorisch-verhaltensmäßige Ebene). In solchen Situationen standen zunächst starke Ängste im Vordergrund, die dann in Niedergeschlagenheit, Resignation bis hin zu Gefühlen der Vernichtung übergingen (emotionale Ebene). Ihre Gedanken richteten sich auf ihre erlebte Hilf- und Hoffnungslosigkeit. Sie berichtete, dass sie sich dann ausgeliefert fühle, nichts tun und diesen Zustand kaum mehr aushalten könne.

Trotz einer deutlichen Angst vor dem Sterben sah sie dann den Tod als eine Art Lösung ihrer Schmerzproblematik (kognitive Ebene). Als weitere körperliche Symptome traten starke muskuläre Anspannungen, Schwitzen und teilweise auch Zittern auf.

9.3.1.2 Problembereich „Soziale Ängste"

Aus Angst vor fremden Menschen, insbesondere vor Männern, aufgrund ihrer Gesichtsbehaarung verspottet oder bloßgestellt zu werden, vermied Frau B. soziale Kontakte außerhalb ihres Familien- und Freundinnenkreises und der beruflichen Tätigkeit.

9.3.1.3 Problembereich „Depression"

Im Zusammenhang mit den seit zwei Jahren sehr starken Schmerzen entwickelten sich depressive Verstimmungen. Bei verzweifelt, niedergeschlagener Stimmungslage führten katastophisierende Gedankenkreisläufe zu Antriebslosigkeit, Resignation und Hoffnungslosigkeit und verstärkten das soziale Rückzugsverhalten.

9.3.2 Vorausgehende/nachfolgende Bedingungen

9.3.2.1 Problembereich „Schmerzsymptomatik"

Als primär physiologisch begründbare Auslöser einer Schmerzattacke wirkten alle Berührungen extra- und intraoral gelegener Triggerpunkte sowie Ereignisse, die mit einer Reizung des Trigeminusnervs verbunden waren: Berührungen der Areale mit den Händen und der Zunge, Kaubewegungen und Schlucken beim Essen, Körperpflege im Kopfbereich (z. B. Zähne putzen, Kämmen), Erschütterungen, bedingt durch körperliche Aktivität, Wind, kalte Zugluft, Sprechen. Als primär psychologisch wirksame Auslöser fanden sich Stresssituationen im Problembereich „Soziale Ängste", katastrophisierende Gedanken bezüglich der zukünftigen Schmerzentwicklung und Gefühle der Einsamkeit. Als nachfolgende Bedingungen der Schmerzen zeigte sich eine depressive Stimmung, einhergehend mit erheblicher Erschöpfung und soziales Rückzugsverhalten. In Situationen, in denen die bestehenden sozialen Ängste eine Schmerzzunahme auslösten, war der Rückzug auch als eine Vermeidungsreaktion mit (kurzfristiger Angstreduktion) zu verstehen.

9.3.2.2 Problembereich „Soziale Phobie"

Als Auslöser der Ängste ließen sich Situationen herausarbeiten, in denen Frau B. im Zentrum der Aufmerksamkeit stand oder sie dies befürchtet. Dabei handelte es sich primär um Situationen in ihrem Privatleben, insbesondere solche, in denen sie mit ihrem Dasein als alleinstehende, junge Frau konfrontiert war. Im beruflichen Setting erlebte sie sich in der Regel als selbstsicherer. Sofern sich Frau B. überhaupt in eine angstauslösende Situation begab, stand als kurzfristig nachfolgende Konsequenz das Vermeidungsverhalten zur Angstreduktion im Vordergrund, d. h., sie verließ schnellstmöglich die Situation. Sehr häufig setzte nachfolgend eine Schmerzverstärkung sowie eine depressive Verstimmung ein, die mit Schuldgefühlen bezüglich des als inkompetent erlebten Sozialverhaltens einherging. Da Frau B. primär die Schmerzen als Begründung für ihren Rückzug benannte, reagierte ihre Umwelt verständnisvoll und ohne weiteren Klärungswunsch.

9.3.2.3 Problembereich „Depression"

Hauptauslöser der Depressionen waren die attackenartigen Schmerzen von hoher Intensität. Ebenfalls depressionsfördernd wirkten negative Gedanken, die sich auf die unbefriedigende, durch die Schmerzen beherrschte Lebenssituation bezogen. Diese traten wiederum primär in Situationen des Alleinseins auf, die Frau B. als Einsamkeit erlebte. Die ausschließliche Attribution der depressiven Verstimmungen auf die Schmerzprobleme bedingten eine Opferrolle, in der Frau B. sich selbst als absolut hilflos wahrnahm.

9.3.3   Kompetenzen/Ressourcen

Frau B. zeichnete sich durch Flexibilität aus. Sie konnte genügsam sein, sich auch über kleine Dinge freuen. Sie zeigte sich den Menschen, zu denen sie Kontakt hatte, in der Regel als offen und einfühlsam und konnte Freundschaften (zu Frauen) entwickeln und pflegen. Sie weckte Sympathien, hatte gute kommunikative Fähigkeiten, war im Beruf als Erzieherin erfolgreich und war sowohl bei Kindern, Eltern und Kollegen geschätzt. Aufgaben bewältigte sie kreativ, ausdauernd, aber ohne Rigidität.

9.3.4   Motivation

Die Veränderungsmotivation der Patientin wurde bereits zu Beginn der Behandlung als relativ gut beurteilt. Sie wirkte vor allem außerhalb der Schmerzattacken offen gegenüber ihr auch unbekannten Behandlungsformen, obwohl ihr subjektives Krankheitsmodell zunächst ausgesprochen somatisch orientiert war. Sie schilderte ihre Vorbehalte gegenüber Vorbehandlern, die psychische Anteile an ihrer Symptomatik angesprochen hatten, entschied sich jedoch für die Annahme von Informationen und Hilfe, die wir ihr anboten. Die Logik unseres Vorgehens erfasste sie schnell.

9.3.5   Selbstkontrolle

Die Schmerzattacken schienen unberechenbar und für Frau B. nicht beeinflussbar aufzutreten. Die Unberechenbarkeit bezog sich auch auf Dauer und Intensität der Schmerzen. Sie konnte das Ende der Schmerzattacken nur hilflos abwarten und hoffte, zumindest eine Schmerzverstärkung zu verhindern. Dies tat sie, indem sie sich in ihr Bett zurückzog, Sprechen, Essen, Trinken, Bewegung und Zugluft vermied und sich z. B. durch das Hören von Musik abzulenken versuchte. Darüber hinaus versuchte Frau B., eine Art Systematik in den Schmerzverlauf bzw. ihre Erwartungen über den Schmerzverlauf zu bringen, indem sie einen Wechsel der Schmerzattacken und schmerzfreien Phasen als Rhythmik betrachtete: nach einer starken Schmerzattacke erwarte sie, dass die Schmerzen erst einmal hinter ihr lägen. Dies stellte eine Art kognitive Strategie dar.

9.3.6   System- und Beziehungsanalyse

Die wichtigsten Beziehungen für Frau B. waren die zu ihren Eltern, zu einigen engen Freundinnen und zu den Kindern des Kindergartens. Die Beziehung zu den Eltern war allerdings ambivalent. Einerseits erlebte sie die Eltern als um sie bemüht und hilfsbereit, andererseits hatte sie sich hinsichtlich ihrer Probleme oft unverstanden und unter Druck gesetzt gefühlt. Ihre freundschaftlichen Beziehungen zu den wenigen, etwa gleichaltrigen Frauen erwiesen sich als stabil und belastbar. In Schmerzphasen zog sich die Patientin jedoch zurück, in der Annahme, andere Menschen damit nicht belasten zu dürfen. Sie erwartete auch keine wirkliche Hilfe von ihnen. Da die Patientin keine Wünsche oder Bedürfnisse äußerte, blieb ihr Verhalten für die Freundinnen vermutlich oft unklar und ließ diese in Unsicherheit zurück. Die Beziehung zu den Kindergartenkindern war für Frau B. von zentraler Bedeutung. Von ihnen wurde sie akzeptiert und geliebt.

9.3.7 Funktionales Bedingungsmodell

Die Entstehung und Aufrechterhaltung der primär somatisch zu erklärenden Trigeminusneuralgie ließ sich vor dem Hintergrund lerngeschichtlicher Erfahrungen und Verhaltensdefizite in einen somatopsychischen Gesamtzusammenhang stellen. Erst hierdurch gelang es, die entscheidende Basis für therapeutische Interventionen innerhalb eines interdisziplinären Behandlungskonzeptes zu finden.

Die Trigeminusneuralgie wird aus somatischer Sicht als eine primär zentralnervöse Erkrankung (Fromm et al. 1984, Sprotte 1993) verstanden. Aus psychologischer Sicht kann im Fall von Frau B. zusätzlich ein erhöhtes psychophysiologisches Arousal angenommen werden, das sich in der beschriebenen emotionalen Labilität äußert. Der psychophysiologische Zusammenhang wird dadurch deutlich, dass durch die veränderte Erregbarkeit neuronaler Strukturen eine Auslösung von Schmerzattacken bereits durch nicht nozizeptive Reize erfolgt, eben auch durch Stressreize psychologischer Natur. Diese verdeutlichen den Einfluss psychologischer Faktoren auf eine primär somatische Erkrankung und machen eine genauere Betrachtung der Entstehung und Aufrechterhaltung der psychologischen Faktoren erforderlich.

Die Entwicklung und Aufrechterhaltung der emotionalen Labilität von Frau B. mit primär ängstlich-schüchternen Anteilen lässt sich wesentlich durch den autoritären Verhaltens- und Erziehungsstil des Vaters erklären. Die Patientin übernahm Verhaltensmuster der Mutter (Selbstunsicherheit, Unterordnung, Nachgiebigkeit). Parallel hierzu entwickelten sich aufgrund ihrer als äußerer Makel erlebten Gesichtsbehaarung Schamgefühle mit weiterer Zunahme der Selbstunsicherheit. Durch die Tabuisierung des Themas „Gesichtsbehaarung" durch die Familie und die Patientin vermied Frau B. die Konfrontation mit negativer Befindlichkeit (negative Verstärkung); Ängstlichkeit und Unsicherheit in sozialen Situationen wurden so aufrechterhalten und zusätzlich verstärkt. Vor diesem Hintergrund stellt die Situation im Restaurant (diskriminierende Äußerungen über ihr Aussehen) eine traumatisierende Situation dar. Dieses Erlebnis war geeignet, auch die Selbstaufmerksamkeit der Patientin auf die betroffene Körperregion zu lenken und erklärt den Beginn einer sozialphobischen Entwicklung (soziales Rückzugsverhalten und die weitgehende Vermeidung sozialer Freizeitsituationen). Unter dem Einfluss dieses traumatischen Ereignisses und der beschriebenen psychophysiologischen Prädisposition (Annahme der zentralnervösen Erkrankung und des erhöhten psychophysiologischen Arousal, das als psychophysiologische Hyperreagibilität des zentralen Nervensystems betrachtet werden kann) kam es anschließend zum Beginn der Schmerzsymptomatik. Die sozialen Ängste wirkten sich in Folge ungünstig auf die Schmerzen aus. Somatisch betrachtet lässt sich dieser Prozess auf der Basis einer primären zentralnervösen Erkrankung (s. o.) durch die exzitatorische Erregung der betroffenen Nerven bei Stress beschreiben. Für die Chronifizierung der Schmerzen sind respondente Lernvorgänge anzunehmen: Zum einen spielt hierbei die häufige Koppelung von bestimmten Stresssituationen und Schmerzauslösung (klassische Konditionierung) eine Rolle, zum anderen die Übertragung auf weitere ähnliche Reizkonstellationen (Prozesse der Stimulusgeneralisierung), die mehr und mehr schmerzauslösende Stimuli hervorbrachte. Die nachfolgende Entwicklung beider Problembereiche, „sozialen Ängste" und „Schmerzsymptomatik" zeigt darüber hinaus auch deren Verknüpfung über operante Einflüsse auf. So ermöglicht die heftige Schmerzsymptomatik der Patientin eine plausible Erklärung für das Vermeiden bestimmter sozialer Situationen sowohl sich selbst als auch anderen gegenüber. Es kann demnach von einer gegenseitigen Verstärkung der Ängste und Schmerzen ausgegangen werden. Das soziale Vermeidungsverhalten verstärkt das Schmerzverhalten und wahrscheinlich auch das Schmerzerleben und umgekehrt. Da die Schmerzen deutlich im Vordergrund des Leidensdrucks der Patientin stehen, rücken subjektiv die Ängste in den Hintergrund. Die depressive Symptomatik kann über immer wieder auftretende Hilf- und Hoffnungslosigkeitskognitionen als Folge der schweren Schmerzstörung betrachtet werden (gelernte Hilflosigkeit). Dies zeigt sich zum einen in der Korrelation der depressiven Symptome und der Schmerzattacken, zum anderen im – lerngeschichtlich betrachtet – späteren Einsetzen der Depressionen. Diese Entwicklung mündete letztlich in ein zunehmend negativeres Selbstbild, das sich wiederum deutlich verstärkend auf die Angst- und Schmerzproblematik auswirkte.

9.4   Befund

9.4.1   Diagnose

Chronische Gesichtsschmerzen

- Schmerzstörung in Verbindung mit sowohl psychischen Faktoren wie einem medizinischen Krankheitsfaktor (DSM-IV 307.89, ICD-10 F 54[1]).
- Soziale Phobie (DSM-IV 300.23, ICD-10 F 40.1).
- Major Depression, rezidivierend (DSM-IV 296.33, ICD-10 F 33.2).
- Trigeminusneuralgie V2/3 links, Zustand nach Jannetta-Operation (ICD-10 G 50.0).
- Hirsutismus (ICD-10 L 68.0).

9.4.2   Psychischer Befund

Die Patientin zeigte sich zum Zeitpunkt der Erstaufnahme freundlich zugewandt. In der äußeren Erscheinung fiel ihre starke Gesichtsbehaarung auf, die sie durch Rasur gelegentlich entfernen ließ. Sie war zeitlich und örtlich orientiert; inhaltliche oder formale Denkstörungen lagen nicht vor. Merkfähigkeit, Gedächtnis, Intelligenz und andere kognitive Funktionen waren klinisch unauffällig. Neben der niedergeschlagenen Grundstimmung lagen keine weiteren Beeinträchtigungen im emotionalen Bereich vor. Es gab keine Hinweise für Störungen der Ich-Identität, Sinnestäuschungen oder Wahnideen.

---

[1]   Im DSM-IV wird für die Kodierung 307.89 die entsprechende ICD-10-Kodierung F 45.4 (anhaltende somatoforme Schmerzstörung) angegeben. Dies ist nach unserer Meinung nicht angemessen. Um den sog. medizinischen Krankheitsfaktor entsprechend zum Ausdruck zu bringen, erscheint die Diagnose F 54 (psychologische Faktoren oder Verhaltensfaktoren bei andernorts klassifizierten Erkrankungen) adäquater.

Sie berichtet über gelegentliche Gedanken an Tod und Sterben. Suizidabsichten wurden jedoch glaubhaft verneint.

9.4.3 Somatischer Befund

Die internistische, orthopädische und neurologische Untersuchung war bis auf folgende Befunde unauffällig: Adipositas bei 180 cm/81 kg, vermehrte Körperbehaarung bei bekanntem Hirsutismus, muskuläre Dysbalance im Schulter-Nacken-Bereich, Hypalgesie-Angabe im Versorgungsgebiet des 2. und 3. Astes des N. trigeminus, unscharf begrenzt, geringe Schwerhörigkeit links.

9.5 Therapieziele

Folgende globale Therapieziele wurden zwischen der Patientin und – entsprechend des interdisziplinären Therapieansatzes – der behandelnden Psychologin und Ärztin erarbeitet:

1. Aufbau einer vertrauensvollen und tragfähigen therapeutischen Beziehung zum Behandlungsteam.
2. Überprüfung und Sicherung der Diagnose „Trigeminusneuralgie" und Abklärung der Indikation neurochirurgischer Interventionen.
3. Aufbau eines somatopsychischen Krankheitsmodells der Schmerzen.
4. Schmerzreduktion bzw. Beschwerdelinderung (somatische Interventionen).
5. Schmerzreduktion bzw. Beschwerdelinderung (Aufbau von Selbstkontrollstrategien und psychologischen Schmerzbewältigungstechniken).
6. Bearbeitung der depressiven Störung.
7. Bearbeitung der sozialen Ängste.
8. Transfer der Verhaltensänderung in den Alltag.

9.6 Therapieplan

Zu 1: Aufgrund der ausgeprägt hoffnungslos-resignativen Grundstimmung mit sozialem Rückzugsverhalten der Patientin wurde zunächst der Aufbau einer vertrauensvollen therapeutischen Beziehung über supportive Maßnahmen geplant. Dazu gehörten die tägliche Befindlichkeitsabklärung und Tagesstrukturierung mit ermutigender Zusprache, unterstützende Gesprächsführung bei diagnostischen Interventionen. Bei Rückzug und Einschließen in ihr Zimmer sollte nach der Patientin gesehen, beruhigend und Hoffnung aufbauend auf sie eingewirkt werden. (Sie selber brauchte und konnte aufgrund der Schmerzverstärkung nicht sprechen.) Im Folgenden sollte die Patientin schrittweise motiviert werden, in solchen Situationen Hilfe zu holen, wozu die diensthabenden Mitarbeiter der Klinik nach o. g. Richtlinien angehalten werden sollten.

Zu 2: Die Hypothese einer bestehenden Trigeminusneuralgie sollte durch Sichtung der Vorbefunde, Vorstellung in der Schmerzkonferenz und selektive Nervenblockaden überprüft und gesichert werden. Die Indikation möglicher neurochirurgischer Interventionen sollte, unter Abwägung der Erfolgsaussichten und der Komplikationsrisiken, durch Konsultation einer neurochirurgischen Abteilung geklärt werden.

Zu 3: Ein biopsychosoziales Krankheitsverständnis sollte vorrangig über die Informationsvermittlung innerhalb einer Schmerzbewältigungsgruppe geschaffen werden. Darüber hinaus wurden wiederholte individualisierte Informationseinheiten sowohl von ärztlicher als auch psychologischer Seite eingeplant. Ebenso sollten mehrere Sitzungen im psychophysiologischen Labor stattfinden, bei denen der Patientin über EMG-Ableitungen Zusammenhänge zwischen physiologischen und psychologischen Prozessen demonstriert werden sollten.

Zu 4: Es wurden folgende medizinischen Interventionen mit dem Ziel der Beschwerdelinderung geplant: Optimierung der medikamentösen Anfalls- und Dauertherapie (Einsatz von Baclofen); Infiltrationsserien am Ganglion cervicale superius (GCS-GLOA; Nervenblockade) mit Temgesic 0,03 %ig zur Wiederherstellung der Carbamazepin-Sensitivität.

Zu 5: Der Aufbau von Selbstkontrolltechniken für die Schmerzsymptomatik im Sinne von Schmerzbewältigungstechniken sollte primär innerhalb der Schmerzbewältigungsgruppe (vgl. Tab. 9.1) angesiedelt werden. Darüber hinaus sollte die Patientin an einem Gruppentraining zur progressiven Muskelrelaxation nach Jacobson teilnehmen.

Zu 6: Die Bearbeitung der depressiven Störung sollte neben dem Aufbau positiver Aktivitäten und einer kognitiven Umstrukturierung auch eine medikamentöse Einstellung mit potentem Antidepressivum umfassen.

Zu 7: Für die Bearbeitung der sozialen Ängste sollten spezifische Konfrontationsübungen in vivo erarbeitet und zunächst im Stationsumfeld durchgeführt werden.

Zu 8: Für den Transfer der Verhaltensänderung in den Alltag wurden zwei therapeutische Beurlaubungen nach Hause eingeplant, in denen Frau B. ihre neuen Verhaltensweisen erproben sollte. Für den Abschluss der stationären Behandlung wurde ein Gespräch mit den Eltern vorgesehen. Ebenso sollte sich die Patientin einen ambulanten Therapieplatz bereits von der Klinik aus reservieren.

Tabelle 9.**1** Thematische Schwerpunkte der 12 Sitzungen der psychologischen Schmerzbewältigungstherapie (Gruppensetting)

- Spezifische Informationsvermittlung (je nach Gruppe zu chronischen Schmerzen, allgemein, oder Kopfschmerzen)
- Erlernen von Selbstbeobachtung psychischer Einflüsse auf Schmerzen
- Vermittlung eines Rationals zur Selbstkontrollüberzeugung
- Erarbeitung von Ablenkungsmöglichkeiten
- Akzeptanz der Schmerzen
- Realistische Zielsetzung (kurz-, mittel-, langfristig)
- Zeitliche Einteilung von körperliche Aktivitäten
- Vermittlung der Rolle emotionaler/kognitiver Faktoren bei Schmerz (schmerzauslösender/aufrechterhaltender Faktoren)
- Copingstrategien (kognitiv/behavioral)
- Problem-/Stress-Management
- (Schmerzbedingte) Probleme mit dem familiären u. beruflichen Umfeld
- Transfer des Erlernten in die Alltagssituation

9.7 Therapieverlauf

9.7.1 Psychologische Aspekte

In den ersten Wochen der stationären Behandlung stellte Frau B. sich als kooperative, für das Behandlungsteam „bequeme" Patientin dar. Sie integrierte sich unauffällig in den Stationsalltag, verhielt sich gegenüber den Mitpatientinnen wie den Behandlerinnen gegenüber zurückhaltend und konfliktvermeidend. Sie nahm engagiert an der Schmerz-bewältigungsgruppe wie der Gruppe zur progressiven Muskelentspannung teil und führte Schmerztagebuch und Selbstbeobachtungsprotokolle gewissenhaft.

Dies alles änderte sich radikal nach den ersten heftigen Schmerzattacken. Frau B. zeigte extremes Rückzugsverhalten, schloss sich stundenlang in ihr Zimmer ein und löste dadurch bei Mitpatientinnen und dem Behandlungsteam erhebliche Besorgnis aus. Die supportiven therapeutischen Maßnahmen wirkten auf Frau B. zunächst befremdlich, wurden jedoch mit der Zeit von ihr als wohltuend erlebt und besser angenommen. Der Erhebung der biographischen Anamnese sah die Patientin jedoch aufgrund ihrer Befürchtung vor Bloßstellung zunächst skeptisch entgegen. Wenngleich sich ihre Vorbehalte bald ausräumen ließen, resultierte selbst eine vorsichtige Annäherung an für Frau B. schwierige Themen in schweren Schmerzanfällen. Sie zog daraus die Folgerung, dass Psychotherapie ihren Zustand verschlimmere. Ebenso schwierig war es, die aktuellen Schmerzauslöser herauszufinden. Die Schmerzzustände schienen unvorhersehbar und zufällig aufzutreten, was bei Frau B. immer wieder Zweifel an einem psychosomatischen Krankheitsmodell hervorrief und auch das Behandlungsteam veranlasste, die eigene Hypothese kritisch zu hinterfragen. Insbesondere durch eine weitere medizinische als auch psychologische Verlaufsdiagnostik bestätigte sich jedoch die zuvor dargestellten störungsbezogenen Hypothesen. Es wurde deutlich, dass die sozialen Ängste eine maßgebliche Rolle in der Auslösung heftiger Schmerzattacken spielten. Dabei zeigte sich, dass diese nicht mit sozialen Defiziten, sondern mit kognitiven Fehlannahmen einhergingen. Deshalb lag der Schwerpunkt der Interventionen auf Maßnahmen zur Restrukturierung dieser Fehlannahmen: Frau B. sollte soziale Situationen aufsuchen, um positive Erfahrungen zu sammeln, um damit ihre dysfunktionalen Kognitionen zu korrigieren. Das Umfeld dazu boten neben den einzel- und gruppentherapeutischen Sitzungen auch die Stationsroutinen. So trug Frau B. in der Morgenvisite Anliegen der Mitpatientinnen vor, begrüßte neue Patientinnen und stand ihnen für Fragen zum Klinikalltag zur Verfügung. Frau B. erlebte bei den Mitpatientinnen Akzeptanz und nahm an einer Vielzahl sozialer Aktivitäten teil. In schmerzgelinderten Phasen zeigte sie sich hierbei fröhlich und lebhaft. Sie begann durch diese neuen Erfahrungen auch zu erkennen, dass sie in ihrem heimischen Umfeld, das sie zunächst als problemlos dargestellt hatte, häufig unter Einsamkeit litt. In Schmerzphasen zeigte sich dann wieder ihre depressive Seite mit Verzweiflung, katastrophisierenden Gedanken und Rückzug. Die Therapiezielerreichung schien zu diesem Zeitpunkt nur über eine deutliche Verlängerung der stationären Aufnahme erreichbar zu sein. Um eine Hospitalisierung zu vermeiden (Patientin war vorher bereits lange Zeit in anderen Kliniken), wurde nach der regulären Behandlungsdauer (8 Wochen) eine Unterbrechung mit vereinbarter Wiederaufnahme nach 3 Monaten entschieden (Intervallbehandlung).

Innerhalb dieses ersten stationären Therapieabschnittes erlernte Frau B. Entspannungs- und Ablenkungstechniken, kognitive Techniken zur Realitätsüberprüfung und positiven Selbstverbalisation sowie die befindlichkeitsadäquate Gestaltung von Aktivitäten. Die Strategien führten jedoch zu sehr unterschiedlichen Erfolgen. Dies verunsicherte

Frau B. sehr, die am biopsychosozialen und auch an ihren eigenen Handlungskompetenzen zweifelte. In der Woche vor der Entlassung kam es (erwartungsgemäß) zu vermehrten Schmerzen, da die nicht bewältigten Probleme auch Frau B. deutlich bewusst waren.
Klärende Gespräche, in denen vor allem die Hoffnung auf Wiederaufnahme unterstützt
wurde, brachten vorübergehend Linderung.

In der häuslichen Situation kam es nach wenigen Wochen zu einer so heftigen
Zunahme der Schmerzen, dass Frau B. keine andere Lösung sah, als in letzter Not vorzeitig und unangekündigt in die Klinik zurückzukehren. Aufgrund stärkster Schmerzen war
sie suizidal, sodass sie in eine psychiatrische Klinik mit anschließender dreiwöchiger
intensiver neurologischer Behandlung noteingewiesen werden musste. Danach nahmen
wir Frau B. erneut auf. Durch den als unangenehm erlebten Psychiatrieaufenthalt, die
wochenlangen Schmerzen und starken Medikamente wirkte sie sehr erschöpft und
depressiv. In dieser zugespitzten Situation entwickelten die Ärztin und Psychologin
zusammen mit Frau B. eine Art Notfallplan, der als Ultima Ratio eine umgehende Verlegung in ein Akutkrankenhaus mit der Möglichkeit zur Sedierung unter Intensivüberwa-
chung vorsah. Diese Intervention diente der Vermittlung einer potentiellen Kontrollmög-
lichkeit, die dem Hilflosigkeitserleben entgegenwirken sollte. Frau B. machte letztlich
von dem Plan nicht Gebrauch, da sie eine stete Besserung ihres Zustands erlebte. Diese
Erfahrung war rückblickend aus Sicht der Patientin wie auch der Behandler der Wendepunkt in der Therapie. Der Notfallplan stellte eine Möglichkeit der Kontrolle über die
Schmerzen in Aussicht und nahm Frau B. die starke Angst vor einer erneuten Zuspitzung
der Schmerzen. In dieser Phase fragte sich die Patientin, warum sich ihr Befinden in der
Klinik erneut bessere, während es ihr zu Hause schlecht gehe. Sie erklärte sich dies
schließlich mit der Bedeutsamkeit psychischer Einflüsse auf das Schmerzgeschehen.

Anknüpfend an diese Beobachtung gelang es nun, die bereits im ersten Therapieabschnitt vermittelten Informationen über ein biopsychosoziales Krankheitsmodell zu
konsolidieren und ihr damit die Basis für eine schmerzbewältigungsorientierte Handlungsplanung zu vermitteln. Über erneute Anleitung zur Selbstbeobachtung konnte sie
nun Schmerzauslöser klarer identifizieren und durch Einsatz von Bewältigungsstrategien
gezielt beeinflussen. Es gelang ihr ab diesem Zeitpunkt auch, sich mit ihrer schwierigen
Lebenssituation konstruktiv auseinanderzusetzen. Die Befürchtung, möglicherweise
durch die Fokussierung auf die Probleme alles zu verschlimmern, konnte sie revidieren.
Sie gewann zunehmend Vertrauen in ihre eigenen Ressourcen, konnte die Hilfe anderer
annehmen und im Rahmen therapeutischer Beurlaubungen das Vertrauen in ihre Kon-
trollmöglichkeiten der Schmerzen festigen. Einen sowohl unter psychologischen als
auch somatischen Gesichtspunkten sehr wichtigen Therapiebaustein stellte ein Bera-
tungsgespräch zwischen der Ärztin, der Psychologin, Frau B. und deren Eltern zum
Behandlungsabschluss dar. Hierin wurden die Eltern über die Diagnose, die Therapieverfahren und die mittelfristige berufliche Perspektive der Tochter informiert. Vor allem
auch der Austausch über die beiderseitigen Erwartungen bezüglich des Anbietens und
Annehmens von Hilfe wurde als entlastend und fruchtbar erlebt.

9.7.2 Somatische Aspekte

Auch die somatischen Interventionen gestalteten sich zu Beginn der ersten Behandlungs-
sequenz enttäuschend. Kein Analgetikum (Nicht-Opioid oder Opioid, oral oder intravenös verabreicht, Mono- oder Kombinationstherapie) konnte die heftigen Schmerzattacken mildern. Nur die Gabe eines Benzodiazepins (Diazepam) als Rektiole ver-

abreicht führte zu einer kurzfristigen Linderung. Weitere Therapie-Versuche mit Baclofen (60 mg/tgl.) und die Fortführung der Carbamazepin-Gabe (900 mg/tgl.; nach dem Versuch zur Wiederherstellung der Carbamazepin-Sensitivität) führten ebensowenig zur Reduktion der Attackenfrequenz oder -intensität. Die Gabe eines trizyklischen Antidepressivums (Amitriptylin) in höherer Dosis (100–150 mg/tgl.) hatte einen deutlich stimmungsaufhellenden, aber keinen schmerzlindernen Effekt.

Eine wichtige vertrauensbildende Maßnahme war der oben beschriebene „Notfallplan", der in der Gabe eines oralen Opioids (Temgesic 0,4 mg s.l.) bzw. bei Ineffektivität in der Einnahme mit Diazepam-Rektiole bis zu einer Tagesdosis von 30 mg in 10-mg-Schritten. Der ebenfalls im Notfallplan enthaltene Schritt der stationären Verlegung wurde nicht notwendig.

Die krankengymnastischen und sporttherapeutischen Interventionen wurden insgesamt mehr als aktivierende, sensorisch und mental umlenkende Maßnahmen im Sinne einer antidepressiven Therapie verordnet und weniger als spezifisch physio- oder sporttherapeutisch wirksame Maßnahmen eingesetzt. Frau B. empfand diesen Teil der Behandlung als sehr angenehm.

Eine weitere wichtige Komponente der Behandlung war die Anwesenheit der Kotherapeutin oder der Psychologin bei den stark angstauslösenden invasiven Interventionen, deren Aufgabe es war, die Patientin zu entspannungsfördernden Maßnahmen anzuhalten. Gleichzeitig hatte Frau B. eine vertrauensvolle Beziehung zu der Ärztin. Dies beides begünstigte auch andere somatische Therapieansätze. Aufgrund der Behandlungsschwierigkeiten sowie der zum Teil atypischen Beschwerdesymptomatik entschlossen wir uns zur erneuten Diagnostik in Form von selektiven Nervenblockaden. Zu diesem Zweck erfolgte die Verlegung in die Schmerzklinik der Universität Kiel, wo durch die gleichzeitige Blockade des N. infraorbitalis links und N. mandibularis links eine vollständige Schmerzfreiheit mit Anästhesie im Bereich der entsprechenden Trigeminusäste erreicht und damit die Diagnose „Trigeminusneuralgie" untermauert werden konnte. Eine Verödung des 2. und 3. Astes des N. trigeminus links wurde als erfolgversprechend empfohlen und mit Frau B. nach ihrer Rückkehr ausführlich diskutiert. Unser Angebot, eine Vorstellung in einer Klinik für Neurochirurgie zu arrangieren, wurde von ihr nach ihrer Entlassung wahrgenommen und als positiv bewertet. Frau B. entschied sich vorerst gegen diesen invasiven Eingriff, da sie mit ihrem derzeitigen Zustand zufrieden war.

Insgesamt zeigte sich im weiteren Therapieverlauf, dass Frau B. ihre Schmerzattacken ausreichend mit Diazepam in geringer Dosis beherrschen konnte. Die Medikation mit Carbamazepin sowie Amitriptylin wurde zum Zeitpunkt der Entlassung weiterempfohlen.

9.8 Therapeut-Klient-Beziehung

Frau B. zeigte sich zunächst beiden Behandlerinnen und auch der Kotherapeutin gegenüber zurückhaltend vorsichtig, später zunehmend vertrauensvoll, sodass gegen Ende des ersten Aufenthalts beide Behandlerinnen für sie eine besondere Bedeutung gewannen. Eine Dankeskarte zum Abschied hebt dies hervor und deutet eine zögerliche Ablösung vom Behandlungssetting an. Ihre folgenden Briefe (vgl. Kasten) und vor allem die unangekündigte und verfrühte Rückkehr in die Klinik nach erneuter Schmerzzunahme bestätigen dies. Nach der psychiatrischen Einweisung kam es zu einer Beziehungskrise („Warum haben Sie das getan?"), die allerdings über eingehende Klärung zu bewältigen war. Im zweiten Therapieabschnitt stabilisierte sich die Beziehung wieder und veränderte sich in Richtung einer partnerschaftlichen Struktur.

9.9   Art und Verlauf der psychologisch-medizinischen Kooperation

Die im Gesamttext dargestellte enge interdisziplinäre Zusammenarbeit war bei der Behandlung von Frau B. die elementare Voraussetzung für die Entwicklung des individuellen Störungsmodells und zur Durchführung daraus resultierender Interventionen.

9.10   Analyse und Bewertung

Insgesamt zeigt die Behandlung des ausgesprochen schwerwiegenden Beschwerdebildes ein sehr positives und mittelfristig stabiles Ergebnis auf, das im Folgenden näher erläutert wird. Die typische Schmerzstärke eingeschätzt auf einer nummerischen Ratingskala (NRS: 0 = keine Schmerzen, 10 = stärkste vorstellbare Schmerzen) reduzierte sich um 50 % von 8 auf 4 bei der Entlassung und blieb auch 6 Monate später in einem Bereich unter 5. Gelegentlich traten sogar Schmerzstärken von nur 2 auf. Unterstrichen wird dieses Ergebnis auch durch die Befunde in der Schmerzempfindungsskala (SES; Geissner 1996), wo sowohl im Bereich des affektiven als auch sensorischen Schmerzempfindens eine Reduktion zu beobachten war. Die Schmerztoleranz, operationalisiert durch die Frage „Bei welcher Schmerzstärke (0–10) könnten Sie sagen, ‚Damit kann ich einigermaßen gut leben'", stieg zur Entlassung an und stimmte mit der effektiv empfundenen Schmerzstärke überein, sank dann aber wieder nach 6 Monaten um einen Punkt ab. Die Stimmungseinstufung auf einer NRS zeigte eine Verbesserung von 5 auf 2, die ebenfalls stabil blieb.

Subjektive Ergebnisbewertung der Patientin nach Entlassung aus dem zweiten Behandlungsabschnitt

… Ich kann es selbst kaum fassen, aber es ist wahr! Ich konnte während der letzten drei Tage auf der Skala der Schmerzstärke nur noch 1 und 2 ankreuzen. So gut wie im Moment ging es mir schon seit langem nicht mehr. Ich hoffe so sehr, dass das nicht nur eine einmalige Sache ist, sondern ich es schaffen werde, das auch weiterhin so hinzukriegen! … Manchmal kommt es mir alles völlig phantastisch vor: Erst vor ein paar Monaten ging es mir noch so schlecht, dass ich dachte, ich schaffe das nächste Jahr nicht mehr. Und jetzt …?! Und das wahrscheinlich nur, weil ich die Einstellung zu meinen Schmerzen verändert habe und zur Zeit so „stressfrei" wie möglich lebe! … Und so gibt es noch viele Situationen, die ich Ihnen hier beschreiben könnte und die mich mit der Zeit immer sicherer machen, dass ich Einfluss auf meine Schmerzen habe. Aber das Allerschönste für mich ist, dass diese panische Angst vor der Zunahme der Schmerzen zur Zeit so gut wie gar nicht mehr aufkommt.

In der testpsychologischen Evaluation zeigte sich ein Rückgang der depressiven Stimmung sowohl auf der Depressionsskala (DS; von Zerssen 1976), der Allgemeinen Depressionsskala (ADS; Hautzinger u. Bailer 1993) als auch in den Werten der schmerzbezogenen Hilflosigkeit und Depression des Fragebogens zur Erfassung der Schmerzverarbeitung (FESV; Geissner u. Würtele 1992). Ein Vergleich mit den Werten von Stichproben anderer Schmerzpatienten bzw. klinisch depressiver Patienten zeigte, dass die Werte eine klinisch bedeutsame Verbesserung aufwiesen. Zum Follow-up-Zeitpunkt wurde noch eine weitere Verbesserung beobachtet. Die Beschwerdenliste (BL; von Zerssen 1976) zeigt ebenso eine Reduktion zur Entlassung auf, die sich 6 Monate später noch verstärkt. Im Bereich der schmerzbedingten psychischen Beeinträchtigung

Tabelle 9.**2**   Daten des Selbsteinschätzungsfragebogens und der testpsychologischen Diagnostik zu den Erhebungszeitpunkten „Aufnahme", „Entlassung" und „6 Monate nach der Entlassung"

Kriterium aus dem Anamnesefragebogen	Aufnahme	Entlassung	Follow-up 6 Monate nach Entlassung
Häufigkeit	täglich	täglich	täglich
Dauer	Sekunden	Sekunden	Sekunden
typische Schmerzstärke (NRS*)	8	4	4
momentane Schmerzen (NRS*)	3	3	2
Toleranz (NRS*)	3	4	3
Erträglichkeit	schlecht	gerade noch	gut
körperliches Befinden	gut	gut	mittelmäßig
seelisches Befinden	mittelmäßig	mittelmäßig	gut
körperl. Beweglichkeit (NRS*)	3	2	3
Stimmung (NRS*)	5	2	2

* 0 (keine Beeinträchtigung) – 10 (stärkste Beeinträchtigung)

Fragebögen mit Subskalen	M = Vergleichs-stichprobe „Schmerz-patienten"	Aufnahme	Entlassung	Follow-up (6 Monate nach Entlassung)
Schmerzempfindungsskala (SES)				
SES-A	35	35 (T = 52)	22 (T = 40)	16 (T = 35)
SES-S	19,2	28 (T = 65)	14 (T = 33)	12 (T = 40)
Depressionsskala (DS)				
(Klin. relevante Depression ≥ ‡♀		29	9	7
Beschwerdeliste (BL)				
	27,8	24	15	12
Allgemeine Depressionsskala (ADS)				
	17,8	26	18	4
Fragebogen zur Erfassung der Schmerzverarbeitung (FESV)				
Schmerzbedingte psychische Beeinträchtigung				
Hilflosigk./Depr.	2,85	4,2	1,6	1,2
Angst	2,85	3,75	2,25	1,5
Ärger/Wut	2,18	2,6	1,8	1,8
Schmerzbewältigung				
Handlungsplanung	3,38	1,75	4,25	4,75
Kogn. Umstrukt.	3,07	3,25	4,75	5,5
Kompetenzerleben	3,29	2,5	3,5	4,5
Ablenkung/Imag.	2,49	2,5	3,5	3,75
Ruhe/Entspannung	2,94	1,0	2,75	3
Geg. Aktivitäten	2,79	3,75	2	3,25

Anmerkung:
Die Mittelwerte der Vergleichsstichproben mit Schmerzpatienten bzw. T-Werte sind den Testmanualen entnommen bzw. einer Untersuchung von Klinger (1995) und Klinger u. Nutzinger (1998).

(FESV) zeigen sich zur Aufnahme vergleichsweise hohe Werte, die zur Entlassung eine deutliche Reduktion zeigen. Dies setzte sich im Follow-up fort.

Im Bereich der Schmerzbewältigung heben die testpsychologischen Ergebnisse der FESV die niedrig ausgeprägten Variablen „Handlungsplanung", „Kompetenzerleben", „Ablenkung/Imagination" und „Ruhe/Entspannung" bei der Aufnahme sowie deren deutlichen Anstieg zur Entlassung und stabilem Verlauf zum Follow-up hervor. Die Werte der Skala „kognitive Umstrukturierung" waren bei der Aufnahme vergleichsweise hoch, stiegen dann aber auch zur Entlassung und zum Follow-up nochmals deutlich an. Dagegen waren die „Gegensteuernden Aktivitäten" zur Aufnahme hoch ausgeprägt, reduzierten sich zur Entlassung und stiegen dann wieder an. Es ließe sich vermuten, dass sich diese Strategie als inadäquat für die Patientin herausstellte. Als zentral bedeutsame Variablen für den Therapieverlauf betrachteten wir die „Handlungsplanung" und das „Kompetenzerleben". Die Patientin war vom Behandlungsbeginn an um den Erwerb von Schmerzbewältigungsstrategien bemüht, die effektive Anwendung gelang ihr jedoch erst im zweiten Aufenthalt, als sich das Kompetenzerleben und die Handlungsplanung konsolidiert haben. Bezüglich der sozialen Ängste war die Bearbeitung spezifischer Problembereiche erfolgreich. Darüber hinaus konnte die Patientin zur Aufnahme einer weiterführenden ambulanten Psychotherapie motiviert und ihr ein Therapieplatz vermittelt werden. Trotz des positiven Schmerzverlaufs wurde aufgrund der weiteren potenziellen Auslösung schwerer Attacken durch taktile Berührung gemeinsam mit der Patientin eine berufliche Veränderung thematisiert. Für eine weitere Stabilisierung der körperlichen und psychischen Verfassung wurde eine Zeitberentung empfohlen, die ihr auch nach Begutachtung zugestanden wurde. Suizidgedanken waren bei Abschluss der stationären Behandlung vollständig verschwunden, Frau B. konnte wieder eine Perspektive in ihrem Leben sehen. Sie berichtete uns in den Monaten nach ihrer Entlassung von einer Vielzahl neu aufgenommener sozialer Aktivitäten, der Planung einer beruflichen Neuorientierung und der Entwicklung einer partnerschaftlichen Beziehung.

9.11 Fazit

Ist dies nun der typische Verlauf der Behandlung einer Patientin mit der Diagnose Trigeminusneuralgie? Wenn man der Literatur Glauben schenkt, ist dieser Fall nicht ganz untypisch (Maier u. Diener 1997). Nach rascher Diagnose und adäquater somatisch ausgerichteter Therapie (Carbamazepin, Jannetta-Operation) zu Krankheitsbeginn werden in vielen Fällen bei Beschwerdenpersistenz über Jahre eher ungeeignete Maßnahmen aus verschiedenen ärztlichen Fachdisziplinen einschließlich alternativer Therapieverfahren eingesetzt. Schließlich ergeben sich eine Reihe wechselnder Diagnosen, welche die psychischen Faktoren bei der Entstehung und Aufrechterhaltung der Schmerzsymptomatik unberücksichtigt lassen.

Die interdisziplinäre Zusammenarbeit mit dem Schwerpunkt auf psychologischer Schmerztherapie hat es der Patientin in diesem Fall ermöglicht, deutliche Zusammenhänge zwischen Schmerz, sozialen Ängsten und depressiver Verstimmung zu erkennen und Veränderungen in Gang zusetzen, die alle drei Störungsbereiche positiv veränderten. All dies hat bei Frau B. zu einer deutlichen Verbesserung der Lebensqualität mit neuen Perspektiven hinsichtlich der Gestaltung ihrer Zukunft geführt.

10 Neuropathischer Armschmerz: Ein interdisziplinärer Ansatz an einem Akutkrankenhaus

H. Köhler, R. Schreiner, R. Thoma

10.1 Zusammenfassung

Eine 33-jährige Patientin, die ein Geburtstrauma in Form eines Plexusausrisses erlitten hatte und im Laufe der Zeit ein chronifiziertes Schmerzbild entwickelte, wurde nach zahlreichen therapeutischen Versuchen – darunter einem neurodestruktiven Verfahren mit fatalen Folgen – im Schmerzzentrum Tutzing behandelt. Das stationäre Konzept umfasste eine interdisziplinäre Diagnostik und Therapie unter Integration des ärztlichen und psychologischen Schmerztherapeuten, des Pflegepersonals, der Physiotherapeuten und einer Sozialpädagogin. Anästhesiologischerseits wurden interventionelle Verfahren zur Schmerzdiagnostik angewandt, die allesamt keine neuen therapeutischen Ansätze zur Schmerzreduktion aufzeigen konnten. Dem kotherapeutischen Team gelang eine Einstellungsänderung vom rein somatischen Schmerzmodell der Patientin hin zu einer Akzeptanz psychologischer Aspekte der chronischen Schmerzkrankheit. Die Patientin begann aktive Bewältigungsstrategien zu erlernen.

Der Behandlungserfolg ist vor dem Hintergrund der Entwicklung einer interdisziplinären Therapieeinrichtung an einem Akutkrankenhaus zu sehen. Zum Zeitpunkt der Behandlung der Patientin wurden psychologische Einzelgespräche vom ärztlichen Schmerztherapeuten unter regelmäßiger verhaltenstherapeutischer Supervision durchgeführt. Die Maßnahmen der aktiven Schmerzkontrolle wurden vom Pflegepersonal als psychologische Kotherapeuten vermittelt. Wichtig war auch hier die intensive Schulung und die regelmäßige Supervision des Teams durch den psychologischen Schmerztherapeuten.

10.2 Problemstellung

10.2.1 Rahmenbedingungen der Therapie

Die Patientin wird nach mehrfacher monodisziplinärer, konservativer und invasiver Therapie im Schmerzzentrum Tutzing aufgenommen. Die stationäre Therapieeinheit mit acht Betten ist in einem Akutkrankenhaus integriert. Das Konzept beinhaltet eine multidisziplinäre Diagnostik und Therapie unter Einbeziehung des ärztlichen (anästhesiologischen) und psychologischen Schmerztherapeuten sowie des Pflegepersonals, des Sozialpädagogen und Physiotherapeuten. Der ärztliche Schmerztherapeut hat keine psychotherapeutische Ausbildung. Das Behandlungsteam folgt einem verhaltenstherapeutischen Konzept. Der psychologische Schmerztherapeut fungiert als „Coach" und Supervisor bei der Konzeptentwicklung, Schulung der Mitarbeiter und Durchführung der Behandlung.

Die Patientin wurde entsprechend den üblichen Aufnahmeverfahren durch einen niedergelassenen Schmerztherapeuten (Facharzt für Anästhesie) zugewiesen. Nach Anmeldung zum Vorgespräch erhielt die Patientin einen standardisierten Schmerzfragebogen[1] zugesandt. Nach Sichtung der durch die Patientin eingereichten Unterlagen erfolgte die Terminvergabe für das ambulante Vorgespräch und eine eingehende körperliche Untersuchung. Im Rahmen der interdisziplinären Therapieplanung wurde nach Vorstellung in der Aufnahmekonferenz entschieden, dass die Patientin in das stationäre Therapiesetting übernommen wird.

Das stationäre Setting beinhaltet neben medizinischen konservativen und invasiven Therapieverfahren Verfahren zur medizinischen Kräftigungstherapie und körperlichen Aktivierung sowie ein spezielles Gruppenprogramm zur aktiven Schmerzkontrolle. Dieses psychologische Therapieprogramm steht prinzipiell jedem stationären Schmerzpatienten zur Verfügung und bedarf keiner spezifischen psychologischen Indikationsstellung wie „längere depressive Reaktion" oder „unzureichende Schmerzbewältigung". Dieses Gruppenverfahren ist ein selbstverständlicher Baustein im interdisziplinären Therapieangebot und ist von einer verhaltenstherapeutisch orientierten Psychotherapie im Einzelsetting zu unterscheiden, für deren Einleitung bei spezieller Indikation am Schmerzzentrum die Weichen gestellt werden.

10.2.2 Erste Orientierung über die Problematik

Bei der Patientin besteht seit Geburt eine obere und mittlere Plexusparese des linken Armes mit weitgehender Lähmung von Schulter- und Oberarmmuskulatur, einhergehend mit chronischen Schmerzen. Vor etwa zehn Jahren kam es zu einer deutlichen Verschlechterung der neuropathischen Schmerzsymptomatik im Bereich der linken Schulter. Verschiedene medizinische Behandlungen brachten keinen Erfolg und endeten schließlich in der Vorstellung in einer neurochirurgischen Abteilung. Hier wurde ein neurodestruktiver Eingriff an zervikalen Nervenwurzeln durchgeführt, der fatale Folgen hatte.

Die Patientin berichtet: „Es war schrecklich, als ich aus der Narkose aufwachte und meine linke Hand und meine Brust nicht mehr fühlen konnte. Ich fühlte nichts und trotzdem hatte ich so große Schmerzen. Der Arzt sah mich ganz erschrocken an und sagte, ich solle aufstehen. Als ich aus dem Bett draußen war, schrie ich nur: ‚Was habt Ihr mit mir gemacht?' Mein linkes Bein war wie Gummi, ich konnte weder darauf stehen, noch damit gehen. Es brach eine Welt für mich zusammen. Es ging mir ca. eine Woche sehr schlecht und ich sagte, ‚Irgendetwas stimmt mit mir nicht'. Der Arzt meinte, das sei in meinem Zustand normal. Doch am nächsten Tag lag ich auf der Intensivstation. Als ich nach ein oder zwei Tagen wieder aufwachte, sagte mir der Arzt, dass ich eine Sepsis hatte und mir die Gallenblase entfernt worden war. Ich war ca. 3–4 Monate auf fremde Hilfe angewiesen. Damals wollte ich nur noch sterben."

Die extremen Schmerzen seien auch heute noch ihr Hauptproblem, wenn sie es auch nur sehr schwer zeigen könne. Während ihres ganzen Lebens habe sie zudem gesundheitlich in vielem zurückstecken müssen.

---

[1]   Schmerzfragebogen der Deutschen Gesellschaft zum Studium des Schmerzes (DGSS), Arbeitsgruppe „Dokumentation"

10.2.3 Lebensgeschichtliche Entwicklung (Biographie)

Die Patientin wuchs mit neun Geschwistern auf. Ihre heute 74-jährige Mutter beschreibt sie als starke Persönlichkeit, unter der sie sehr gelitten habe, weil die Mutter sehr kalt zu ihr gewesen sei. Die Mutter habe nie Zeit für sie gehabt. Die älteren Geschwister mussten sich um sie kümmern und ihr schwierige Dinge abnehmen. Sie sei immer das kranke Nesthäkchen gewesen. Aufgrund ihrer Beeinträchtigung nahm sie von Anfang an eine Sonderrolle in der Familie ein, insbesondere zu einer älteren Schwester bildete sich eine besonders enge Beziehung, die auch heute noch besteht. Der Vater der Patientin, der 4 Jahre jünger war als die Mutter, war von Beruf Dachdecker und verstarb 55-jährig an einem Herzinfarkt. Sie beschreibt ihn als warmherzigen Menschen, der aber seine Gefühle nur sehr schwer zeigen konnte. Er sei immer für die Patientin dagewesen, konnte sich der Mutter gegenüber aber nicht durchsetzen. Dies führt zu häufigen Streitereien und Spannungen in der Familie, die für den Vater Anlass zu vermehrtem Alkoholkonsum waren. Bei seinem Tod war die Patientin 13 Jahre alt. Sie erinnert den Tod als ein sehr schmerzhaftes Ereignis. Seit der frühesten Kindheit war ihre persönliche Entwicklung durch die Probleme, die mit dem Geburtstrauma einhergingen, beeinträchtigt. So erhielt sie schon sehr früh regelmäßig Krankengymnastik und musste sich mit häufigen Arztbesuchen auseinandersetzen, da in die „ärztliche Hilfe" sehr viel Hoffnung investiert wurde. Die Kindheit war zwar nicht von Schmerzen geprägt, aber viele Dinge, die Jugendliche unternehmen, konnte sie nicht. So war sie vom Tanzen begeistert, hatte auch in einer Gruppe trainiert, bei schwierigen Tanzfiguren scheiterte sie aber dann. Schließlich zog sie sich enttäuscht zurück und hörte dann ganz mit dem Tanzen auf. Diese Wechsel in der Stimmungslage vom Enthusiasmus zur Frustration aufgrund ihrer körperlichen Grenzen zog sich durch viele Lebensbereiche und viele Jahre. Insgesamt entwickelte sich dabei die Grundeinstellung, grundlegend benachteiligt zu sein, da sie in Dingen, die Spaß machten, immer zurückstecken musste.

Die Patientin beschreibt, dass sie stolz darauf sei, trotz der Schmerzen ihr Leben immer wieder in den Griff bekommen zu haben. Es sei für sie sehr wichtig, alles unter Kontrolle zu haben. Sie sei ehrgeizig, stark, ehrlich und hilfsbereit, aber auch eigensinnig, dickköpfig und aggressiv. Wegen ihrer Unsicherheit und Schüchternheit werde sie von anderen oft als hochnäsig eingeschätzt.

10.3 Problemanalyse

10.3.1 Symptomatik

Die Patientin beschreibt ihre Schmerzen als quälend, grausam, heftig, schwer, furchtbar, unerträglich, pochend, glühend, stechend, heiß, durchstoßend. Sie empfinde einen Dauerschmerz, der insgesamt in seiner Stärke über die Jahre zugenommen habe und von der Tageszeit unabhängig sei. Auf der nummerischen Ratingskala (0 bis 10) gibt sie ihre momentanen Schmerzen mit 9 an, die typische Schmerzstärke liege bei 7. Die Intensität der Schmerzen wechsle gelegentlich. Eine Schmerzstärke von 3 wäre für sie erträglich. Die angegebenen Hauptschmerzen bestünden seit dem neurochirurgischen Eingriff 1996.

Sie beschreibt eine mittelgradige Beeinträchtigung im familiären Bereich und bei häuslichen Verpflichtungen (z. B. Hausarbeit) sowie in der Häufigkeit und Qualität des Sexuallebens und bei lebensnotwendigen Tätigkeiten wie Essen und Schlafen. In der

Selbstversorgung wie Waschen, Anziehen etc. erlebt sich die Patientin kaum beeinträchtigt, ebensowenig in ihrer körperlichen Beweglichkeit und Belastbarkeit bei alltäglichen Anforderungen. Sehr stark beeinträchtigt sei sie im Freizeitbereich (Hobbys, Sport und Freizeitaktivitäten) sowie bei sozialen Aktivitäten wie beim Zusammensein mit Freunden und Bekannten, bei gemeinsamen Essen und Feiern. Am stärksten beeinträchtigt beschreibt sich die Patientin im beruflichen Bereich. Sie beklagt, dass sie sehr viel grübele und oft innere Unruhe erlebe. Zu ihren Hauptschmerzen kommen häufig noch Kreuz-, Rücken-, Nacken- und Schulterschmerzen hinzu. Nicht so stark ausgeprägt seien Mattigkeit, Schwächegefühl, Reizbarkeit und das Schlafbedürfnis.

Wenn sie sich mit anderen Menschen vergleicht, schätzt sie ihren Selbstwert als sehr niedrig ein. Sie denkt mit Angst und Hoffnungslosigkeit an die Zukunft, ist bedrückt, freudlos und findet keinen Genuss am Leben. Selten gelingt es ihr, ihre trübe Stimmung und Niedergeschlagenheit loszuwerden. Sie kann sich nicht konzentrieren und fühlt sich überfordert. Ihr Leben schätzt sie als einen Fehlschlag ein.

10.3.2 Vorausgehende/nachfolgende Bedingungen

Wärme und angenehme Gefühle wirken lindernd auf die Schmerzen. Schmerzverstärkend wirken körperliche Belastung, Stress, Ärger, Aufregung, aber auch Ruhe, Hinlegen, Kälteeinwirkung und Wetterwechsel. Häufig habe sie auch nachts vermehrt Schmerzen und könne nicht schlafen. Druck auf die Schmerzstelle, Massieren der Schmerzstelle, aber auch eine leichte Berührung führten zu starken Schmerzen.

In der Problemanalyse können keine operanten Mechanismen zur Aufrechterhaltung des chronischen Schmerzgeschehens erkannt werden. Lebensgeschichtlich wird aber deutlich, dass die Patientin in ihrer Familie aufgrund ihrer angeborenen Behinderung immer eine Sonderrolle einnahm.

10.3.3 Kompetenzen/Ressourcen

Eine wichtige Ressource, auf die die Patientin in der Auseinandersetzung mit ihrer Behinderung, aber auch mit ihrer chronischen Schmerzproblematik zurückgreifen konnte, ist der starke Zusammenhalt mit ihren Geschwistern. So sehr sie in außerfamiliären Kontakten verschlossen ist, „nach außen hin schauspielere ich, als gäbe es keine Probleme", so sehr findet sie unter ihren Geschwistern immer wieder Gesprächspartner, denen sie sich öffnen kann und von denen sie sich verstanden und unterstützt sieht. In Zeiten, in denen sie verliebt war und intensive Beziehungen zu anderen Menschen wagte, trat ihre körperliche Problematik für sie deutlich in den Hintergrund. In ihrem Interaktionsverhalten versteht es die Patientin bei Gesprächspartnern Gefühle der Sympathie und Zuwendung sowie Engagement auszulösen. Insgesamt ist die Patientin ein aktiver Mensch, mit ansprechendem Äußeren und guten kommunikativen Fähigkeiten, was ihr soziale Kontakte erleichtert.

10.3.4 Motivation

Im ambulanten Vorgespräch und zu Beginn des stationären Aufenthalts stand die Patientin dem psychologischen Bereich innerhalb des interdisziplinären Therapieangebotes äußerst skeptisch und kritisch gegenüber. Der Teilnahme an einer Schmerzbewältigungsgruppe stimmte die Patientin augenscheinlich nur der Form halber zu. Ihre eigentliche Therapieerwartung fokussierte sich auf Medikamente oder invasive anästhesiologische Verfahren. Sie blieb dabei konsequent bei ihrem subjektiven Schmerzmodell, welches durch ein rein körperliches Kausalmodell und eine passive Veränderungserwartung geprägt war. Der von ihr selbst beobachtete Einfluss von Emotionen auf das Schmerzgeschehen änderte nichts an dieser Einstellung.

Im ersten Gespräch während des stationären Aufenthalts bekundete sie, an der Schmerzbewältigungsgruppe nicht teilnehmen zu wollen, da sie nicht über sich und ihre Beschwerden sprechen wollte. Ihre Probleme seien allein ihre Sache und gingen niemanden etwas an. Es mache ihr auch Angst, sich anderen gegenüber zu öffnen und damit verletzlich zu werden. Zudem sehe sie keinen Zusammenhang zwischen ihrer Psyche und ihren Schmerzen. Sie sei in die Klinik gekommen, da dies ihre letzte Chance sei, etwas gegen ihre Schmerzen zu finden, da sie selbst sich hilflos ausgeliefert fühle.

Obwohl es in den therapeutischen Gesprächen von Anfang an das Ziel war, der Patientin erfahrbar zu machen, dass sie selbst etwas gegen ihre Schmerzen tun könne, konnte sie in der Erarbeitung eigener Einflussmöglichkeiten auf das Schmerzgeschehen keinen lohnenswerten Anreiz sehen. Sie war völlig auf das Ausschöpfen aller anästhesiologischen Verfahren fixiert. In den Gruppengesprächen wurde zwar beobachtet, dass die Patientin zunehmend über persönlich relevante Dinge sprach, sie hielt die Gruppentreffen jedoch nach wie vor lediglich für einen Zeitvertreib.

Erst als ihr zunehmend deutlich wurde, dass eine Schmerzlinderung mit invasiven Methoden oder Medikamenten nicht gelingen würde, begann sie, sich intensiver mit dem Gedanken auseinanderzusetzen, dass sie mit ihrem Schmerz werde leben müssen. Dies stellte einen Bruch in ihren bisherigen Einstellungen dar; sie erkannte zunehmend, dass diese ihr nicht weiterhalfen. Es gelang ihr allerdings nicht, eine neue konstruktivere Sichtweise, in der sie eine aktive Rolle in der Auseinandersetzung mit dem Schmerz einnehmen müsste, zu gewinnen.

In dieser Phase der Auseinandersetzung benötigte die Patientin erhebliche therapeutische Zuwendung. Der Gedanke, ihr könne von anästhesiologischer Seite nicht geholfen werden, war zunächst unerträglich. Allmählich begann sie, sich mit dieser neuen Sichtweise vermehrt auseinanderzusetzen. Dabei konnte der Therapeut sie unterstützen, indem er auf die Anfangsphase der Therapie, in der alternative Schmerzmodelle diskutiert wurden, zurückgriff. Die Patientin erkannte, dass sie ihre Einstellungen den Schmerzen gegenüber würde ändern müssen, und setzte sich jetzt intensiver mit den in der Gruppe vermittelten Schmerzbewältigungsstrategien auseinander. Mit eindrucksvoll zunehmender Motivation übte sie vor allem Entspannungstechniken, achtete auf bewältigungsorientierte Kognitionen und lernte ihr angenehme Verhaltensweisen aufzubauen. Das Aktivitätsniveau erhöhte sich, und sie konnte gezielt das Gelernte auch in konkreten Schmerzsituationen einsetzen. Sie konnte sich jetzt auch erinnern, dass es bereits früher in ihrem Leben Situationen und Zeiten gegeben hat, in denen die Schmerzen viel erträglicher oder zeitweise sogar ganz weggewesen waren, z. B. in Zeiten des Verliebtseins. Damit wurde allmählich der Weg frei für die Erkenntnis, dass psychische Faktoren wie intensive positive Gefühle, konstruktive Selbstgespräche, Entspannung und die Aufmerksamkeit in Anspruch nehmender Erlebnisse und Ablenkungen sehr eng mit dem Schmerzerleben verknüpft sind. Jetzt suchte sie in der Gruppe nach Möglichkeiten, ihr Schmerzerleben oder die Erträglichkeit des Schmerzes zu beeinflussen. In der Gruppe wurde sie deutlich aktiver, teilte differenziert eigene Erfahrungen mit und hinterfragte eigene, aber auch Standpunkte der anderen Gruppenmitglieder. Während einer krankengymnastischen Anwendung, in der Entspannungsstrategien und Körperwahrnehmungsübungen im Vordergrund standen, erlebte sie für einige Augenblicke völlige Schmerzfreiheit, was sie sehr motivierte, ihr neues Denkmodell („Medizinische Hilfe von außen gibt es nicht, ich kann aber selbst etwas tun. Mein Denken, Fühlen und Handeln kann meine Schmerzen beeinflussen") weiter zu verfolgen. Im weiteren Verlauf gab es immer wieder Einbrüche und Rückschritte. Abschnitte von Zuversicht und positiver Veränderungserwartung wechselten sich ab mit Angst, Zweifeln und Niedergeschlagenheit. Insgesamt aber änderte sich die Einstellung, dass sie selbst nichts gegen ihre Schmerzen unternehmen könne. In dieser Zeit kam es auch zu dem Entschluss, nach Beendigung des Klinikaufenthalts an ihrem Wohnort eine ambulante Verhaltenstherapie zu beginnen.

10.3.5   Selbstkontrolle

Vor Therapiebeginn hatte die Patientin immer wieder ohne viel Erfolg versucht, mit Ablenkung ihr Schmerzgeschehen positiv zu verändern. Systematische Selbstbehandlungsversuche hatte sie aber nicht unternommen, da sie in der Aktivierung von Selbsthilfemaßnahmen kein notwendiges und sinnvolles Unterfangen sah.

So ging es ihr ca. 3 Monate sehr gut, danach fiel sie, für sich selbst unerklärlich, „immer wieder in ein tiefes Loch". Meist korrelierte diese Periodizität mit neuen medizinischen Behandlungsversuchen, die von Hoffnung begleitet wurden und sich dann wieder als Enttäuschung erwiesen. Ihr schmerztherapeutischer Bezugsarzt, ein niedergelassener Anästhesist, hat sie dann zu unterschiedlichen Fachkollegen geschickt, die immer wieder neue Behandlungsversuche, mittelfristig mit negativem Effekt, unternahmen.

Obwohl die Patientin innerhalb ihrer Familie meist Gesprächspartner zur Verfügung hatte, hat sie sich phasenweise auch aus diesen Kontakten zurückgezogen. Sie befürchtete dann, als „Jammerin" betrachtet zu werden. Jammern oder klagen über Schmerz konnte sie nicht von konstruktiven Gesprächen zur Schmerzbewältigung unterscheiden. Heute ziehe sie sich bei starken Schmerzen tagelang zurück und lasse niemanden an sich heran. Erst nach Tagen versuche sie, mit ihrer Schwester zu reden.

Wenn sie die Kontrolle über sich verliere, bekomme sie Weinkrämpfe und Wutanfälle. „Oft schon wollte ich mir mit einem Messer in die Hand stechen, weil ich den Schmerz nicht mehr ertragen konnte."

10.3.6   System- und Beziehungsanalyse

Die Patientin pflegte ihre sozialen Kontakte im Wesentlichen im familiären Bereich. Eine Sonderrolle nahm dabei eine ältere Schwester ein. „Sie war fast wie eine Mutter zu mir." Grundsätzlich fühlte sie sich von ihren Eltern geliebt und akzeptiert. Die Rolle des Nesthäkchens, um das sich die älteren Geschwister kümmern mussten, zieht sich wie ein roter Faden durch ihr Leben.

Im Augenblick der Therapie lebt sie allein, ohne feste Partnerbeziehung. Sie ist kinderlos. Nach dem Hauptschulabschluss absolvierte sie eine Ausbildung als Verkäuferin. Zuletzt war sie bei der Post als Briefverteilerin tätig. Seit drei Jahren ist sie arbeitslos.

10.3.7 Problemgenese

Wegen ihres Geburtstraumas erhielt die Patientin von frühester Kindheit an regelmäßig Krankengymnastik. Seit etwa 10 Jahren hat sie zunehmende Schmerzen im Bereich der linken Schulter mit Ausstrahlung in die linke Brust, deren Genese bei einem deutlichen Schulterhochstand links wohl fehlhaltungsbedingt sind und auf eine krankengymnastische, physikalische und medikamentöse Behandlung zunächst gut ansprachen. In der Folge war bei zunehmenden Beschwerden versucht worden, mit Narkosemobilisationen, Ruhigstellung im Thoraxabduktionsgips und Akupunktur sowie mehreren Kuraufenthalten eine anhaltende Besserung zu erzielen, was jedoch nicht gelang. Die Patientin hatte sich deswegen Anfang 1995 in einer neurochirurgischen Abteilung vorgestellt, wo der bereits beschriebene Eingriff einer Thermokoagulation der Nervenwurzeln C6 und C7 links am Rückenmark (Dorsal-Root-Entry-Zone-Koagulation) mit dem Ziel der Schmerzlinderung durchgeführt wurde. Innerhalb eines komplikationsreichen postoperativen Verlaufs hatten sich die Beschwerden im Bereich der linken Schulter kurzfristig gebessert, hatten im Weiteren jedoch die gewohnte Stärke wieder angenommen. Hinzu kamen jedoch Schmerzen im gesamten linken Arm mit blitzartig einschießenden Missempfindungen in den linken Unterarm und die linke Hand sowie eine massive Überempfindlichkeit des linken Unterarmes bei Berührung. Eine Behandlung mit Amitriptylin, Carbamazepin und Diclofenac blieb ohne großen Erfolg. Zum Zeitpunkt des Erstkontaktes in der Schmerzambulanz nahm die Patientin Ketoprofen, Zolpidem und Tilidin/Naloxon bei Bedarf ein, zusätzlich erhielt sie einmal wöchentlich Injektionen mit Fluspirilen. Ihre psychische Verfassung hatte sich nach der Operation gebessert, die Schmerzen wären jedoch weitgehend unverändert geblieben.

10.3.8 Funktionales Bedingungsmodell

Als eine zentrale Bedingung für das Schmerzgeschehen ist die durch das Geburtstrauma bedingte Behinderung in der Kindheit und die Entwicklung eines chronischen Schmerzbildes zu betrachten. Die Patientin sah wenig persönliche Einflussmöglichkeiten auf ihr Schmerzgeschehen. Trotz vielfältiger Enttäuschungen durch die Medizin blieb sie einem einseitigen somatischen kausalen Erklärungsmodell verhaftet, aufgrund dessen sie in einen neurodestruktiven Eingriff einwilligte, der iatrogen zu massiven neuropathischen Schmerzen führte. Die daraus resultierende erneute Frustration im Einklang mit der wahrgenommenen Unbeeinflussbarkeit des Schmerzes führten zu einer generalisierten Hilflosigkeit mit erheblich depressiven Reaktionen, die zu einer kurzzeitigen Suizidalität führten und entmutigende Einstellungsbedingungen stabilisierten.

Schmerzlindernd wirken sich bei der Patientin nur intensive zwischenmenschliche Begegnungen aus. So berichtet sie, dass sie während eines Reha-Verfahrens einen Mann kennen lernte, in den sie sich verliebte. Es ging ihr ca. 1 Jahr seelisch sehr gut. „Es gab Situationen, in denen ich meine Schmerzen für kurze Zeit vergessen konnte." Nach Trennung von diesem Mann endete diese positive Auswirkung auf ihr Schmerzerleben. „Im Juni1997 trennte ich mich von diesem Freund, weil er mich betrogen hatte. Es ging mir danach ziemlich schlecht. Heute bereue ich diesen Schritt nicht, denn ich habe sehr viel über mich gelernt." Die Sonderrolle in ihrer Lerngeschichte als „umsorgtes Nesthäkchen" erklärt das geringe Selbsteffizienzerleben.

10.4   Befund

10.4.1   Diagnose

- Ausriss der Wurzel C6 und C7 links durch Geburtstrauma.
- Neuropathisches Schmerzsyndrom linker Arm.
- Zustand nach DREZ-Koagulation C6/7.
- Chronifizierungsgrad I nach Gerbershagen.

10.4.2   Psychischer Befund

Die altersgemäß gekleidete Patientin nahm zugewandt Kontakt auf. Mimik und Gestik entsprachen dabei den Gesprächsthemen. Die Patientin war bewusstseinsklar, allseits orientiert. Inhalte und formale Denkstörungen, Störungen des Gedächtnisses und der Merkfähigkeit traten nicht in Erscheinung. Im affektiven Bereich wirkte die Patientin herabgestimmt. Sie brach während des Gesprächs mehrfach in Tränen aus. Sie war unsicher und ängstlich bezüglich ihrer Zukunftsgestaltung und Krankheitsbewältigung. Suizidalität war zum Zeitpunkt der Aufnahme nicht erkennbar.

10.4.3   Somatischer Befund

Die 33-jährige Patientin war in gutem Allgemein- und Ernährungszustand. Über die Schädelkalotte fand sich kein Klopf- oder Druckschmerz. Die Nervenaustrittspunkte des Trigeminus beiderseits waren frei. Durch einen ausgeprägten Muskelhartspann mit vielfältigen muskulären Triggerpunkten im Halswirbelsäulenbereich war die Kopfbeugung deutlich eingeschränkt. Der Kinn-Brustbein-Abstand beträgt 8 cm. Die Beweglichkeit der Halswirbelsäule in Rotation und Seitneigung war nicht eingeschränkt. Ein mäßiger Druck- und Klopfschmerz bestand über allen Dornfortsätzen der HWS und den Wirbelgelenken. Die Dornfortsätze der oberen BWS waren druckdolent. Die Wirbelgelenke und Kostotransversalgelenke waren frei. Es bestand ein ausgeprägter muskulärer Hartspann auch im thorakalen Bereich. Die LWS war in Links-/Rechtsrotation und Links-/Rechtsseitneigung nicht schmerzbedingt bewegungseingeschränkt. Es bestand eine muskuläre Hypomobilität mit einem Finger-Boden-Abstand von 10 cm. Kein Druckschmerz über Dornfortsätzen oder Wirbelgelenken. Behinderungsbedingt bestand eine linkskonvexe Skoliose mit Ausgleichsneigung des Oberkörpers nach rechts. Über beiden Sakroiliakalgelenken fand sich ein leichter Druckschmerz beiderseits. Das rechte Schultergelenk, Hüft- und Kniegelenke waren beiderseits frei beweglich. Durch Verkürzung des M. sternocleidomastoideus links und des M. trapezius links fand sich ein deutlicher Schulterhochstand. Die Muskulatur im Bereich der linken Schulter war diffus druckschmerzhaft, ebenfalls im Bereich des linken Oberarmes und der ventralen Thoraxwand. Der linke Arm war um 4 cm verkürzt. Die aktive Beweglichkeit im Schultergelenk war bis auf Retroversion vollständig eingeschränkt. Gute passive Beweglichkeit der linken Schulter. Es fand sich eine Atrophie der Schulter-, Ober- und Unterarmmuskulatur sowie in den Fingerstreckern. Die Bewegung im Ellbogengelenk sowie der Faustschluss war bei reduzierter Kraft linksseitig möglich. Die Sensorik im gesamten linken Arm und der Hand war diffus gestört. Im Bereich des 2. bis 4. Fingers links bestand eine komplette Gefühllosigkeit. Im Bereich der Hand und des Unterarms fand sich eine Hyperästhesie mit erheblicher Berührungsempfindlichkeit.

10.5 Ziele

Invasive anästhesiologische Verfahren wurden ausschließlich zu diagnostischen Zwecken eingesetzt, mit dem Ziel, eine sympathische Mitbeteiligung am Schmerzgeschehen zu erklären und eine Höhe der Schädigung somatischer Nervenwurzeln einzukreisen. Mit einem intravenösen Morphintest sollte die Wirksamkeit von Opioiden getestet werden, um evtl. eine medikamentöse Neueinstellung zu ermöglichen.

Wichtigstes Ziel war es, die Schmerztoleranz zu erhöhen. Im Einzelnen hieß das:

- Vermittlung eines angemessenen Problemverständnisses.
- Erhöhung des Aktivitätsniveaus, bezogen auf schmerzinkompatible Verhaltensweisen.
- Positive Veränderung der Schmerzwahrnehmung.
- Einflussnahme auf psychische Mediatoren des Schmerzgeschehens wie Angst und Depressivität.
- Förderung des emotionalen Wohlbefindens.
- Veränderung der Einstellung den Schmerzen gegenüber.
- Abbau der Hilflosigkeit in Schmerzsituationen.
- Steigerung der Eigenkontrollwahrnehmung.
- Aufbau kommunikativer Fertigkeiten in Schmerzsituationen.
- Motivationsaufbau für eine ambulante Psychotherapie.

10.6 Therapieplan

Die anästhesiologischen interventionellen Verfahren wurden primär schmerzdiagnostisch im Sinne von diagnostischen Blockaden eingesetzt. Die Durchführung invasiver Verfahren sollte parallel zu den psychologischen, physiotherapeutischen und sozialpädagogischen Maßnahmen erfolgen. Dabei wurde an Tagen, an denen invasive Verfahren geplant waren, keine anderen therapeutischen Verfahren durchgeführt, da zu erwarten war, dass die Patientin durch die Nebenwirkungen interventioneller Verfahren wie Sedierung nach Opiatgaben, sensible oder motorische Störungen der Nervenleitung nach Regionalanästhesieverfahren beeinträchtigt sein würde. Neben den ärztlichen Maßnahmen stand die Teilnahme an der psychologischen Schmerzbewältigungsgruppe im Vordergrund.

Physiotherapeutische Verfahren wie die postisometrische Muskeldehnung, Kräftigungs- und Ausdauertraining sollten angewandt werden. In sozialpädagogischen Einzelkontakten sollten berufliche Perspektiven erarbeitet werden. Regelmäßige Einzelgespräche mit dem ärztlichen Schmerztherapeuten sollten einen Schwerpunkt der Behandlung bilden. Dabei war Aufgabe des ärztlichen Bezugstherapeuten, neben der Abstimmung der anästhesiologischen interventionellen Verfahren vor allem für Gespräche zur Verfügung zu stehen, die der Patientin zu einem erweiterten Problemverständnis dienen sollten. Alle Mitglieder des Behandlungsteams waren bestrebt, auf eine Einstellungsänderung bezüglich des Schmerzmodells der Patientin hinzuwirken.

Da an der Klinik derzeit kein psychologischer Schmerztherapeut als Vollmitglied des therapeutischen Teams beschäftigt ist, galt es, die Einzelgespräche des ärztlichen Schmerztherapeuten und die Durchführung der Schmerzbewältigungsgruppe kontinuierlich im Rahmen der Supervision durch einen externen psychologischen Schmerztherapeuten zu reflektieren.

10.7   Therapieverlauf

Die zunächst durchgeführten anästhesiologischen Verfahren (Hogan u. Abram 1998) waren allesamt erfolglos. Die intravenöse Injektion von Morphin führte zu deutlichen morphinbedingten Nebenwirkungen ohne jegliche Schmerzreduktion. Die Parästhesien im linken Arm nahmen sogar zu. Nervenblockaden wie z. B. des Ganglion stellatum und rückenmarknahe Anwendung von Lokalanästhetika, Opioiden oder Ketamin führten ebenfalls zu Nebenwirkungen ohne jegliche Schmerzreduktion.

Unter der Supervision eines psychologischen Schmerztherapeuten fand am Schmerzzentrum, geleitet durch entsprechend ausgebildete Kotherapeutinnen, eine Schmerzbewältigungsgruppe (Köhler 1982; Basler u. Kröner-Herwig 1995) statt, in der Entspannungsverfahren und kognitiv-verhaltenstherapeutische Strategien vermittelt werden. Wie es häufig bei chronischen Schmerzpatienten der Fall ist, stand am Anfang die Schaffung günstiger Ausgangsbedingungen für die Therapie im Vordergrund. Zentral war dabei der Aufbau einer kooperativen und konstruktiven Therapeut-Patient-Beziehung. Wie viele andere, stand auch die Patientin psychosomatischen oder psychologischen Betrachtungsweisen zunächst sehr zurückhaltend gegenüber.

Der fehlende Erfolg somatischer Verfahren weckte allerdings die Motivation der Patientin, eigene Bewältigungsmöglichkeiten und Einflussnahmen auf das Schmerzgeschehen zu versuchen. Für das Behandlungsteam war die schwierige Eingangssituation nicht überraschend, da das Team darauf vorbereitet war und Strategien zur Hand hatte, diesen Einstellungen zu begegnen.

Motivation wurde als dynamische Variable gesehen (Kanfer, Reinecker u. Schmelzer 1996), die sich im Verlauf der Gruppensitzungen ändern kann. Die Patientin erweiterte ihr Schmerzmodell, indem sie zunehmend biologische, psychische und soziale Faktoren berücksichtigte. Dabei wurde in den Gruppengesprächen immer an den alltäglichen und selbstbeobachteten Erfahrungen der Patientin angeknüpft. Ein plausibles Schmerzmodell, das den Patienten an die Hand gegeben werden kann, ist die Gate-control-Theorie (Melzack u. Wall 1965). Aus diesem Modell lassen sich die im Programm zu vermittelten Schmerzbewältigungsstrategien ableiten. An Selbsthilfemöglichkeiten gegen das eigene Schmerzgeschehen wurden der Patientin Entspannungsverfahren (progressive Muskelrelaxation), innere und äußere Ablenkungsmöglichkeiten, Evozieren und Verändern von Schmerzbildern, Aufbau förderlicher Selbstverbalisierungen, entspannungs- und genussorientiertes Freizeitverhalten und erweiterte kommunikative Möglichkeiten zu schmerz- und krankheitsrelevanten Inhalten vermittelt.

Die Patientin lernte diese Bewältigungsstrategien zunehmend einzusetzen. Häufig stand ihr dabei einzelkotherapeutische Unterstützung durch das Pflegepersonal zur Verfügung. Sie wurde dabei auch häufig von dem zuständigen ärztlichen Schmerztherapeuten unterstützt.

Besonders kritisch war zunächst, dass in der interdisziplinären Therapieplanung anästhesiologische Verfahren anfangs einen hohen Stellenwert hatten und so die passive Erwartungshaltung der Patientin scheinbar bestätigt wurde.

Der aufgrund der medizinischen Fehlschläge in der Behandlung in Gang gesetzte Wandel im Schmerzmodell der Patientin ist in diesem Fall besonders eindrucksvoll und wird als Erreichen eines zentralen Therapiezieles betrachtet. Am Ende des stationären Aufenthalts sah die Patientin es als sinnvoll an, aufgrund von ihr erkannter Problembereiche, die sich negativ auf den Schmerz ausgewirkt hatten, eine ambulante Psychotherapie (Verhaltenstherapie) aufzusuchen.

10.8 Therapeut-Klient-Beziehung

Die Patientin verfügt über Kompetenzen hinsichtlich einer positiven Beziehungsgestaltung. Sie ist eine junge, sympathische Person, die sehr engagiert wirkt und im Interaktionsverhalten keine aggressiven und entwertenden Äußerungen macht. Insgesamt löst sie im Gegenüber das Gefühl aus, ihr helfen, sich für sie einsetzen zu wollen. Die Zuwendung und das Engagement des Therapeuten ihr gegenüber führten dann mittels eines sich gegenseitig verstärkenden Interaktionsprozesses zu einer vertrauensvollen, konstruktiven Patientin-Therapeut-Beziehung. Diese positiv stützende Beziehung zu ihrem ärztlichen Therapeuten half der Patientin, auch zahlreiche enttäuschende Erfahrungen bezüglich invasiver Verfahren und diagnostischer Blockaden zu ertragen. Die meisten invasiven Maßnahmen stellten ein „Durchprobieren" dar, welches von einem emotionalen Wechselbad von Aufgeregtsein, Hoffen, Enttäuschtwerden und Resigniertsein begleitet war. Dabei kam es im Verlauf des Klinikaufenthalts zu einem völligen Destabilisieren ihres anfänglichen Störungsmodells, das vor dem Hintergrund der positiven Beziehung zum Therapeuten von ihr positiv verarbeitet werden konnte. Schließlich gelang es so, ein dysfunktionelles Krankheitsmodell durch ein realitätsnäheres Modell chronischer Schmerzen zu ersetzen, in dem die Eigeninitiative und Selbstkompetenz des Betroffenen eine tragende Rolle spielten. Ein ähnliches Beziehungsmuster wie es zum ärztlichen Bezugstherapeuten diskutiert wurde, ergab sich auch zu den Kotherapeuten des Pflegepersonals sowie zur Krankengymnastin. Die Patientin erlebte das Behandlungsteam als Ganzes als ihren Veränderungsprozess sehr unterstützend.

Die Ergebnislosigkeit invasiver Verfahren war auch für den ärztlichen Schmerztherapeuten sehr enttäuschend. In Supervision mit dem psychologischen Schmerztherapeuten wurde erarbeitet, dass diese Enttäuschung, d. h. „Hilflosigkeit der Helfer", der Patientin gegenüber artikuliert werden sollte, um eine tragende Beziehung für die Formulierung realistischer Therapieziele installieren zu können.

10.9 Art und Verlauf der psychologisch-medizinischen Kooperation

Für das gesamte Behandlungsteam fand regelmäßig, vierzehntägig eine verhaltenstherapeutische Supervision statt, in der die Behandlungsstrategien, die einzelnen Therapietechniken und die Schwierigkeiten im Therapieverlauf systematisch diskutiert wurden. Zudem fand in der Supervision eine ständige Analyse der Patientin-Team-Interaktion statt. In einer systematischen Schulung zur Zeit der Gründung der interdisziplinär orientierten Schmerztherapieeinheit in psychologischen Schmerztherapieverfahren waren ärztliche und kotherapeutische Teammitglieder ausgebildet worden, unter Supervision psychologische Verfahren und Behandlungsstrategien einsetzen zu können. Im Rahmen einer interdisziplinären Teamkonferenz wurde die Patientin vom psychologischen Supervisor exploriert, der mit ihr therapeutische Ziele erarbeitete und reflektierte. Ebenso wurde die Patientin im Rahmen einer klinikübergreifenden interdisziplinären Schmerzkonferenz vorgestellt.

10.10 Analyse und Bewertung

Die Patientin wurde in einem interdisziplinären stationären Setting medizinisch und psychologisch diagnostiziert und behandelt. Bei stationärer Aufnahme fällt auf, dass trotz der über 15-jährigen Dauer der Schmerzkrankheit und der erheblichen Zunahme der objektiven und subjektiven Beeinträchtigung durch ein neurodestruktives Verfahren entsprechend dem Mainzer Stadienschema der Chronifizierung (Gerbershagen 1995) ein nur geringer Grad der Chronifizierung vorliegt (Stadium I). Dies ergibt sich insbesondere aus der fehlenden räumlichen Schmerzausdehnung (seit Jahren monolokuläres Schmerzsyndrom), dem Medikamenteneinnahmeverhalten, das eine zumeist angemessene Selbstmedikation oder Einnahme nach ärztlicher Verordnung zeigt. Zentral wirkende Analgetika oder Narkotika wurden von der Patientin nicht mehr eingenommen. Die Beanspruchung der Einrichtung des Gesundheitswesens zeigte keinen Wechsel des persönlichen Arztes, wenig schmerzbedingte Krankenhausaufenthalte, nur eine schmerzbedingte Operation und keine schmerzbedingten Rehabilitationsmaßnahmen. Die zeitlichen Aspekte des Schmerzverlaufs zeigen allerdings Dauerschmerzen mit nur gelegentlich wechselnder Intensität. Eine Chronifizierung im Stadium I läßt nach entsprechenden Untersuchungen von Gerbershagen in 73 % einen guten oder zufriedenstellenden Behandlungserfolg vorhersagen. Bei der Patientin hatten allerdings psychologische Variablen (Wurmthaler et al. 1996) in Zusammenhang mit iatrogen verschlechterter Motivation zur Eigenkontrolle der Schmerzen zu deutlich stärkeren Chronifizierungsfolgen geführt, die nicht in die Stadienbestimmung eingehen.

Die anästhesiologische invasive Schmerzdiagnostik zeigte, dass der neuropathische Schmerz der Patientin durch keine der eingesetzten Interventionen beeinflussbar war. Weiter zeigte sich auch eine fehlende Beeinflussbarkeit der Schmerzsymptomatik durch Opioide. Eine weitergehende Medikamententestung hatte die Patientin abgelehnt. Die Erfolglosigkeit der medizinischen Verfahren führte in diesem Fall aber zu einer positiven Wendung.

Die Patientin konnte die psychologischen Aspekte der Erkrankung eher akzeptieren und erlernte systematisch Bewältigungsstrategien. Die Patientin hatte ihr Krankheitsmodell verändert.

10.11 Fazit

Der Fall ist vor dem Hintergrund des Entwicklungsstandes des Teams an einer interdisziplinären Therapieeinrichtung an einem Akutkrankenhaus zu sehen. Zum Zeitpunkt der stationären Behandlung der Patientin stand der psychologische Schmerztherapeut nicht für Einzelkontakte mit der Patientin zur Verfügung. Die psychologischen Einzelgespräche wurden vom ärztlichen Schmerztherapeuten durchgeführt. Pflegepersonal als psychologische Kotherapeuten vermittelten die Maßnahmen der aktiven Schmerzkontrolle. Die Entwicklung des multimodalen verhaltenstherapeutischen Konzeptes des Behandlungsteams fand durch die intensive Schulung und die regelmäßige Supervision durch den psychologischen Schmerztherapeuten statt. Seine unmittelbare Einbindung in Diagnostik und Therapie wäre allerdings wünschenswert gewesen. In der Literatur gibt es allerdings Hinweise, dass ein aktivierendes stationäres Behandlungssetting ohne den professionellen Einsatz von Psychotherapie genauso erfolgreich sein kann, wenn das medizinische Behandlungsteam ein verhaltenstherapeutisches Konzept hat und der Psychotherapeut als „Coach" und Supervisor fungiert (Jensen et al. 1995).

In diesem Behandlungssetting ist es gelungen, die Patientin von ihrem ursprünglich einseitigen somatischen Schmerzmodell zu lösen und ihr Konzept zu erweitern. Der Umstand, dass anästhesiologische und psychologische Angebote gleichzeitig auf und von derselben Patientin trafen, ist Risiko und Chance zugleich. Risiko, weil die Patienten die Hoffnung häufig auf anästhesiologische Verfahren und auf schnelle Schmerzreduktion setzen. Dann ist folglich die Motivation zu psychologischen Verfahren meist nicht besonders ausgeprägt. Die Chance besteht darin, dass die Patientin bei ihrem eigenen Denkmodell „abgeholt wird" und langsam möglicherweise orientiert am Vorbild des medizinischen Schmerztherapeuten ein breiteres Therapieverständnis erarbeiten kann.

In den sensorischen Schmerzempfindungsqualitäten berichtet die Patientin keine Veränderung, hinsichtlich der affektiv-evaluativen Einschätzung zeigte sich eine deutliche Zunahme der Erträglichkeit der Schmerzen. Die Patientin beschreibt sich am Ende der Therapie weniger psychisch belastet, weniger depressiv, und ist in ihrer Lebensgestaltung deutlich aktiver geworden. Ihre Lebensqualität wurde verbessert. Sie hat daraus ihren eigenen Schluss gezogen und sich zur ambulanten Verhaltenstherapie angemeldet.

11 Unklarer chronischer Unterbauchschmerz: Einsatz antidepressiv wirksamer Therapieelemente

J. Korb

11.1 Zusammenfassung

Berichtet wird über eine 51-jährige Patientin, die seit über 6 Jahren an unklaren chronischen Unterbauchschmerzen litt. Aufgrund ausgeprägter depressiver Verstimmungen, starker Selbstwertdefizite und einer hohen sozialen Selbstunsicherheit waren ihre Bewältigungsfertigkeiten stark eingeschränkt. Hierin wurde ein wesentlicher Einflussfaktor für die hohe schmerzbedingte Behinderung der Patientin gesehen. Im Rahmen einer ambulanten Verhaltenstherapie wurden daher schwerpunktmäßig die Bewältigungsfertigkeiten der Patientin verbessert (Stressbewältigung, Steigerung der sozialen Kompetenz, Aktivierung, kognitive Umstrukturierung negativer Überzeugungen). Nach Beendigung der Therapie zeigte sich ein klarer Rückgang der Depressivität und Unsicherheit. Während die Schmerzsymptomatik sich nur gering verbesserte, reduzierte sich jedoch das Schmerzverhalten und die schmerzbedingte Behinderung der Patientin deutlich.

11.2 Problemstellung

11.2.1 Rahmenbedingungen der Therapie (Setting, Institution, Kooperationspartner)

Die Therapie begann während eines 2-wöchigen stationären Aufenthalts im DRK-Schmerz-Zentrum Mainz. In diesem Rahmen wurden die Diagnostik und Therapie durch ein interdisziplinäres Team aus Ärzten, Psychologen, Sozialarbeitern und Physiotherapeuten erarbeitet und durchgeführt. Anschließend wurde dann die Behandlung als ambulante psychologische Einzeltherapie im DRK-Schmerz-Zentrum Mainz weitergeführt.

11.2.2 Erste Orientierung über die Problematik

Die Patientin wurde wegen langjähriger, unklarer Unterbauchschmerzen, die in unregelmäßigen Abständen auftraten, stationär aufgenommen. Neben zahlreichen zusätzlichen körperlichen Beschwerden zeigte sich auch eine deutliche depressive Symptomatik und Selbstunsicherheit.

11.2.3 Lebensgeschichtliche Entwicklung

Die Patientin ist 1945 geboren. Ihr Vater ist im Krieg vermisst, die Mutter starb 3 Monate nach Geburt der Patientin. Bis zum Alter von 5 Jahren wuchs sie bei der Großmutter auf und kam dann zu Adoptiveltern. Dies sei der „erste Schock ihres Lebens" gewesen. Die Adoptiveltern hätten nur gefordert und es habe keine Herzlichkeit bestanden. Anerkennung und Zuwendung habe sie nur bei sehr guten Leistungen erhalten oder wenn sie krank gewesen war. Sie habe bereits als Kind häufig Blasenentzündungen gehabt. In diesen Fällen habe sie die Adoptivmutter fürsorglich gepflegt. Nach Abschluss der mittleren Reife habe sie eine Lehre als Einzelhandelskauffrau gemacht und bis zur Geburt ihres ersten Kindes als Verkäuferin gearbeitet. Aus ihrer ersten Ehe (Heirat im 21. Lebensjahr) stammen 2 Söhne. Zur Scheidung kam es, da ihr Mann häufig „fremdgegangen" sei. Sie habe das lange mitgemacht, aber sie sei „nicht ein so toleranter Mensch". Die Patientin hat im Alter von 35 Jahren ein zweites Mal geheiratet, vor allem wegen ihrer damaligen dritten Schwangerschaft. Sie habe bereits auf dem Standesamt starke Zweifel gehabt, ob die Ehe halten würde. Diese wurde 3 Jahre später geschieden. Seitdem arbeitet die Patientin als Sachbearbeiterin in einer größeren Verwaltung. Dort hatte sie im Alter von 42 Jahren auch ihren jetzigen, 10 Jahre jüngeren Lebenspartner kennengelernt, mit dem sie seit 9 Jahren, gemeinsam mit der inzwischen 16-jährigen Tochter aus ihrer zweiten Ehe, zusammenlebt.

11.3 Problemanalyse

11.3.1 Symptomatik

Die Patientin schilderte einen linksseitigen Unterbauchschmerz, der sowohl in die Blase als auch hinauf ins Kreuz beiderseits ausstrahle. Der Schmerz trete in unregelmäßigen Abständen, etwa alle 5–15 Tage (im Durchschnitt alle 10 Tage nach Schmerztagebuch) für jeweils 2–3 Tage mit einer Intensität von 4–7 auf einer 10-stufigen nummerischen Rating-Skala (0–9) auf. Daneben berichtete sie mehrere vegetative Symptome wie Übelkeit, Schwindel, Verstopfung und Herzstechen. Sie fühle sich sehr nervös, angespannt und rege sich leicht auf. Seit Jahren habe sie wenig Appetit, sei oft erschöpft und niedergeschlagen.

11.3.2 Vorausgehende/nachfolgende Bedingungen

Auslöser für die Schmerzen seien häufig Ärger, Aufregung und zwischenmenschliche Konflikte sowie starke Überlastung auf der Arbeit. Geschlechtsverkehr habe früher die Schmerzen ebenfalls auslösen können. Seit 3 Jahren habe sie jedoch keine sexuellen Kontakte mehr. Ihrer beruflichen Tätigkeit gehe sie in der Regel trotz der Schmerzen nach, allerdings bleibe in dieser Zeit die Hausarbeit liegen. Ihr Lebenspartner und ihre Tochter würden dann, wenn auch widerwillig, zumindest das Notwendigste erledigen. Sie ziehe sich dann zurück und lege sich mit einer Wärmflasche ins Bett. Die Schmerzen seien zwar nicht wesentlich gelindert, aber so leichter zu ertragen.

11.3.3 Kompetenzen und Ressourcen

An Ressourcen, die für den Therapieerfolg relevant sein könnten, zeigte die Patientin in der Vergangenheit ein hohes Maß an Beharrlichkeit und Zuverlässigkeit, einen Sinn für Kreativität sowie eine große Aufgeschlossenheit neuen Situationen gegenüber, verbunden mit einer gewissen Risikobereitschaft.

11.3.4 Motivation

Zu Beginn war die Patientin eher zurückhaltend und unsicher, da sie noch nie so offen über ihre Probleme gesprochen habe. Trotz deutlichem Veränderungswunsch erschien die Motivation unklar. Heikle Themen, wie z. B. die Partnerschaft, wurden anfangs gezielt vonseiten der Patientin ausgeklammert, konnten jedoch dann im weiteren Verlauf der Therapie bearbeitet werden. Trotz der bestehenden Ängstlichkeit ging die Patientin konkrete Verhaltensänderungen mit hoher Motivation an, erschien stets pünktlich zu den Therapiesitzungen und erledigte die gestellten Aufgaben äußerst gewissenhaft.

11.3.5 Selbstkontrolle

Neben der Einnahme von Schmerzmitteln (Diclo-Phlogont), die eine leichte Schmerzlinderung bewirkte, sodass sie meist ihre Arbeit verrichten konnte, zog sich die Patientin bei Schmerzen häufig zurück. Sie legte sich hin oder versuchte durch Wärme (heißes Bad) die Schmerzen zu lindern.

11.3.6 System- und Beziehungsanalyse

Die Patientin lebt mit ihrem 10 Jahre jüngeren Partner und ihrer 16-jährigen Tochter zusammen. Die Beziehung zum Partner ist zum einen geprägt von hoher Unzufriedenheit wegen mangelnder Zuwendung und Aufmerksamkeit, zum anderen durch das Gefühl, ihm aufgrund des Altersunterschiedes etwas schuldig zu sein. Gleichzeitig leidet die Patientin unter massiven Trennungsängsten. Mit der Tochter gibt es häufig Konflikte, bei denen sie von ihrem Partner keine Unterstützung erfährt. Von den Eltern des Partners fühlt sie sich nicht akzeptiert. Zu ihren beiden Söhnen aus erster Ehe, die beim Vater im Ausland wohnen, hat sie keinen Kontakt. Sie hat Schuldgefühle, in deren Erziehung versagt zu haben.

Von den Arbeitskollegen fühlt sie sich oft ausgenutzt. Die sonstigen sozialen Kontakte sind aufgrund starker Selbstwertdefizite („Ich bin uninteressant, unattraktiv") sehr eingeschränkt.

11.3.7 Problemgenese

Die häufigen Blasenentzündungen während ihrer Kindheit sind seit Beginn der Unterbauchschmerzen nicht mehr aufgetreten. Diese Schmerzen tauchten erstmals im September 1990 auf, ohne dass ein besonderer Auslöser festgestellt werden konnte. Zunächst seien die Schmerzen ein- bis zweimal im Monat aufgetreten, und zwar gehäuft an Wochenenden. Inzwischen sind die Schmerzattacken häufiger und treten in unregelmäßigeren Abständen auf (alle 5–15 Tage). Alle bisherigen medizinischen Behandlungsmaßnahmen hätten keinen Erfolg gehabt.

Eine depressive Grundstimmung sei, nach Angaben der Patientin, bereits vor Beginn der Beschwerden vorhanden gewesen, jedoch durch die schmerzbedingten Einschränkungen deutlich verstärkt.

11.3.8 Funktionales Bedingungsmodell

Die ausgeprägte Depressivität der Patientin und die damit verbundenen eingeschränkten Bewältigungsfertigkeiten werden zwar nicht als Ursache, aber als wesentlicher Einflussfaktor für die hohe schmerzbedingte Behinderung angesehen (im Sinne einer Moderatorvariablen zwischen der reinen Schmerzsymptomatik und der schmerzbedingten Behinderung). Die damit verbundenen Beeinträchtigungen, Hilflosigkeits- und Schuldgefühle dürften in Sinne einer positiven Rückkopplung wiederum die Depressivität verstärken (Abb. 11.1). Die Hauptzielrichtung der Therapie bestand vor allem in der Verringerung der Depressivität und dem Aufbau von Bewältigungsfertigkeiten.

Die frühe Lerngeschichte (Vollwaise, Adoptiveltern) ist geprägt von Mangel an Zuwendung und Anerkennung. Dabei entwickelte die Patientin die Grundannahmen, nur durch Leistung für andere („wenn man etwas bietet") oder bei Krankheit Zuwendung bekommen zu können. Die beiden gescheiterten Ehen attribuiert die Patientin auf eigenes Versagen, was die bereits bestehenden Selbstwertdefizite noch weiter verstärkt. Auch in ihrer jetzigen Beziehung wurden ihre Bedürfnisse und Hoffnungen enttäuscht und es besteht ein starker Veränderungswunsch. Aufgrund des eingeschränkten Verhaltensrepertoires gelingt es der Patientin nicht, auf andere Weise positive Verstärkererfahrungen zu machen, sondern sie greift stets auf ihre bisherigen, vertrauten Verhaltensmuster zurück (Leistungen bringen, Konfliktvermeidung, Rückzug in körperliche Beschwerden). Diese schaffen zwar teilweise kurzfristig Entlastung und werden auf diesem Wege positiv verstärkt. Langfristig bringen sie der Patientin jedoch nicht die gewünschte Veränderung, sondern erhöhen das Gefühl von Hilflosigkeit und verstärken Schuldgefühle („Belastung für andere aufgrund der Beschwerden") und Selbstwertdefizite. Die damit verbundene dysphorische Stimmung und Antriebsminderung fördern im Sinne eines Circulus vitiosus das soziale Rückzugsverhalten und die körperlichen Beschwerden.

Stimulus (S):

Insgesamt besteht für die Patientin eine für sie sehr unbefriedigende Lebenssituation in mehreren Bereichen (Partnerschaft, Beruf, Freizeit). Direkte auslösende Situationen sind häufig Ärger und zwischenmenschliche Konflikte sowie hohe berufliche Belastung.

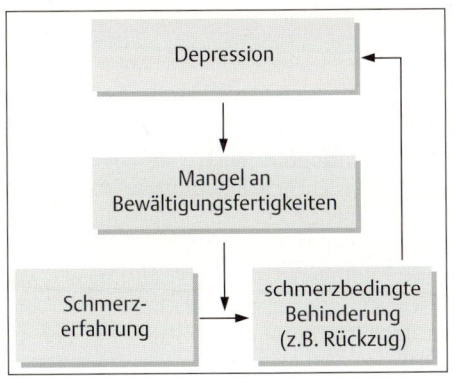

Abb. 11.**1** Funktionales Bedingungsmodell (Überblick).

Organismus (O) und Einstellung (E):

Aufgrund früherer häufiger Blasenentzündungen ist von einer entsprechenden körperlichen Schwachstelle auszugehen, die bei Belastungen reagiert. Die Einstellung der Patientin ist geprägt von depressiven Grundannahmen, die durch die Auslösesituationen aktiviert werden.

Reaktionen (R):

- Kognitiv: Aktualisierung der automatischen Gedanken: „Ich darf andere (vor allem meinen Partner) nicht enttäuschen"; „Alleine komme ich nicht zurecht"; „Ich bin schwach, hilflos, gesundheitlich angeschlagen").
- Emotional: Auslösen der depressiven Stimmungslage und Trennungsängste.
- Verhalten: Konfliktvermeidung, sozialer Rückzug.
- Physiologisch: Appetitlosigkeit, Libidoverlust, zahlreiche körperliche Beschwerden, verstärkte Schmerzen.

Konsequenzen (K):

- Positiv, kurzfristig: Abschirmen gegenüber Anforderungen, Konfliktvermeidung, Vermeidung sexueller Kontakte.
- Negativ, langfristig: Verstärkerverlust, Schuldgefühle, Hilflosigkeit.

11.4   Befund

11.4.1 Diagnosen

Medizinische Diagnose: Abdominalschmerz ohne nachweisbare organische Ursache.

Psychologische Diagnosen: Schmerzstörung in Verbindung mit psychischen Faktoren:
DSM-IV (307.80), ICD-10 (F 45.4).
Dysthyme Störung:
DSM-IV (300.40), ICD 10 (F 34.1).

11.4.2 Psychischer Befund

Die Patientin erschien gepflegt und betont unauffällig gekleidet. Sie machte einen emotional labilen und depressiv gestimmten Eindruck. Im Kontakt wirkte sie unsicher und angespannt. Es ergaben sich keinerlei Anzeichen hinsichtlich Bewusstseinsstörungen, Störungen der mnestischen Funktionen, Wahnsymptomatik oder suizidale Tendenzen.

33 Rohwertpunkte (entspricht einem Prozentrang von 91) in der Allgemeinen Depressions-Skala (ADS, Hautzinger u. Bailer 1991) und 37 Rohwertpunkte (Prozentrang 97) auf der Beschwerdeliste (BL, v. Zerssen 1976) weisen auf eine ausgeprägte depressive Verstimmung sowie zahlreiche psychovegetative Begleitsymptome hin. Aufgrund der 44 Rohwertpunkte des Pain Disability Index (PDI, Dillmann et al. 1994) ist von einer, selbst im Vergleich zu chronischen Schmerzpatienten (Prozentrang 76), überdurchschnittlichen schmerzbedingten Behinderung auszugehen.

11.4.3 Somatischer Befund

Die medizinische Untersuchung ergab folgende Befunde: Abdomen weich und gut eindrückbar. Keine pathologischen Resistenzen. Druckdolenz im linken Unterbauch unterhalb des Nabels im Epigastrium, ferner über der Symphyse. Gynäkologisch, neurologisch und orthopädisch zeigten sich keine Auffälligkeiten.

11.5 Ziele

Die Therapie strebte als wichtiges Hauptziel die Reduktion der schmerzbedingten Behinderung an. Dabei wurde davon ausgegangen, dass die ausgeprägte Depressivität einen wesentlichen Einflussfaktor darstellte, sodass dieser ein besonderes Augenmerk im Rahmen der Therapie zukam.

11.6 Therapieplan

1. Schmerzbewältigung

Zunächst sollten der Patientin Modelle über psychovegetative Zusammenhänge und Möglichkeiten der Beeinflussung der körperlichen Symptomatik (Entspannung, kognitive Techniken, körperliche Aktivierung) vermittelt werden.

2. Steigerung der sozialen Kompetenz, Stressbewältigung

Da mangelnde soziale Kompetenz (Abgrenzung, Durchsetzungsvermögen, Konfliktlösung) die Patientin vor allem im Beruf häufig in Überlastungssituationen bringt, sollte diese durch Rollenspiele und Verhaltensübungen im Alltag gezielt gesteigert werden, wodurch auch eine Erhöhung des Selbstwertgefühls erreicht werden könnte. Unterstützend sollten Möglichkeiten der Stressbewältigung vermittelt werden.

3. Soziale Aktivierung, Steigerung positiver Aktivitäten

Zur Schaffung alternativer positiver Verstärkungserfahrungen und zur Vergrößerung des Verhaltensrepertoires der Patientin erscheint eine Steigerung der Aktivitäten, vor allem im Freizeitbereich, wesentlich.

4. Kognitive Umstrukturierung

Die negativen Selbstverbalisationen und irrationalen Gedanken, die wesentlichen Anteil an der Aufrechterhaltung der depressiven Stimmungslage haben, sollten der Patientin verdeutlicht und durch kognitive Umorientierung (Hautzinger et al. 1992) verändert werden.

5. Klärung der Partnerschaftsproblematik

Auch wenn die Patientin dieses Thema zunächst ausklammern möchte, sollte es zumindest in einer späteren Phase der Therapie besprochen werden. Mögliche Ziele wären die Klärung der Motive und Ängste der Patientin, evtl. Hinzuziehen des Partners oder eine weiterführende Partnerschaftsberatung.

11.7   Therapieverlauf

Die Therapie umfasste 29 Einzelsitzungen innerhalb eines Jahres und wurde zu Beginn in wöchentlichem Abstand, gegen Ende mit geringerer Frequenz durchgeführt. Zur besseren Übersicht wird der Therapieverlauf nach Themen schwerpunktmäßig dargestellt, auch wenn es zu Überschneidungen zwischen den einzelnen Phasen kam.

1. Exploration und gemeinsame Zielbestimmung

Während des 2-wöchigen stationären Aufenthalts der Patientin fanden die ersten 3 Therapiesitzungen statt. In dieser Zeit nahm die Patientin am stationären Therapieprogramm teil und erlernte als Entspannungsverfahren die progressive Muskelrelaxation nach Jacobson, das sie auch während der anschließenden ambulanten Therapie weiterführte. An Möglichkeiten der Schmerzbewältigung wurden darüber hinaus kognitive Verfahren (Aufmerksamkeitslenkung, Entkatastrophisieren) vermittelt.

Als Ziel für die weiterführende ambulante Therapie formulierte die Patientin zunächst, sie wolle „nach außen cooler" werden, nicht so nervös und gereizt wirken. Andere Menschen sollten sich wohl fühlen in ihrer Gegenwart. Sie war der Überzeugung, dass alle sich von ihr genervt fühlten. Anhand dieses Beispiels konnte bereits in dieser Phase der Therapie die Wirkung kognitiver Verzerrungen deutlich gemacht werden. Anhand mehrerer Beispiele (z. B. äußerte ein Kollege, er sei froh mit ihr zusammen im gleichen Büro arbeiten zu können) wurde für die Patientin die übertriebene Verallgemeinerung ihrer Annahme ersichtlich.

Gleichzeitig wurde die Problematik ihrer Zielvorstellung bewusst, da sie ihr ganzes Leben bemüht war, den Erwartungen anderer zu entsprechen und eigene Bedürfnisse dabei nicht ausreichend wahrgenommen hatte. Einer Hausaufgabe, ihre Wünsche und Bedürfnisse schriftlich zu formulieren, kam die Patientin zunächst nicht nach, aus Angst, dies würde sie so verunsichern, dass es die Trennung von ihrem Partner bedeuten würde.

Auf ihre Partnerschaft angesprochen, erklärte sie, dieses Thema im Rahmen der Therapie auf keinen Fall besprechen zu wollen.

Diese erste Phase der Therapie gestaltete sich aufgrund des Ambivalenzkonfliktes der Patientin (starker Veränderungswunsch bei gleichzeitig großen Ängsten vor Veränderung) sehr schwierig. Um einen vorzeitigen Abbruch der Therapie zu verhindern, wurde das Thema Partnerschaft zunächst ausgeklammert und der Schwerpunkt auf die berufliche Überforderungssituation gelegt.

2. Schwerpunkt: Berufliche Situation

Zum einen wurden Möglichkeiten der Stressbewältigung erarbeitet (Zeitmanagement, Setzen von Prioritäten, Kurzentspannung, Selbstinstruktion). Dabei wurden auch die überhöhten Ansprüche der Patientin deutlich. Nach Versetzung in einen Arbeitsbereich, der von ihrem Vorgänger jahrelang vernachlässigt worden war, wollte sie diesen in kürzester Zeit perfekt aufarbeiten. Die Patientin lernte zunehmend, Anzeichen von Überlastung (Anspannung, erhöhte Nervosität) besser und früher wahrzunehmen und durch Anwendung der erlernten Verfahren rechtzeitig darauf zu reagieren.

Zum anderen wurden Übungen zur Steigerung der sozialen Kompetenz (u. a. Rollenspiele) eingebaut. Sie lernte, sich besser gegenüber fremden Anforderungen abzugrenzen, Arbeiten zu delegieren, positive Rückmeldungen zu geben und Ärger auszudrücken.

Gerade dieser letzte Punkt war für die Patientin besonders schwierig. Meist kamen ihr anschließend Zweifel und Schuldgefühle. Erst in einer späteren Phase konnte sie ihre Reaktionen auch positiv bewerten („Ich glaub, meine Reaktion war gar nicht schlecht").

Als besonders hilfreich empfand die Patientin in dieser Phase Möglichkeiten der Selbstinstruktion mittels vorformulierter Merksätze, die sie häufig in kritischen Situationen anwandte („Nur Geduld, ich schaffe es; Wer es jedermann recht machen will, ist irgendwann jedermanns Depp").

In dieser Phase wurde ihr auch deutlich, dass trotz aller Belastungen ihr die Arbeit auch Selbstbestätigung und Anerkennung gibt, was sie bisher so nicht wahrgenommen hatte. Hierin ist auch einer der Gründe zu sehen, weshalb sie trotz der Schmerzen kaum Fehlzeiten hat.

3. Schwerpunkt: Steigerung positiver Aktivitäten

Nach dieser Phase fühlte sich die Patientin so weit stabilisiert, dass sie nun ihre Wünsche und Bedürfnisse schriftlich formulieren konnte. Dabei zeigten sich vor allem zwei Tendenzen: 1. Wunsch nach Ruhe, Rückzug, Alleinsein, Entspannung; 2. Bedürfnis nach interessanten Aktivitäten, v. a. kreativ, kulturell.

Bisher hatte sich die Patientin nur bei Schmerzen von der Familie zurückziehen können. Es wurde nun vereinbart, sich eine tägliche Rückzugsmöglichkeit zu schaffen („Stunde für mich"), die sie zum Lesen, Musik hören, Entspannen etc. nutzen konnte. Wesentlich dabei war, dass sie diese nun abgekoppelt vom Schmerzgeschehen wahrnahm. Gleichzeitig steigerte die Patientin ihre Freizeitaktivitäten. Sie verabredete sich mit einer Freundin zu Theater- und Konzertbesuchen. Ein Yoga-Kurs brach sie jedoch nach 5 Stunden ab, da ihr dies zu anstrengend sei. Stattdessen begann sie mit einem Zeichenkurs in der Volkshochschule.

4. Schwerpunkt: Kognitive Umstrukturierung

Aufgrund der durch die Verhaltensänderung im bisherigen Verlauf der Therapie gemachten Erfahrungen hatten sich bereits einige der depressiven Kognitionen und Grundannahmen der Patientin verändert. In dieser Phase der Therapie sollten nun gezielt die negativen automatischen Kognitionen bearbeitet werden. Zur Aufdeckung automatischer Gedanken wurden Vorstellungsübungen und Rollenspiele in den Therapiesitzungen eingesetzt. Außerdem führte die Patientin ein Tagesprotokoll negativer Gedanken (3-Spalten-Protokoll: Situation-Gedanken-Gefühl, vgl. Hautzinger et al. 1992). Dabei zeigten sich als häufigste gedankliche Verzerrungen die Tendenz zu übertriebenen Verallgemeinerungen bei einzelnen Misserfolgserlebnissen (z. B. „Ich mach' alles falsch") und zur internalen Attribution (z. B. „Ich bin immer verantwortlich, wenn andere sich in meiner Gegenwart nicht wohl fühlen"). Durch Realitätstestung und Reattribuierung gelang es der Patientin, die dysfunktionalen Kognitionen durch „rationalere" Gedanken zu ersetzen. In dieser Phase konnte sie auch eigene positive Eigenschaften („zuverlässig, kreativ") formulieren und akzeptieren.

5. Schwerpunkt: Partnerschaft

Gegen Ende der Therapie konnte auch das anfangs sehr angstbesetzte Thema „Partnerschaft" bearbeitet werden. Auf den Vorschlag, den Partner in einzelnen Therapiesitzungen hinzuzuziehen, ging die Patientin nicht ein, sondern sie wollte zunächst für sich ihre Haltung zur Partnerschaft klären. Hierzu wurden sowohl die negativen als auch positiven Aspekte der Partnerschaft aus ihrer Sicht verdeutlicht. Als negativ sah sie vor allem die fehlende Spontaneität („Ihn bringt nichts aus der Ruhe") und mangelnde Zuwendung des Partner an. Ihr wurden jedoch auch positive Seiten bewusst. Besonders wurde ihr deutlich, dass sie gerade die Ruhe des Partners sehr ambivalent empfand, diese ihr auch ein Gefühl von Sicherheit gab. Sie wisse, dass sie sich auf ihn verlassen könne, was vor allem vor dem Hintergrund ihrer beiden geschiedenen Ehen sehr wichtig erschien.

Es gelang ihr, eigene Aktivitäten ohne den Partner zu unternehmen (z. B. im gemeinsamen Urlaub), ohne dabei Schuldgefühle ihm gegenüber zu haben. Vor allem hatte sich das Gefühl, dem Partner aufgrund des Altersunterschiedes etwas schuldig zu sein, deutlich verringert.

Eine Entscheidung über das Fortbestehen der Partnerschaft konnte die Patientin zum Ende der Therapie noch nicht treffen. Die Angst vor einer möglichen Trennung hatte sich jedoch deutlich reduziert, und sie könne sich auch vorstellen, allein zu leben. Sie wolle jedoch die weitere Entwicklung abwarten.

11.8   Therapeut-Klient-Beziehung

In der Anfangsphase überwogen Zurückhaltung und Unsicherheit der Patientin, wobei neben einer gewissen Vorsicht auch die starken Selbstwertdefizite eine Rolle spielten (z. B. Äußerung der Patientin zu Beginn einer Stunde: „Jetzt müssen Sie sich wieder mit mir langweilen"). Es gelang jedoch bereits in den ersten Stunden, ein gutes Arbeitsbündnis aufzubauen. Durch ein etwas zu direktives und schnelles Vorgehen fühlte sich dann die Patientin überfordert und irritiert. Sie war jedoch in der Lage, dies sofort offen anzusprechen und die kurzfristige Belastung der Therapeut-Klient-Beziehung konnte schnell ausgeräumt werden. Im weiteren Verlauf der Therapie bestand eine gute Arbeitsbeziehung.

11.9   Art und Verlauf der psychologisch-medizinischen Kooperation

Während des stationären Aufenthalts bestand ein enger Austausch mit den anderen Arbeitsbereichen der Klinik (Stations- und Fachärzten, Krankengymnasten, Sozialarbeitern, Pflegepersonal). Nach Abschluss der umfassenden medizinischen Diagnostik wurde mit der Patientin vereinbart, während der ambulanten Therapie weitere Arztkonsultationen nur bei Veränderung bzw. deutlicher Verschlechterung der Symptomatik vorzunehmen, was jedoch nicht notwendig wurde.

11.10 Analyse und Bewertung

Die deutlichsten Veränderungen zeigen sich in der Verringerung der depressiven Symptomatik, vor allem in der Steigerung des Selbstwertgefühls und der sozialen Aktivitäten sowie in der Zunahme der sozialen Kompetenz (Abgrenzung gegenüber fremden Anforderungen).

In einem Brief der Patientin nach Abschluss der Therapie zieht sie folgendes Resümee: „Es gab einige Anstrengungen, die sich lohnten. Das Leben ist für mich nicht mehr düster und ohne Sinn. Ich erlebe auch wieder seine angenehmen Seiten und sehe mich selber nicht mehr als kleines ‚Nichts'." In den testpsychologischen Ergebnissen zeigen sich die entsprechenden Veränderungen in der Verringerung der Werte auf der Allgemeinen Depressions-Skala (ADS) von 33 auf 16 Rohwertpunkten (Prozentrang von 91 auf 60).

Hinsichtlich der reinen Schmerzsymptomatik war dagegen nur eine geringe Verbesserung zu erzielen. Die Schmerzattacken traten etwas seltener auf, jedoch immer noch durchschnittlich zweimal pro Monat (vor Beginn der Therapie alle 10 Tage im Schnitt). Die Angaben der Schmerzintensität im Schmerztagebuch (nummerische Rating-Skala von 0 bis 9) ging von 4–7 vor der Therapie auf 3–5 zurück. Allerdings empfinde sie die Schmerzen als weniger belastend und lasse sich in ihrer Aktivität dadurch weniger einschränken. Diese subjektive Angabe der Patientin spiegelt sich auch in der Verringerung der Testergebnisse zur schmerzbedingten Behinderung (PDI von 44 auf 27 Punkten, Prozentrang 76 auf 36) wider.

11.11 Kommentar

Möglicherweise wurde der Vermittlung von Techniken der Schmerzbewältigung ein zu geringer Raum eingeräumt. Dies geschah auch auf Wunsch der Patientin, die stärker motiviert war, an ihrer Lebenssituation aktiv etwas verändern zu wollen, statt Schmerz zum Thema der Therapie werden zu lassen, eine für chronische Schmerzpatienten nicht gerade typischer Fall. Außerdem bestand vonseiten des Therapeuten der Eindruck, das wichtige Thema Partnerschaft nicht ausreichend bearbeitet zu haben und dieses auch am Ende der Therapie noch offene Problem lösen zu müssen. Eine Supervision offenbarte dabei auch Tendenzen einer zu starken Verantwortungsübernahme vonseiten des Therapeuten, was bei einer eher selbstunsicheren Patientin sicherlich kontraproduktiv erscheint. Eine eher permissive Haltung während der Therapie erwies sich dagegen zur Ich-Stärkung und Übernahme von Eigenverantwortlichkeit der Patientin als günstig und stellte aufgrund der hohen Motivation zur Mitarbeit auch kein Problem dar.

12 Kopfschmerz im Kindesalter: Ambulante Verhaltenstherapie mit minimalem therapeutischen Kontakt

U. Luka-Krausgrill, K. Kerbeck und H. U. Gerbershagen

12.1 Zusammenfassung

Andreas leidet unter Kopfschmerzen, die im letzten halben Jahr mindestens einmal in der Woche auftraten und ihn besonders bei seinen Hausaufgaben und in der Schule beeinträchtigten. Ein von ihm über 4 Wochen geführtes Kopfschmerztagebuch bestätigte die Diagnose einer Migräne ohne Aura sowie episodische Kopfschmerzen vom Spannungstyp. Andreas schien aufgrund seiner Motivation geeignet, Stress- und Schmerzbewältigungsstrategien mit einer begrenzten therapeutischen Unterstützung zu erlernen. Über einen Zeitraum von 8 Wochen bearbeitete er die einzelnen Kapitel des Programms und führte entsprechende Übungen durch. Dazu gehörte auch das Erlernen eines Entspannungsprogramms. Die Behandlung wurde ärztlicherseits durch empfohlene Maßnahmen ergänzt. Unmittelbar nach der Behandlung sowie nach einem Jahr führte er über jeweils weitere 4 Wochen das Kopfschmerztagebuch. Beide Kopfschmerzformen verringerten sich nach der Therapie deutlich. Auch nach einem Jahr traten die Kopfschmerzen nur noch in schwächerer Form auf.

12.2 Problemstellung

12.2.1 Rahmenbedingungen der Therapie

Bis zu 24 % der 11- bis 17-Jährigen berichten über mindestens einmal wöchentlich auftretende Kopfschmerzen (Luka-Krausgrill u. Anders 1997). Es besteht derzeit noch eine Diskrepanz zwischen den hohen Auftretensraten und gezielten Behandlungsangeboten. Mit dem „Help-Yourself"-Programm von McGrath et al. (1990) liegt ein solches Angebot für Kinder und Jugendliche im Alter von 12 – 19 Jahren vor. Im Folgenden soll die Behandlung eines 13-jährigen Kopfschmerzpatienten dargestellt werden. Die Behandlung fand im Rahmen einer Studie der Abteilung Klinische Psychologie des Psychologischen Instituts der Johannes-Gutenberg-Universität Mainz in Zusammenarbeit mit dem DRK-Schmerzzentrum Mainz (Ärztlicher Direktor: Prof. Dr. H. U. Gerbershagen) statt.

12.2.2 Kontaktaufnahme und erste Orientierung über die Problematik

Die Mutter von Andreas meldete sich telefonisch in der Abteilung Klinische Psychologie, da Andreas von dem Behandlungsangebot durch eine Informationsveranstaltung in der Schule erfahren hatte. Gemeinsam mit seiner Mutter kam er zur Aufnahmesprechstunde. Andreas war zum Zeitpunkt der Anmeldung 13 Jahre alt und besuchte die 7. Klasse eines Gymnasiums. Er hatte schon seit langer Zeit Migräne, die aber nur selten auftrat. Dann gab es noch schwächere, aber immer häufigere, wöchentlich auftretende Kopfschmerzen. Seit ca. 9 Monaten kamen noch mehrmals wöchentlich auftretende Bauchschmerzattacken dazu.

Andreas erschien als ein sehr aufgeweckter, freundlich zugewandter Junge von schlankem, unauffälligem Körperbau und altersgemäß durchschnittlicher Körpergröße. In der Aufnahmesprechstunde wirkte er anfangs etwas unsicher. Er konnte sich nicht so recht vorstellen, um welche Art von Behandlung es hier gehen sollte. Nachdem die Mutter hierzu einige Fragen gestellt hatte, nahm er am Gespräch teil und arbeitete bereitwillig mit. Der Therapeut erklärte Andreas, dass er sich zunächst einmal ein Bild von den verschiedenen Schmerzen machen möchte und deshalb eine Reihe von Fragen an ihn und seine Mutter stellen würde.

12.2.3 Lebensgeschichtliche Entwicklung, Familienanamnese, Leistungs- und Interessenbereich

Nach Angaben der Mutter verliefen Schwangerschaft, Geburt und die weitere Entwicklung von Andreas normal. Im Kindergarten und in der Schule habe Andreas sich ohne Schwierigkeiten zurechtgefunden. Er wuchs zusammen mit dem älteren Bruder (15 Jahre, Gymnasium) und der jüngeren Schwester (7 Jahre, Grundschule) bei den leiblichen Eltern auf.

Das Verhältnis zu seinen Geschwistern bezeichnete Andreas als gut. Mit dem älteren Bruder gäbe es gelegentlich einmal Streit, aber dann gingen sie sich eine Zeit lang aus dem Weg. Sein Bruder hätte andere Interessen als er und könne mit EDV oder Schach nichts anfangen. Auch in der Schule hätte sein Bruder andere Begabungen, eher im sprachlichen und musischen Bereich. Die jüngere Schwester wäre das Nesthäkchen der Familie. Zu Hause würde viel über die Erfolge der Kinder gesprochen.

Der Vater, 45 Jahre alt, war durch seine selbstständige Tätigkeit sehr in Anspruch genommen. Die Mutter berichtete, dass ihm weniger Zeit für die Familie bliebe, als sie und auch er sich wünschten. Sie selbst wäre in erster Linie für die Erziehung der Kinder und die Haushaltsführung zuständig. Sie arbeite außerdem bei ihrem Mann mit, was neben der täglichen Büroarbeit die häufige Teilnahme an Weiterbildungen erforderlich mache.

Alle Familienmitglieder hatten chronische Erkrankungen, die zum Teil mit Schmerzen verbunden waren. Die Mutter machte in dem Gespräch deutlich, dass sie und ihr Mann ihre Erkrankungen als Herausforderung betrachteten und sich nicht „gehen lassen" wollten. Die Arbeit sei ihnen wichtig und sie bemühten sich, den Kindern ein Vorbild zu sein, d. h., trotz gelegentlicher Einschränkungen den Alltag zu bewältigen.

Andreas schätzte sich selbst als einen guten Schüler ein – was seine Mutter bestätigte – mit Stärken in den mathematisch-naturwissenschaftlichen Fächern. Die Hausaufgaben mache er sehr sorgfältig und brauche dafür täglich im Schnitt mehr als zwei Stunden, besonders für Englisch und Französisch. Andreas nahm als Mitglied eines Schachklubs an regelmäßigen Treffen und den Wettkämpfen teil. Er hatte Interesse an EDV und arbeitete in einer schulischen Arbeitsgemeinschaft mit. Außerdem war er in einer kirchlichen Jugendgruppe aktiv. Er gab an, zu einigen Mitschülern guten Kontakt zu haben, er tausche mit ihnen meist Computerprogramme. Mit Freunden fuhr er gelegentlich zu Wochenend- oder Ferienfreizeiten.

12.3   Problemanalyse

12.3.1   Beschreibung und Entwicklung der Symptomatik

Bei der Erhebung der Kopfschmerzsymptomatik orientierten wir uns an den Kriterien der International Headache Society (IHS). Für die Bestimmung der Kopfschmerzdiagnosen wurden zwei Informationsquellen genutzt:

Einmal beschrieben Andreas und seine Mutter die Symptomatik in der Eingangssprechstunde. Hierbei wurde ein strukturiertes Interview eingesetzt.

Die Mutter erinnerte sich, dass Andreas etwa seit dem dritten Lebensjahr ungefähr vierteljährlich Kopfschmerzen hatte. Sie sah ihm eine Mirgräneattacke an der Gesichtsblässe und den geröteten Augen deutlich an.

Mit vier Jahren wurden Andreas die häufig entzündeten Mandeln herausgenommen; die Hoffnung der Eltern, dass damit auch die Kopfschmerzen nachlassen würden, bestätigte sich jedoch nicht. Die Eltern besprachen das Problem mit dem Kinderarzt, der eine „frühkindliche Migräne" diagnostizierte.

Ab dem 9. Lebensjahr trat zusätzlich ein neuer Kopfschmerz auf, der in Häufigkeit und Intensität schwankte. Sie traten etwa einmal pro Woche eine halbe Stunde lang auf und die Schmerzintensität wurde von Andreas eher mäßig bis mittel angegeben. Die Kopfschmerzen behinderten Andreas in der Schule und bei den Hausaufgaben. Er machte deswegen Pausen oder legte sich hin.

Dieser Kopfschmerz hatte sich im letzten halben Jahr vor der Aufnahmesprechstunde verstärkt. Die Mutter war wegen dieser Entwicklung beunruhigt und ließ Andreas von mehreren Fachärzten nochmals untersuchen.

Andreas befürchtete, dass seine Leistungen nachlassen könnten und er dann auch in der Familie „ins Hintertreffen" geraten könnte.

Er berichtete zusätzlich von Bauchschmerzen, die unabhängig von den Kopfschmerzen mehrmals wöchentlich auftraten. Sie betrafen den gesamten Unterbauch, waren von stechender, manchmal ziehender Qualität. Weder Übelkeit noch Erbrechen noch sonstige funktionale gastrointestinale Störungen waren feststellbar.

Zum Zweiten führte Andreas 4 Wochen lang ein Kopfschmerztagebuch zur Selbstbeobachtung. Er protokollierte dreimal täglich, ob Kopfschmerzen auftraten und wie stark sie waren (sechsstufig von 0 – 5), welche Begleitsymptome sie hatten und welche Auslöser er vermutete.

Dadurch klärte sich das Bild der Kopfschmerzsymptome. Er litt in dieser Zeit an vier Tagen an einer Migräne ohne Aura (IHS-Code 1.1), beidseitig lokalisiert, mit einem pulsierenden Schmerz von mittlerer bis schwerer Intensität. Der Schmerz dauerte mindestens 48 Stunden an, verschlimmerte sich beim Treppensteigen oder anderen körperlichen Aktivitäten und beeinträchtigte Andreas in seinem Alltag erheblich. Er musste sich hinlegen und war licht- und geräuschempfindlich (Phono- und Photophobie). An 24 Tagen in diesen 4 Wochen traten kürzer dauernde Kopfschmerzen auf, die die Kriterien eines episodischen Kopfschmerzes vom Spannungstyp (IHS-Code 2.1) erfüllen: ca. 60 Minuten dauernde, meist einseitige, nicht pulsierende Schmerzen von leichter bis mittlerer Intensität ohne Phono- und Photophobie, die sich z.B. beim Treppensteigen meist nicht verschlimmerten.

Neben den Kopfschmerzen hatte Andreas in seinem Tagebuch in einer gesonderten Spalte auch die Bauchschmerzen protokolliert. Im Gegensatz zu den berichteten hohen Auftretensraten traten sie in den beobachteten 4 Wochen zunehmend seltener auf, in der letzten Woche gar nicht mehr. Aufgrund dieser Beobachtung und dem Wunsch von

Andreas, sich vor allem mit den Kopfschmerzen zu beschäftigen, wurde darauf der Schwerpunkt gelegt.

12.3.2 Vorausgehende/nachfolgende Bedingungen

Auslöser für Kopfschmerzen:

In der Aufnahmesprechstunde überlegten wir mit Andreas und seiner Mutter gemeinsam, was seine Kopf- und Bauchschmerzen auslösen könnte. Weitere wichtige Informationen hierzu lieferten die Kopfschmerztagebücher, die Andreas während des gesamten Therapiezeitraums führte. Anhand dieser Protokolle konnten folgende mögliche Auslöser unterschieden werden:

1. Eine Mahlzeit wird übersprungen. Andreas hat keine Zeit für das Mittagessen, da er wegen eines Nachmittagsunterrichts in der Schule bleibt. Das mitgebrachte Brot vergisst er zu essen, da er viel anderes zu tun hat.
2. Für Englisch- oder Französischarbeiten zu Hause lernen.
3. Kopfschmerzen während der Englischarbeit.
4. Am PC arbeiten oder spielen.
5. Sich unsicher fühlen (z. B. sich in einer fremden Umgebung zurechtzufinden).
6. Wetterwechsel.

Nachfolgende Bedingungen:

Wenn die Kopfschmerzen während der Schule auftraten, hielt Andreas durch. Er hatte noch nie wegen der Kopfschmerzen in der Schule gefehlt, wie er stolz berichtete. Medikamente nahm er selten, nur bei stärkeren Kopfschmerzen pro Anfall maximal 1 Thomapyrin in Viertelstückchen. Während der diagnostischen Selbstbeobachtungsphase nahm er $1/4$ Tablette in der ersten Woche und dreimal $1/4$ Tablette in der vierten Woche ein. Wenn es möglich war, legte er sich bei stärkeren Kopfschmerzen hin und versuchte, sich im abgedunkelten Zimmer zu entspannen. Er grübelte über seine Schmerzen nach: „Ob ich wohl heute meinen Freund noch besuchen kann? Wie soll ich bloß für die Arbeit morgen noch üben?" Bei leichten Kopfschmerzen setzte er eine einfache Akupressurtechnik ein, die die Mutter mit den Kindern geübt hatte. Von seiner Mutter kannte er auch eine Audiokassette zu autogenem Training und war daher für das Entspannungstraining offen.

12.3.3 Kompetenzen/Ressourcen

Andreas war im Gespräch nach anfänglicher leichter Skepsis aufgeschlossen und interessiert. Er hatte sich schon zusammen mit seiner Mutter viel mit seinen Kopfschmerzen auseinandergesetzt. In den Sprechstunden konnte er allgemeine Informationen zum Programm und die Ursachen-Auslöser-Differenzierung bei chronischen Kopfschmerzen gut nachvollziehen und Beispiele zu den einzelnen Punkten nennen. Andreas war auch sonst gut in der Lage, über Probleme mit seinen Eltern zu sprechen und trug sie nicht lange mit sich herum. Dies wies auf seine Offenheit und auf eine vertrauensvolle Beziehung zu seinen Eltern hin.

Er war ein sehr guter Schüler und bemüht, die eigenen und elterlichen Erwartungen zu erfüllen. Seine Wochenplanung führte er sehr selbstständig aus. Er hatte vielfältige Interessen und versuchte, möglichst viel in seinem Alltag unterzubringen. Diese Stärken führten aber auch zu Überforderungen (s. Abschnitt 12.3.8).

12.3.4 Motivation

Die Motivation von Andreas, an dem Behandlungsprogramm teilzunehmen, ließ sich in drei Aspekte aufgliedern:

1. Andreas zeigte sich dem verhaltenstherapeutischen Trainingskonzept gegenüber aufgeschlossen und motiviert, weil das spezielle Setting keine regelmäßigen wöchentlichen Zusatztermine von ihm verlangte (s. Abschnitt 12.6).
2. Einen großen Einfluss auf die Therapiemotivation hatte auch die Mutter von Andreas. Sie kannte von verschiedenen Klinikaufenthalten her psychologische Konzepte von Schmerzen.
3. Durch die Kopfschmerzen entstanden Einschränkungen im Leistungsbereich, die zu einem hohen Leidensdruck beitrugen.

12.3.6 System- und Beziehungsanalyse

Mutter und Sohn gingen in den Gesprächen freundlich miteinander um und ließen sich gegenseitig ausreden. Die Mutter war bemüht, ihrem Sohn bei der Behandlung zu helfen, ohne zu sehr selbst die Initiative zu ergreifen.

Erkennbar war eine Rivalitätsbeziehung mit dem älteren Bruder: Beide schienen im Leistungsbereich zu konkurrieren. Andreas grenzte sich von ihm ab, indem er sich in Schule und Freizeit andere Schwerpunkte suchte. Manchmal beneidete er die jüngere Schwester, der sich aus seiner Sicht die Eltern häufiger zuwandten. Gemeinsame Unternehmungen mit dem Vater waren für ihn wichtige, leider zu seltene Momente.

12.3.7 Funktionales Bedingungsmodell

Es ließen sich folgende Faktoren unterscheiden:

A. Modellverhalten der Eltern

Chronische Erkrankungen prägten die Familie und waren für die Familienmitglieder nichts Ungewöhnliches. Erst als die Schmerzen mehrmals wöchentlich auftraten und Andreas stark einschränkten, suchte er Hilfe. Die Eltern vermittelten den Kindern, dass Schmerzen nicht das Leben bestimmen und die Leistungen beeinträchtigen dürfen. „Sich nicht unterkriegen lassen" war ein wichtiges Lebensmotto. Dies hat sicherlich Andreas geholfen, verschiedene Techniken der Schmerzbewältigung auszuprobieren, könnte ihn aber auch überfordert haben i. S. von immer fit sein zu müssen, nie in der Schule fehlen zu dürfen.

B. Auslöser

Neben äußeren Faktoren wie Überspringen einer Mahlzeit sowie eine von ihm vermutete Empfindlichkeit auf Wetterveränderungen waren es zwei Formen von Stressoren, für die ein Zusammenhang mit dem Auftreten von Kopfschmerzen angenommen werden konnte:

- Geistige, konzentrative Tätigkeiten, verbunden mit einem hohen Anspruchsniveau in Bezug auf Leistungen.
- Situationen, die mit Unsicherheit verbunden waren und in denen er keine starke Kontrolle hatte. Beispiel: In der Schule gefragt zu werden und nicht antworten zu können.

C. Nachfolgende Bedingungen

Die Eltern wendeten sich Andreas verstärkt zu, wenn er Kopfschmerzen hatte, besonders der Vater, der sonst wenig Zeit mit der Familie verbrachte. Durch sehr starke Kopfschmerzen musste Andreas auch notwendigerweise eine Pause einlegen, die er sich sonst nicht zugestanden hätte.

Durch die gute Introspektionsfähigkeit konnte mit Andreas eine Verhaltensanalyse für eine typische Situation erarbeitet werden, in der Kopfschmerzen vom Spannungstyp auftreten können:

S	Lernen für die Englischarbeit. Nach einer halben Stunde Lernen kann Andreas die Vokabeln immer noch nicht ganz.
O	Reaktionsspezifität: Andreas neigt dazu, in Stresssituationen mit erhöhter Anspannung im Bereich der Gesichts- und Nackenmuskeln zu reagieren.
R_{intern}	Ich muss die Vokabeln können, es muss mindestens ein „gut" werden.
$R_{physiologisch}$	Anspannung der Gesichts- und Nackenmuskulatur.
$R_{emotional}$	Zunehmende Unruhe und Angst.
↓	
$R_{emotional}$ → S^D	Weiterlernen, keine Pause.
$R_{physiologisch}$	Weitere Anspannung, Kopfschmerzen.
↓	
Kopfschmerzen → S^D	Pause machen zu dürfen: „Jetzt kann ich nicht mehr arbeiten."
$C+_{kurzfristig}$	Standards werden erfüllt, lernen bis zur Leistungsgrenze, Andreas ist zufrieden mit sich.
$\cancel{C}-_{kurzfristig}$	Angstreduktion durch „weitermachen".
$C+_{kurzfristig}$	Kopfschmerzen zeigen Pause an, Eltern wenden sich manchmal zu.
$C+_{langfristig}$	Gute Noten, Verstärkung von Lehrern, Eltern.
$C-_{langfristig}$	Schmerzchronifizierung.

Wichtige kognitive Faktoren im Sinne übergeordneter Einstellungen schienen eine bedeutsame Rolle bei der Entstehung und Aufrechterhaltung von Kopfschmerzen bei Andreas zu spielen. Beispiele:

„Ich muss der Beste sein, ich muss bei den Wettkämpfen der Erste sein."

„Ich bin ein sehr guter Schüler und muss es bleiben. Nur wenn ich Schmerzen habe, darf ich etwas kürzer treten."

Diese Einstellungen äußerten sich als situationsspezifische Gedanken (siehe R_{intern}).

12.4   Befund

12.4.1   Diagnose

Organische Erkrankungen, in deren Folge die bestehenden Symptome als sekundäre Kopfschmerzen hätten auftreten können, wurden durch verschiedene fachärztliche Untersuchungen ausgeschlossen (kinderärztliche Untersuchung, neurologische Untersuchung einschl. EEG, Hals-Nase-Ohren- und Augenuntersuchungen o. B.).

Kopfschmerzdiagnosen:

1. Migräne ohne Aura (IHS-Code 1.1 [ca. 12 Tage im Jahr]). Seit früher Kindheit mehr als 5 Attacken (diagnostisches Mindestkriterium).
2. Episodischer Kopfschmerz vom Spannungstyp (IHS-Code 2.1 [ca. 52 Tage im Jahr]). Mehr als 10 Attacken insgesamt. Während der Selbstbeobachtungsphase wurden die Kriterien eines chronischen Kopfschmerzes vom Spannungstyp erfüllt (mehr als 15 Kopfschmerztage pro Monat).

Bauchschmerzen:

Wegen des Verdachts auf Blinddarmentzündung erfolgte 4 Monate vor unserer Aufnahmesprechsunde eine stationäre Aufnahme. Die dortigen Untersuchungen blieben ohne Befund.

Psychische Störungen:

DSM-IV 307.89 (ICD-10 F 54) Schmerzstörung in Verbindung mit sowohl psychischen Faktoren wie einem medizinischen Krankheitsfaktor (Achse III 784.0).

Es ergaben sich keine Hinweise auf andere psychische Störungen. Insbesondere wurden depressive Störungen und Angststörungen geprüft.

Auch die Werte des DIKJ (Stiensmeier-Pelster et al. 1989) blieben unauffällig.

12.4.2   Psychischer Befund

In den Gesprächen verhielt sich Andreas aufgeschlossen, berichtete offen über seine Kopfschmerzen. Er war sehr zugänglich und rasch bereit, mitzumachen. In seiner Freundlichkeit lag auch eine Gespanntheit. Wir haben dies darauf zurückgeführt, dass Andreas sich sehr bemühte, die (therapeutischen) Erwartungen zu erfüllen und auch Angst hatte, dass dieses zusätzliche Programm ihm Zeit in seinem sehr verplanten Alltag stehlen würde.

Die Bewusstseinslage, Mimik und Gestik sowie das Gesprächsverhalten waren unauffällig und altersentsprechend.

12.4.3   Somatischer Befund

Es lagen weder von neurologischer noch internistischer Seite pathologische Befunde vor. Eine erneute Untersuchung im Verlauf des Trainings ergab einen erhöhten Muskeltonus im Bereich der Gesichts- und Nackenmuskulatur (s. Abschnitt 12.9). Eine nochmals durchgeführte EEG-Untersuchung aufgrund der Verschlechterung des Beschwerdebildes war wiederum ohne Befund.

12.5   Ziele

Das Hauptziel bestand in einer Verringerung der Kopfschmerzhäufigkeit und -intensität. Dies galt vor allem für die sehr häufig auftretenden Kopfschmerzen vom Spannungstyp und sollte erreicht werden durch:

- Erkennen und Vermeiden von Auslösern für Kopfschmerzen (Kopfschmerztagebücher, z. B. Einhalten von Mahlzeiten).
- Erkennen von Stressoren und begleitenden Körperreaktionen (Situationen in der Schule, Hausaufgaben, Freizeit).
- Erlernen eines Entspannungsverfahrens, Einsatz in Stresssituationen.
- Erlernen von Stress- und Schmerzbewältigungsstrategien (Verhalten von Leistungssituationen, Umgang mit Anforderungen, Auseinandersetzung mit eigenen Leistungsstandards, Kopfschmerzattacken ruhig begegnen und verschiedene Bewältigungsmethoden nacheinander einsetzen).
- Überprüfung der Selbstmedikation.
- Freizeitverhalten.

Als wichtiger erster Punkt der Behandlung sollte Andreas über seine Kopfschmerzen informiert und aufgeklärt werden. Seine Vorstellungen über die Ursachen seiner Kopfschmerzen wurden aufgegriffen, wenn nötig korrigiert, um dann mit ihm ein für ihn zutreffendes Schmerzmodell zu erarbeiten.

Dabei sollte es vor allem darum gehen, ihn auf seine Belastungssituationen aufmerksam zu machen. Als ein wichtiger Punkt wurde die Auseinandersetzung mit Leistungsnormen angesehen („Muss ich unbedingt immer der Beste sein?"). Die Wochengestaltung sollte genügend Raum für freie Zeit lassen, bei der Planung und Durchführung der Hausaufgaben Pausen eingeführt werden.

12.6   Planung

Das angewandte Trainingsprogramm wurde von McGrath, Cunningham, Lascelles und Humphreys (1990, deutsche Bearbeitung von Luka-Krausgrill et al., im Druck) entwickelt. Es umfasst insgesamt 16 Wochen mit einer Einführungsphase (4 Wochen), einer Behandlungsphase (8 Wochen) und einer Nachphase (4 Wochen). Es liegen Materialien für die Jugendlichen vor sowie ein Handbuch für die Therapeuten. Da bei Andreas eine hohe Motivation für die Behandlung und auch keine weiteren psychischen Störungen vorlagen, erschien er uns geeignet, die Materialien selbstständig mit einer telefonischen therapeutischen Unterstützung durchzuarbeiten und die Übungen in einer quasi Selbsthilfebedingung zu Hause durchzuführen. Die progressive Muskelentspannung wurde mit Hilfe einer Audiokassette gelernt.

Die Aufzeichnungen der Übungen sowie die Kopfschmerztagebücher wurden dem Therapeuten wöchentlich zurückgesandt. So konnte der Therapieprozess verfolgt und gezielt auf Probleme bei den Telefonaten eingegangen werden. Die Eltern wurden über den Behandlungsansatz informiert (Informationsblatt sowie Broschüre: Luka-Krausgrill et al.1996) und die Mutter darin bestärkt, die Schmerzen nicht in Frage zu stellen und weiterhin Andreas' Bewältigungsverhalten zu unterstützen. Da die Mutter sehr kooperativ war und ihr auch die Prinzipien zum Teil schon bekannt waren, schien es nicht notwendig, sie weiter in die Behandlung einzubeziehen. Das hier eingesetzte Behandlungskonzept setzte an der Eigenverantwortlichkeit der Kinder an und die Familie sollte nur dann stärker integriert werden, wenn ohne sie keine Veränderung möglich wäre.

12.7   Verlauf

Andreas war in der Vorphase sehr überrascht darüber, dass die Kopfschmerzen dem Tagebuch nach sehr viel häufiger auftraten, als er in der Aufnahmesprechstunde geschätzt hatte.

Zu Beginn der Intervention mussten seine Bedenken ausgeräumt werden, dass er die Kopfschmerzen von seinem Vater geerbt hätte und er sie nicht beeinflussen könnte. Der Therapeut nahm darauf Bezug und erläuterte Andreas den Unterschied zwischen Schmerzursachen und -auslösern. Dies konnte er im Einführungskapitel des Programms noch einmal nachlesen. Dadurch wurden seine Bedenken relativiert, er sei den Kopfschmerzen lebenslang hilflos ausgeliefert. Auch die positiven Erfahrungen mit den Techniken zur Stressbewältigung, die in den einzelnen Kapiteln vermittelt wurden (s. u.) und die Kopfschmerzreduktion im Verlauf des Trainings bestärkten ihn in der Wahrnehmung seiner Einflußmöglichkeiten.

Eine wichtige Rolle spielte dabei das Kopfschmerztagebuch, das Andreas in seinem Zimmer aufhing und mit großem Eifer führte. Er war sichtlich daran interessiert, seinen Kopfschmerzen „auf die Spur zu kommen". Als augenfällige Auslöser entdeckte er ziemlich bald übersprungene Mahlzeiten und – wie er sich ausdrückte – „Stress durch Hektik".

Er bemühte sich, regelmäßiger zu essen, aber sah zunächst keine Möglichkeit, an seinem Terminplan etwas zu ändern. „Und an den Schulfächern oder den Lehrern kann ich sowieso nichts machen", stellte er fest.

Das Ende der vierwöchigen Beobachtungsphase fiel zudem mit dem Ende der Herbstferien zusammen, und er hatte 10 Tage lang täglich Kopfschmerzen mit teilweise starker Intensität und Medikamenteneinnahme. Wegen dieser Verschlimmerung wurde Andreas in der Schmerzambulanz des DRK-Schmerzzentrums Mainz vorgestellt (s. Abschnitt 12.9).

Da keine Hinweise auf organische Veränderungen feststellbar waren, konnte er das Programm mit der eigentlichen Trainingsphase fortsetzen.

Kapitel 1: Entdecke deinen Stress!

Die Sensibilisierung für körperliche Reaktionen in Situationen mit „verdecktem" Stress wurde gefördert. Andreas entdeckte, dass er während des Unterrichts mit den Fingern trommelte und mit den Füßen wippte. Es fiel ihm auf, dass dies besonders in den Stunden auftrat, in denen Arbeiten angekündigt, vorbereitet oder geschrieben wurden. Wegen seiner starken und in dieser Woche sehr häufig auftretenden Kopfschmerzen wurde der Beginn des Jacobson-Trainings verschoben.

Kapitel 2: Behalte den Überblick

Ist es die Situation allein, die die Anspannung verursacht, oder sind es meine Gedanken? Diese Differenzierung lernte Andreas zunächst anhand von Beispielen, etwa: Die Folgen von negativen Gedanken bei einem Zahnarztbesuch. Mit Hilfe eines Übungsblattes beschrieb Andreas aktuelle Stresssituationen. Er trennte dabei die Situation von den auftretenden Gedanken und seinem Verhalten (z. B. körperliche Reaktion). Diese Unterscheidung war für Andreas neu und nur schwer umzusetzen. Im Telefongespräch machte er, was die Schule angeht, eher die Lehrer und die Hausaufgaben an sich für seinen Stress verantwortlich.

Andreas erlernte die progressive Muskelrelaxation durch Anspannen und Entspannen einzelner Muskelgruppen mithilfe der Audiokassette.

Kapitel 3: Negative Gedanken umformen

Unrealisitsche Denkmuster wie „Ich muss immer der Beste sein!" sollten entdeckt und verändert werden. Der Therapeut besprach mit ihm, dass er seine Ansprüche behalten und gleichzeitig lernen könne, mit Leistungs- und Prüfungssituationen etwas gelassener umzugehen. Andreas sollte sich z. B. vorstellen, wie sich Hochleistungssportler wie der Tennisspieler Boris Becker o. Ä. auf einen Wettkampf vorbereiten und wie sie mit Niederlagen umgehen. Andreas erkannte sehr schnell, dass solche Niederlagen auch dazugehören, ohne dass sie das Ende der Karriere bedeuten. In diesem und den nächsten Telefongesprächen wurde aber auch deutlich, dass Andreas an seinen sehr hohen Ansprüchen nach wie vor festhielt und gern der Beste sein wollte (z. B. beim Schach: „Heute muss es klappen. Heute muss ich gut sein"). Ihn interessierte vor allem, wie er die vorhandene Anspannung und Aufregung („Werde ich den Gegner besiegen?") durch Stressbewältigungstechniken („Ich habe mich gut vorbereitet") und Entspannungstraining („Ruhig und tief atmen") senken kann. Er möchte seine Leistungsansprüche halten und gleichzeitig seine Kopfschmerzen kontrollieren.

Kapitel 4: Die Aufmerksamkeit steuern

Gezielte Ablenkung wurde als Methode zum Schmerz- und Stressmanagement vermittelt. Andreas lernte, dass sinnlose Grübeleien z. B. über die zu erwartenden Noten schon geschriebener Arbeiten wenig hilfreich sind und ihn eher anspannen. Auch immer wieder im Kreis verlaufende Gedanken darüber, was denn die Ursache der gerade auftretenden Kopfschmerzen sein könnten, lernte er zu unterbrechen und stattdessen sich zu entspannen, eine Phantasiereise zu machen oder auch einen Plan, um ein anstehendes Problem zu lösen. Es fiel Andreas jedoch schwer, seine negativen Gedanken vor einem Schachturnier zu stoppen („Ich muss der Beste sein"). Dafür entdeckte er die progressive Muskelentspannung als eine regenerative Pause bei den Hausaufgaben.

Kapitel 5: Entspannung durch mentale Techniken

Entspannende Phantasiereisen machten Andreas großen Spaß. Das mentale Training (Stresssituationen in Gedanken durchgehen) setzte Andreas gezielt dafür ein, um sich auf ein Englischreferat vorzubereiten. Er ging ruhiger in diese Situation hinein. Körperliche Anspannungen kontrollierte er mit dem Entspannungstraining.

Kapitel 6: Selbstsicherheit

In dem Text fand Andreas viele Anregungen und Beispielsituationen zu den Themen: „Wünsche äußern, Bitten ablehnen, Ärger zum Ausdruck bringen".

Er achtete auf sein eigenes Verhalten in solchen Situationen und stellte dann fest, dass er damit keine Probleme hatte.

Kapitel 7: Probleme knacken

Die fünf Schritte der geübten Technik nutzte Andreas, um seine Woche wegen eines Schachturniers etwas umzustrukturieren (z. B. das Problem genau beschreiben, viele Lösungsvorschläge suchen, deren Tauglichkeit prüfen und die geeignete Lösung aussuchen). Er entschloss sich, seine Hausaufgaben besser zu verteilen und sich nicht mit seinen Freunden zu treffen.

Kapitel 8: Was tun, wenn der Schmerz kommt?

Andreas hatte in dieser Zeit keine Kopfschmerzen. Er war froh, dass sie zu diesem Zeitpunkt gar nicht mehr auftraten. Gemeinsam mit dem Therapeuten überlegte er, was er während der nächsten Attacke am besten tun könnte. Am hilfreichsten bei leichteren Schmerzen schien ihm eine Phantasiereise zu sein. Wenn die Schmerzen stärker werden, wollte er die Schmerzvisualisierung einsetzen und sich sagen, dass die Schmerzen auch wieder vorübergehen. Er überlegte sich auch, sich hinzulegen und das neue Schmerzmittel (Ibuprofen statt Thomapyrin, s. Abschnitt 12.9) zu nehmen.

In der Abschlusssprechstunde nannte Andreas auf die Frage, welche der gelernten Stress- und Schmerzbewältigungsstrategien er oft anwendet, die „Mini-Entspannung", die Steuerung der Aufmerksamkeit, Visualisierungsübungen, um den Schmerz zu beeinflussen, selbstsicheres Verhalten wie z. B. positive/negative Gefühle in der Familie ohne Angst äußern, die „Schmerzbewältigung in Schritten". Manchmal setzte er das mentale Training ein, um sich auf absehbare Stresssituationen vorzubereiten, und auch die Schritte des „Problemknackens" halfen ihm. Sich selbst zu loben fiel ihm auch nicht schwer: „Ich denke fast immer positiv in schwierigen Situationen." Andreas war insgesamt mit der Behandlung sehr zufrieden. Ein Jahr später war er zu einer weiteren vierwöchigen Beobachtungsphase bereit (Abschnitt 12.10).

Im Verlauf des achtwöchigen Trainings nahmen zuerst die Kopfschmerzen vom Spannungstyp, schließlich auch die Migräne deutlich ab.

12.8   Therapeut-Klient-Beziehung

Nach anfänglicher Unsicherheit reagierte Andreas offen und freundlich auf den Therapeuten. Zu den drei Sprechstunden erschien er pünktlich und war auch zu den vereinbarten Telefonterminen zu Hause zuverlässig erreichbar. Die Kopfschmerztagebücher und Übungsblätter schickte er regelmäßig zurück und arbeitete die Selbsthilfematerialien zügig durch.

Gelegentlich machte er sich über die Hintergrundmusik der Entspannungskassette lustig, die ihm nicht so lag. Am Telefon war er anfangs eher passiv, aber je mehr er mit dem Training und den Inhalten vertraut wurde, desto mehr erzählte er von sich. Auch Situationen, in denen er sich geärgert hatte oder die ihm peinlich waren, konnte er zur Sprache bringen. In einer schriftlichen Abschlussbefragung gab er an, vom Trainer verstanden und ernst genommen worden zu sein.

12.9   Art und Verlauf der psychologisch-medizinischen Kooperation

Andreas wurde von verschiedenen Fachärzten untersucht (Kinderarzt, HNO-Arzt, Augenarzt), die sekundäre Kopfschmerzen ausschlossen.

Wegen der deutlichen Verschlimmerung der Kopfschmerzen am Ende der diagnostischen Phase (4. Woche der Baseline) und wegen einer Überprüfung der Medikamenteneinnahme wurde Andreas in der DRK-Schmerzklinik Mainz vorgestellt. Die Diagnosen wurden bestätigt (vgl. Abschnitt 12.4).

Aufgrund einer erhöhten Anspannung der Gesichts- und Nackenmuskulatur wurden isometrische Übungen empfohlen sowie eine spezielles Training zur Lockerung der Kaumuskulatur. Außerdem wurde die Medikation verändert und Ibuprofen verschrieben, das er einmal in der Nachphase eingenommen hat. Der Facharzt ging nochmals auf Andreas Ängste ein, er hätte die Kopfschmerzen von seinem Vater geerbt und sie würden immer schlimmer werden.

12.10   Analyse und Bewertung

Aus den Kopfschmerztagebüchern wurde ein Index gebildet, in den die Häufigkeit und Intensität der Schmerzen einging (durchschnittliche Summe aller Ratings pro Woche).

Wie in der Abbildung zu sehen, haben sich die Kopfschmerzen von Andreas nach der Behandlung deutlich verändert. Allerdings traten in der Nachphase (4 Wochen) einmal wöchentlich mit einer Dauer unter einer Minute neue Kopfschmerzen auf. Es waren äußerst schmerzhafte, stichartige Schmerzen (idiopathischer stechender Kopfschmerz, IHS-Code 4.1). Wir blieben deswegen mit Andreas in Kontakt. Weil diese Schmerzen nach der Nachphase dann nicht mehr auftraten, erübrigten sich weitere Behandlungsmaßnahmen.

Die Medikamenteneinnahme verringerte sich. In der Baselinephase nahm Andreas viermal ein Kopfschmerzmittel ein, während des Trainings nur in der ersten Woche (zweimal jeweils ¼ Tablette Thomapyrin an zwei verschiedenen Tagen). In der vierwöchigen Nachphase nahm er einmal Ibuprofen ein.

Auch noch nach einem Jahr hielt diese Verbesserung an.

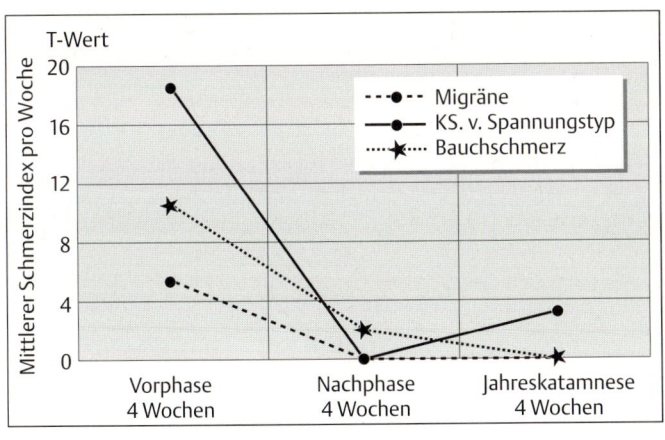

Abb. 12.**1**
Schmerzindex.

Besonders wichtig war in diesem Fall die psychologische und fachärztliche Zusammenarbeit . Andreas wurde von beiden Seiten ermuntert, mit hilfe verschiedener Techniken seine Anspannung zu verringern. Auf eine Verschlechterung der Symptomatik konnte durch diese Zusammenarbeit schnell reagiert werden. Der Erfolg dieser Therapie hängt sicher auch mit der starken Motivation von Andreas zusammen. Seine Kopfschmerzen zu bewältigen, indem er etwas tat, las, übte, kam ihm sehr entgegen. Er erkannte zwar den Zusammenhang zwischen seinen hohen Standards und der damit verbundenen Schwierigkeit, auch einmal „Fünfe gerade sein zu lassen", war aber nur selten bereit, daran etwas zu ändern. Das gute Therapieergebnis legt nahe, dass Andreas vermutlich jetzt seine eigenen Belastungssituationen eher erkennt und besser gegensteuern kann.

Für Andreas war die „Telefonbedingung" gut geeignet, er konnte ohne Schwierigkeiten die einzelnen Kapitel selbst erarbeiten. Bei Kindern, die weniger motiviert sind oder bei den Übungen mehr Unterstützung brauchen, sollten wöchentliche Treffen vereinbart werden. Ebenso lässt sich das Training in einer Gruppe durchführen. Das Programm ist aber auch bei entsprechender Indikation als Baustein in einer psychotherapeutischen Behandlung einsetzbar, z. B. von Depression oder Angststörungen. Auf jeden Fall ist eine ausführliche psychologische und medizinische Diagnostik für die Indikationsstellung unerlässlich. Hierbei geht es sowohl um differenzialdiagnostische Überlegungen und auch um die Frage, welche Bedeutung der Familie zukommt und in welcher Form sie in die Behandlung einbezogen werden soll.

12.11 Fazit (Kommentar)

Dieses Behandlungsprogramm knüpft an die Ressourcen der Kinder und Jugendlichen an und fördert ihre Problemlösekompetenz. Sie fühlen sich ernst genommen. Die meisten Kapitel des Programms sind durch die breite Palette verschiedener Techniken auch für andere somatoforme Störungen geeignet, bei denen Stress eine Rolle spielt. Mit diesem Programm ist auch die Hoffnung verbunden, im Sinne einer Prävention eine weitere Chronifizierung der Schmerzen zu verhindern.

13   Dammschmerzen:
Das Scheitern einer psychologischen Therapie

B. Peter

13.1   Zusammenfassung

Es wird der Fall einer erfolglosen Schmerzbehandlung bei einem 49-jährigen Lehrer mit Rentenbegehren dargestellt, der ausdrücklich um Behandlung durch Hypnose nachsuchte. Eine ausschließlich symptomorientierte Behandlung wurde unter Darlegung der Gründe verweigert. Hypnose wurde jedoch erfolgreich zur Aufdeckung ätiologischer Zusammenhänge eingesetzt, die sowohl die Schmerzen wie auch das Rentenbegehren des Patienten verständlich machen. Der Patient brach die Behandlung nach der siebten Sitzung ohne Angabe von Gründen ab, nahm seine Tätigkeit als Lehrer aber wieder auf.

13.2   Problemstellung

13.2.1   Rahmenbedingungen der Therapie

Seit 22 Jahren arbeite ich in München in freier, psychotherapeutischer Praxis. Mein Therapieschwerpunkt in der klinischen Hypnose/Hypnotherapie bringt es mit sich, dass des Öfteren Patientinnen und Patienten bei mir anfragen oder zu mir geschickt werden, die speziell mit Hypnose behandelt werden wollen oder sollen. Doch auch Hypnose hat ihre Grenzen und Kontraindikationen (Peter 1998) – und davon handelt der folgende Fall.

13.2.2   Erste Orientierung

Der Patient war ein 49 Jahre alter Fachschullehrer, seit 25 Jahren mit einer Kollegin verheiratet und Vater eines 20-jährigen Sohnes. Er wurde von seinem Hausarzt telefonisch angekündigt als chronischer Schmerzpatient mit ausgeprägtem Rentenbegehren. Mit dem Patienten sei „nichts Sinnvolles mehr anzufangen". Ich solle versuchen, ob „mit Hypnose noch etwas zu machen" ist. Der Patient rief nach ca. 2 Wochen an und bat um einen Termin, den er nach weiteren 2 Wochen Anfang Januar 1998 erhielt. Er kam mit einer dicken Mappe, in der sich eine Unmenge von Dokumenten über seine Krankheit befand, von denen ich mir einige kopierte.

Der erste Eindruck war überraschend: Erwartet hatte ich einen leidenden, verzweifelten Menschen. Aber vor mir saß ein freundlich, manchmal etwas verschmitzt dreinblickender Mann, der jünger aussah, als er war. Sein schulterlanges, gewelltes, grau meliertes Haar gab ihm eher den Anschein eines freischaffenden Künstlers als den eines Fachschullehrers.

Sein Gesicht wurde starr und die Sprechweise monoton, wenn er über seine Schmerzen sprach, der normale, lebendige Ausdruck kehrte aber sofort zurück, wenn das Gespräch auf ein anderes Thema kam. Er machte häufig einen geflissentlich bemühten, manchmal auch devoten Eindruck.

Im Sinne einer „Gegenübertragungsreaktion" bemerkte ich bald, dass ich wie ein strenger Lehrer mit ihm redete. Um dies offen zu legen, sagte ich ihm, dass er mich reize, ihn zu provozieren. Er ging jedoch nicht darauf ein, verstand in dieser Hinsicht keinen Spaß, versteinerte und schaute mich verständnislos an.

13.2.3   Lebensgeschichtliche Entwicklung

Der Patient war mit seinem 5 Jahre älteren Bruder auf dem Lande aufgewachsen, sein Vater war Volksschullehrer, seine Mutter Hausfrau. Sein Bruder ist heute Professor, während der Patient das Abitur erst auf dem zweiten Bildungsweg schaffte. Erst spät habe auch er Ehrgeiz entwickelt und vor seiner Erkrankung die Position eines Rektors angestrebt. Aber die Schmerzen machten ihm nun definitiv einen Strich durch die Rechnung; er wisse nicht mehr, ob er überhaupt noch arbeiten könne. Mit 25 hat er eine Lehrerin geheiratet, danach erst Pädagogik studiert. Sein Sohn studiere Maschinenbau. Seit einiger Zeit bis zu seiner Krankschreibung war er auch in der Lehrerfortbildung und an Volkshochschulen tätig gewesen. Zusätzlich hatte er noch eine besondere Aufgabe an einer bestimmten „Landesstelle" inne, die er auch heute noch versah – so gut es eben ging. Spät hat er seine Liebe zu Pferden entdeckt, besaß selber zwei Pferde und nahm auch an Turnieren teil.

13.3   Problemanalyse

13.3.1   Symptomatik

Der Patient berichtete, dass es sich um Schmerzen im Dammbereich handle – vom Steißbein über den Anus nach vorn zur Peniswurzel oder auch in die Gesäßbacken ausstrahlend –, die *in dieser Form* seit ca. 6 Monaten ununterbrochen andauerten und nur noch mit starken Schmerzmitteln zu ertragen seien. „Früher" habe er morgens und abends je 30 mg MST und zusätzlich je nach Bedarf bis zu 200 Tropfen Novalgin und 2 Tabletten Equilibrin genommen. Heute habe er das MST auf je 10 mg und die Novalgintropfen auf 60 – 120 reduziert.

Schmerzen habe er eigentlich seit eineinhalb Jahren, genau genommen seit 1996. Seit dieser Zeit sei er meistens krankgeschrieben gewesen. Er wolle nun doch wieder arbeiten, denn sein Beruf mache ihm großen Spaß. Seine Schüler möge er sehr gern, und diese hätten ebenfalls ein sehr herzliches Verhältnis zu ihm.

Die jetzigen Schmerzen im Damm seien eine Art Druck oder Ziehen, ein sehr unangenehmes Gefühl, das schwer zu beschreiben sei, seinen Ort häufig wechsle – vom Steißbein mal zum Anus und dann wieder in die Gesäßbacken oder zur Peniswurzel. Der Schmerz sei auch in der Qualität recht unterschiedlich, deshalb könne er keine genaueren Angaben machen.

Eine in der dritten Sitzung und auch später immer wieder mit und ohne Hypnose versuchte genauere Bestimmung des Ortes, der Intensität und Qualität der Schmerzen (Peter 1996a) musste immer wieder ergebnislos abgebrochen werden. Die Angaben des Patienten waren inkonsistent und vage: Wenn er sich auf die Schmerzen konzentriere, begännen sie zu „wandern", seien mal hier ein bisschen zu spüren, dann woanders wieder stärker. Er schildert sie mal dumpf oder spitz, hell oder dunkel.

13.3.2 Beginn und Verlauf der Schmerzen

13.3.2.1 Exploration ohne Trance

Vor zweieinhalb Jahren, im September 1995, hatte der Patient eine Sigmaresektion bei metastasierendem Adenokarzinom mit nachfolgender Chemotherapie. Laut eigener Angaben und Arztberichten gab es aktuell keinen nachweisbaren Metastasierungsbefund. Auf die Operation und Chemotherapie folgten verschiedene Reha-Maßnahmen.

Er habe damals die Diagnose sehr ruhig und gefasst aufgenommen, sich klaglos in die Operation und Chemotherapie gefügt. Es wundere ihn heute noch, dass er mit keinerlei Gefühlen darauf reagiert habe. Er konnte sich aber noch genau daran erinnern, dass er sich positive Autosuggestionen gegeben hat, deren genauen Wortlaut er heute aber nicht mehr angeben konnte. Von seiner Frau war er sehr unterstützt worden. Ob sie um ihn Angst gehabt habe, wusste er jedoch nicht mehr. Ihn selbst wunderte, wie gut sie beide das alles überstanden hätten. Auch heute habe er keine Angst, denn die Ärzte hätten ihm versichert, er sei frei von Krebs.

Nach 9 Monaten, im Juni 1996, nahm er seine Unterrichtstätigkeit wieder auf. Mit Beginn der folgenden Sommerferien 1996 entwickelte er eine rezidivierende Lumbago mit ischialgiformen Beschwerden, die u. a. mit Neuraltherapie und Akupunktur erfolglos behandelt wurden. Hierauf erfolgten verschiedene Krankschreibungen und Klinikaufenthalte bis Ostern 1997, danach Wiederaufnahme der Unterrichtstätigkeit bei weiter fortbestehender Schmerzproblematik.

Irgendwann zu Beginn der Sommerferien 1997, also ca. 2 Jahre nach der Krebsorperation und ein halbes Jahr vor Beginn der Behandlung bei mir, waren die jetzigen Schmerzen aufgetreten, vorwiegend im Dammbereich, manchmal aber auch in den Gesäßbacken. Lokale Cortisontherapie sowie Wärmebehandlungen in der ambulanten Arztpraxis brachten etwas Linderung, aber keine grundsätzliche Besserung. Mit Beginn dieser jetzigen Schmerzen war er impotent geworden und könne nicht mehr mit seiner Frau schlafen. Nähere Angaben waren zu diesem Zeitpunkt nicht zu erhalten.

Zu Beginn des neuen Schuljahres im September 1997 wurde er wieder krankgeschrieben. Von Oktober bis November 1997 war er in einem ganzheitsmedizinischen Krankenhaus und hatte verschiedene Behandlungen (Segment- und Akupunkturmassage, Neuraltherapie, Feldenkreis- und Atemtherapie sowie progressive Muskelentspannung). Im Entlassungsbericht wird auf „ein psychosomatisches Problemfeld in der Beziehung zur Ehefrau" hingewiesen und eine ambulante Gesprächstherapie dringend angeraten, die er aber nicht aufgenommen hat. Bei mir suche er gezielt eine „Behandlung seiner Schmerzen" durch Hypnose.

Verschiedene neurologische und radiologische Folgeuntersuchungen kurz zuvor im November und Dezember 1997 brachten keinen plausiblen Befund (keine Metastasen, keine Adhäsionszeichen, keine neurologischen Ausfälle, unauffälliger interner Status etc.). Trotzdem wird ärztlicherseits eine Genese der Beschwerden durch Narbengewebe nicht ganz ausgeschlossen. Kurz vor der Behandlung bei mir, im Dezember1997, erfolgten verschiedene Akupunkturbehandlungen.

Diese Anamnese, die ca. 3 Sitzungen dauerte, gestaltete sich insofern schwierig, als der Patient die gestellten Fragen häufig nicht beantwortete, teilweise weitschweifig wurde oder sich in unwesentlichen Details erging und immer wieder zum Thema zurückgeholt werden musste.

Auf regelmäßige Nachfragen, was er von sich aus noch als wichtig für die Entstehung seiner Schmerzen ansehe, antwortete er ebenso regelmäßig mit hilfloser Geste: Er wisse auch nicht, was er sonst noch sagen sollte; ihm sei das alles unerklärlich und er wolle nur die Schmerzen loswerden.

Da er von seinem Hausarzt mit dem ausdrücklichen Versprechen, Hypnose zu erhalten, zu mir gekommen war, führte ich mit ihm schon in der zweiten und dritten Sitzung kurze Übungen mit hypnotischen Phänomenen durch wie z. B. Augenfixation auf die rechte Hand, Handlevitation, Lidschluss und Augenkatalepsie (Peter 1993).

Seine immer wieder drängenden Fragen, wann wir denn endlich mit der Behandlung der Schmerzen beginnen würden – er hatte offensichtlich eine schnelle symptomorientierte hypnotische Behandlung erwartet – beantwortete ich damit, dass seine Krankheitsgeschichte ungewöhnlich sei und dass wir seine Schmerzen deshalb sehr ernst nehmen müssten. Schließlich habe er ja schon eine ganze Reihe erfolgloser Behandlungen hinter sich. Wir müssten deshalb eine sehr ausführliche Exploration durchführen.

13.3.2.2 Exploration in Trance

In der vierten Sitzung fragte ich zunächst wieder nach, ob er noch weitere Informationen zu seinen Schmerzen geben könne, ob er sich insbesondere den Wechsel von den Rückenschmerzen zu den jetzigen Dammschmerzen im Sommer 1997 erklären könne. Wieder verneinte er mit hilfloser Geste und versicherte, er habe alles Wichtige mitgeteilt.

Ich bat ihn, sein „Unbewusstes befragen" zu dürfen, damit wir wirklich alle Informationen, auch die aus „tieferer Ebene", zur Verfügung bekämen. Er stimmte zu und ich erklärte ihm das Procedere des ideomotorischen Signalisierens: Ich bat ihn, seine Augen auf einem Punkt vor sich auf dem Boden ruhen zu lassen (Fixationstechnik) und alles Weitere seinem Unbewussten zu überlassen. Wichtig sei, dass er nichts mehr willkürlich tue. Was immer geschehe, solle unwillkürlich geschehen, von ihm nicht mehr beeinflusst. Dann gab ich die Instruktion: „Wenn Ihr Unbewusstes zusätzlich noch von Zusammenhängen weiß, die Licht auf die Entstehung Ihrer jetzigen Dammschmerzen werfen, dann wird sich Ihre rechte Hand heben. Wenn nicht, dann hebt sich Ihre linke Hand."

Nach ca. 2 Minuten begann sich die rechte Hand langsam zu heben. Diese Levitation kommentierte ich damit, dass sein Unbewusstes umso klarer und deutlicher alle nötigen Informationen präsentieren werde, je höher die Hand sich hebt; das Tempo und Ausmaß der Levitation seien aber auch gleichzeitig eine Art Regulationsinstrument für ihn, sodass er sicher sein könne, es werde nichts geschehen, was er nicht verstehen und emotional gut verarbeiten könne.

Innerhalb von ca. 30 Minuten kamen nun Stück für Stück die folgenden Informationen: Sein Vater war vor Jahren an Lymphknotenkrebs gestorben und seine Mutter habe im Juli 1997, also kurz vor Beginn seiner jetzigen Schmerzen, die Diagnose Mammakarzinom erhalten. Und kurz davor, im Juni 1997, hatte sich seine Frau einer schweren Operation wegen Zysten an den Ovarien unterziehen müssen. Auch hier hat zunächst ein vager Krebsverdacht bestanden, der dann aber verneint werden konnte.

Zwei Monate danach, im August 1997, hatte er wie all die Jahre vor seiner Krebserkrankung an einem Reitturnier teilnehmen wollen und deshalb im Juli sehr viel üben müssen. Hierfür habe er seine Frau benötigt, da er mit den beiden Pferden auf einem Pferdeanhänger mehrmals pro Woche einige Kilometer weit fahren musste. Dies hätte er ohne seine Frau nicht machen können. Er wollte aber bei diesem Turnier unbedingt wieder reiten und äußerte jetzt Schuldgefühle wegen seines „Egoismus". Er sei damals gegenüber seiner Frau sehr rücksichtslos gewesen – diese war ja gerade frisch operiert.

Er habe überhaupt nicht begriffen, was diese „Totaloperation" (der Ovarien und des Uterus) für sie bedeutet habe. Er habe einfach nur wieder sein Turnier reiten wollen. Der Krebsverdacht habe ihn jedoch in große Angst und Panik versetzt.

In dieser Trance schilderte er einige Episoden von damals, wie er z. B. sehr wohl gesehen habe, dass es seiner Frau schlecht ging, dass er dies aber irgendwie nicht zur Kenntnis nehmen wollte. Hierbei zeigte er zum ersten Mal Gefühle, fing heftig an zu weinen und beschuldigte sich wieder des Egoismus und der Rücksichtslosigkeit. Dieser Affekt war nach der Trance sofort wieder verschwunden und konnte danach ohne Trance nicht mehr reaktiviert werden: Meine Bitte nach der Trance, sich nicht nur die Bilder, sondern auch die Gefühle zu vergegenwärtigen, stieß auf heftigen Unwillen.

In der Trance berichtet er weiterhin, dass die jetzigen Dammschmerzen gleich nach Ende des Turniers angefangen hätten. Meine Fragen nach dem zeitlichen Muster, der Intensität und Qualität bei Beginn konnte er allerdings auch in Trance nicht beantworten.

Im Gespräch nach der Trance zeigte er sich überrascht, dass ihm diese Ereignisse nicht schon früher eingefallen seien. Er habe sie völlig vergessen und schon gar nicht in einen Zusammenhang mit seinen Schmerzen gebracht. Dass sein Unbewusstes nun diesen Zusammenhang hergestellt habe, überrasche ihn sehr. Seine Impotenz bezog er allerdings nach wie vor auf die Schmerzen und sah keinen Zusammenhang mit der Totaloperation seiner Frau. Ich bat ihn, bis zur nächsten Sitzung über etwaige Zusammenhänge nachzudenken und darüber mit seiner Frau zu sprechen.

13.3.2.3 Exploration des Rentenbegehrens

In der fünften Sitzung begann er gleich zu Beginn der Stunde in ungewöhnlich forderndem Ton zu fragen, wann wir endlich „Hypnose gegen seine Schmerzen machen" würden. Ich vertröstete ihn und nahm zunächst auf die Hausaufgabe aus der letzten Sitzung Bezug: Nein, mit seiner Frau hatte er nicht gesprochen und er wüsste auch nicht, welche Gedanken er sich über die letzte Stunde hätte machen sollen. Es seien ihm keine besonderen Gedanken gekommen.

Eingedenk der Bemerkung des überweisenden Hausarztes über sein Rentenbegehren hatte ich schon in der dritten Sitzung begonnen, vorsichtig nach seinen beruflichen Plänen zu fragen. In seiner typischen hilflosen Art verwies er immer wieder darauf, dass er keinen Einfluss darauf habe, wenn ihn die Schulbehörde nach einer gewissen Frist der Krankschreibung in Pension schicken werde. Er wolle das natürlich nicht, könne sich aber auch nicht dagegen wehren. Im übrigen wisse er tatsächlich nicht, wie er mit diesen Schmerzen einen ganzen Schulalltag durchstehen könne.

In dieser fünften Sitzung brachte ich nun das Gespräch ganz ausdrücklich auf das Thema der vorzeitigen Pensionierung. Zunächst wies er schroff jeden Gedanken daran weit von sich und argumentierte wieder damit, dass er darauf keinen Einfluss habe; dies sei allein in der Entscheidungsgewalt des Vertrauensarztes und der Schulbehörde. Zeitlich hatte er allerdings schon recht genaue Vorstellungen: Wenn es so mit ihm weitergehe, würde er bis Ende des laufenden Schuljahres krankgeschrieben bleiben und zum neuen Schuljahr im September dann möglicherweise – zunächst vorübergehend – pensioniert werden.

Im Folgenden drehte sich das Gespräch im Kreis: Natürlich habe er auch schon daran gedacht, was mit ihm werden solle, wenn er „zwangspensioniert" würde. Er könne sich dies natürlich auch als eine schöne Zeit vorstellen. Aber er liebe seine Schüler doch so sehr und sei so unglücklich darüber, dass die nach der langen Zeit nun nicht mehr seinen „Stallgeruch" hätten. Immer wenn er sie mal besuche, würden sie ihn fragen, wann er denn wiederkäme. Aber da seien ja seine Schmerzen, die ihn zum Wahnsinn trieben. Er könne sich einfach nicht vorstellen, mit seinen Schmerzen und den dagegen eingenommenen Medikamenten einen ganzen Schultag durchzustehen.

13.3.3 Kompetenzen und Ressourcen

Seine Hauptressourcen waren offensichtlich seine Pferde. Diese Ressource war ihm jedoch teilweise verwehrt, da er seit dem Beginn der Dammschmerzen nicht mehr reiten konnte. Er konnte und musste sich aber weiterhin um die Pferde kümmern, sie füttern, bewegen etc. Diszipliniert führte er auch seine Arbeit an jener „Landesstelle" aus, die ihm offensichtlich sehr am Herzen lag, wozu er einmal wöchentlich für ca. 2 Stunden außer Haus war; unklar blieb jedoch, ob er dabei Schmerzen hatte oder nicht. Spezifische Kompetenzen und Ressourcen in Bezug auf Schmerzkontrolle waren in der gegebenen Zeit nicht eruierbar.

13.3.4 Motivation

Natürlich wollte er seine Schmerzen loswerden, dafür war er bereit, „wirklich alles zu geben". Persönlich-private Lebensziele konnte er nicht formulieren. Das berufliche Ziel, die Erlangung der Position eines Rektors, hatte er fallen lassen. Immer wieder jedoch formulierte er als höchstes Ziel, die Arbeit mit seinen Schülern wiederaufnehmen zu wollen. In dem Ausspruch, dass seine Schüler nun nicht mehr seinen Stallgeruch hätten, schwang auch etwas Trauer, ja sogar Neid auf den Ersatzlehrer mit. Er beschrieb diesen Wunsch jedoch in solch sentimentaler Verklärung, dass es mir schwer fiel, dies wirklich zu glauben.

Dem allem stand die Verlockung der frühzeitigen Pensionierung gegenüber, die Möglichkeit, dann völlig frei über seine Zeit verfügen zu können, was u. a. auch in seinem unten abgedruckten „Bericht eines Frührentners" zum Ausdruck kam. Diese Ambivalenz zeigte sich in der mangelnden therapeutischen Kooperation – wie anhand des Behandlungsverlaufs noch gezeigt werden wird.

13.3.5 Selbstkontrolle

Selbstkontrolle in Bezug auf die Schmerzen schien für ihn ein abwegiger Gedanke zu sein. Er hatte die Kontrolle über seine Schmerzen offenbar völlig in die Hände von „Experten" – Ärzte, Akupunkteure, jetzt Hypnotiseur – gelegt.

13.3.6 System- und Beziehungsanalyse

Unklar blieb lange die Beziehung zu seiner Frau; die gemeinsamen nachmittäglichen Teestunden und Spaziergänge hob er bisweilen als sehr wohltuend hervor. Ich nahm mir vor, seine Frau demnächst mit einzubestellen, um das in dem Entlassungsbericht bezeichnete „psychosomatische Problemfeld" genauer zu explorieren. Völlig im Dunkel blieben die genaueren Umstände seiner Impotenz, da er alle diesbezüglichen Fragen definitiv abblockte; er ignorierte sie einfach. Die (nachfolgende) Problemgenese lässt allerdings einige weitergehende Vermutungen zu.

Die Beziehung zu seinem Sohn, der studierte, war offensichtlich gut und frei von jeder Belastung. Er besuchte ihn oft, ging mit ihm essen, ins Museum usw.

13.3.7 Problemgenese

Auch wenn kein positiver somatischer Befund vorlag, waren Metastasen als Ursache der heutigen Schmerzen durchaus in Betracht zu ziehen. Des Weiteren war die von einem Arzt geäußerte Vermutung nicht von der Hand zu weisen, dass es sich auch um Narbenschmerzen handeln könne. Es war zum Zeitpunkt der Behandlung also keine sichere Aussage darüber möglich, inwieweit somatische Variablen bei den derzeitgen Schmerzen eine Rolle spielten. Unabhängig davon gelten folgende Überlegungen:

Die Schmerzen begannen vor ca. eineinhalb Jahren als Ischialgie nach ca. sechswöchigem Schuldienst zu Beginn der Sommerferien und bestanden in dieser Form ca. 1 Jahr lang. Hierfür kann man sich eine ganze Reihe verursachender Faktoren vorstellen, wie das plötzliche Nachlassen der Spannung nach sechswöchigem Schulstress, dem die schwierige Rekonvaleszenzzeit nach einer Krebsoperation vorausgegangen war. Man könnte zunächst einfach vermuten, dass der Patient hier mit den schnell wechselnden Spannungszuständen nicht fertig geworden ist.

Psychologisch interessant war aber die Tatsache der zeitlichen Kontingenz und Konsequenz der Schmerzen – sie hatten zumindest zur Folge, dass er sich zu Schulbeginn wieder krankschreiben ließ – und der vermutete Krankheitsgewinn: Er berichtete nämlich, dass die Monate der Rekonvaleszenz nach der Operation auch sehr schöne Aspekte gehabt hatten. So seien seine Frau und er sich in dieser Zeit so nahe gewesen, wie schon lange nicht mehr. Insbesondere habe sich ihre sexuelle Beziehung in dieser Zeit sehr verbessert. Diese Schilderungen wiesen darauf hin, dass eine ganze Reihe von angenehmen Erfahrungen mit dem Zustand der Krankschreibung assoziiert worden waren und diese positiv besetzt wurde (Leben nach freier Zeiteinteilung und entsprechend spontaner Bedürfnisse; erhöhte Zuwendung durch andere, insbesondere die Ehefrau; kein Stress im Schulalltag, keine Spannung mit der ebenfalls berufstätigen Ehefrau etc.). Dem Genießen der krankheitsbedingten Auszeit stand aber sein Pflichtbewusstsein entgegen und, mehr noch, sein all die Jahre angestrebtes Ziel, sich die Stelle eines Rektors zu erarbeiten. Wenn Schmerzen eine intra- und interpersonelle „Funktion" haben, dann lagen hier „gute Gründe" vor, die aufgetretene Lumbago zu rezidivieren und ein ausgeprägtes „Low-back-pain"-Syndrom zu entwickeln.

Seine Schilderungen der Rekonvaleszenzzeit ließen immer wieder die angenehmen Aspekte durchscheinen, vor allem in Bezug auf die sexuelle Beziehung zu seiner Frau. Ich schloss daraus, dass der Patient in diesen zwei Jahren der relativ ununterbrochenen Krankschreibung eine Reihe neuer Werte für sein Leben kennen gelernt hatte, insbesondere auch solche der unmittelbaren Wunsch- und Trieberfüllung. Die rezidivierende Ischialgie wäre demnach – psychodynamisch gesehen – eine erträgliche Kompensation dafür gewesen, diesen Zustand weiter aufrechterhalten zu können.

Seine Situation – und seine Schmerzen – änderten sich radikal, als im Frühsommer 1997 seine Mutter an Krebs erkrankte und kurz darauf seine Frau wegen der Ovarialzysten auf den Operationstisch musste und „total ausgeräumt" zurückkam. Ungefähr 2 Monate danach begannen seine Dammschmerzen und ersetzten gewissermaßen die bisherigen Rückenschmerzen. Damals wurde er auch impotent.

13.3.8 Funktionales Bedingungsmodell

Da er über innere und äußere Begleitaspekte des Schmerzbeginns keine präziseren Angaben machte, kann ich nur spekulieren, dass zu diesem Zeitpunkt, als die Rückenschmerzen in Dammschmerzen übergingen, eine Reihe verschiedener Prozesse ineinandergriffen:

1. Zunächst kann man einen Prozess idiopathischer Anteilnahme vermuten. Auf welcher Ebene der Bewusstheit auch immer hat er die Unterleibsoperation seiner Frau quasi „am eigenen Leibe" miterlebt. Hierfür spricht – als vorausgehende Bedingung – die wiederaufgelebte intime Beziehung in der Zeit davor, die Befürchtung, es könne sich bei der Krankheit seiner Frau um Krebs handeln, und – als nachfolgende Reaktion – seine Impotenz.
2. Nicht wenige Paare haben sexuelle Schwierigkeiten nach einer Totaloperation der Frau, und nicht wenige Männer reagieren darauf mit transitärer Impotenz. Seine intensiven Schmerzen im Bereich des Dammes erlaubten es ihm aber nun, sich seine Impotenz selbst zuzuschreiben und sie nicht mit seiner Frau in Zusammenhang zu bringen. Aus einem Eheproblem war ein „medizinisches" Problem geworden und damit wurde zusätzlicher Stress vermieden. Nicht eruierbar war, ob operativ bedingte anatomische Veränderungen den Vollzug tatsächlich erschwert hätten.
3. Dass er mit der Operation seiner Frau Schwierigkeiten hatte, kann auch daran ersehen werden, dass er sie unmittelbar nach ihrer Operation in ganz egoistischer Weise für seine Zwecke einspannte: Sie musste ihm mit den Pferden bei der Vorbereitung zu seinem Turnier helfen, so als habe diese Operation gar nicht stattgefunden. Anstatt sich fürsorglich um sie zu kümmern, wie sie es nach seiner Operation tat, gebrauchte er sie gewissermaßen als „Pferdeknecht".
4. In Vorbereitung auf das Turnier saß er stundenlang auf dem Pferd. Er stimulierte damit automatisch gerade jene Körperpartie, an der er selbst 2 ½ Jahre zuvor an Krebs operiert worden war und an der seine Frau gerade frisch operiert war.
5. Nach erfolgreicher Beendigung des Turniers bekam er genau an dieser Stelle unerträgliche Schmerzen, sodass er nun wieder Patient wurde, der entsprechende Aufmerksamkeit erhielt und von verschiedenen Pflichten befreit war.
6. Kompensatorisch kümmerte er sich vermehrt um den Haushalt, um die Pferde und um die nun partnerschaftliche Beziehung zu seiner Frau.
7. Über ihm schwebte nach wie vor das Damoklesschwert der erneuten Erkrankung an Metastasen, was seiner Frau offensichtlich viel bewusster war als ihm selbst.

In der Bilanz folgt hieraus ganz logisch die Frage, warum er je wieder arbeiten sollte, zumal sich durch die zu erwartende Pension am materiellen Lebensstandard nichts Wesentliches ändern würde. Schließlich waren seine Pension plus das Gehalt seiner Frau ohnehin mehr, als sie zum Leben brauchten.

13.4 Befund

13.4.1 Diagnose

Es handelt sich um eine anhaltende somatoforme Schmerzstörung (ICD-10: F 45.4; DSM-IV: 307.80 oder 307.89). Aufgrund der bisherigen Informationen kann man auf ein ausgeprägtes Rentenbegehren (F. 68.0) schließen bei Ausschluss von Simulation (Z 76.5) und Münchhausen (F 68.1).

14.3.2 Psychischer Befund

Bei normaler Intelligenz war der Patient affektiv stark kontrolliert und auf seine Schmerzen zwanghaft fixiert. Eine psychotische Störung oder eine Persönlichkeitsstörung lag offensichtlich nicht vor. Allerdings war ein Zustand der Subdepression (früher „larvierte Depression") zu vermuten. Es war nicht zu entscheiden, ob er unfähig oder unwillig war, Zusammenhänge in Betracht zu ziehen, welche über den begrenzten Fokus seiner unmittelbaren Schmerzen hinausgingen („Alexithymie"?).

13.4.3 Somatischer Befund

Den umfangreichen Krankenberichten war nichts zu entnehmen, was über die obige Schilderung des somatischen Zustandes hinausgeht. Es soll nochmals darauf hingewiesen werden, dass die Schmerzen auch durchaus eine somatische Grundlage haben können, die bislang noch nicht gefunden wurde.

13.5 Ziele

Wie bereits angesprochen war nicht auszuschließen, dass für die jetzigen Schmerzen auch ein somatischer Grund in Form von Metastasierung und/oder Verwachsungen vorliegen konnte. Selbst dann aber dominierten die Schmerzen in ihrem Zusammenhang mit dem Gedanken an die Pensionierung so sehr, dass ich für meine Therapieplanung von den vier Möglichkeiten (körperliche Ursache der Schmerzen: ja/nein, mal Wunsch nach Pensionierung: ja/nein) diejenige auswählte, die dem Wunsch nach Pensionierung ohne körperliche Ursache entsprach.

Die Annahme einer körperlichen Aufrechterhaltung der Schmerzen aufgrund von Metastasen zog ich deshalb grundsätzlich nicht in Betracht, weil dies a priori einer pessimistischen Einstellung hinsichtlich seiner Lebenserwartung gleichgekommen wäre.

In dem von mir gewählten Erklärungsmodell wäre aber eine rein symptomorientierte hypnotische Behandlung kontraindiziert gewesen. Aller Erfahrung nach wäre nach anfänglichem Erfolg ein Rückschlag eingetreten und dieser hätte nur der zusätzlichen Legitimierung für die Erfolglosigkeit aller Bemühungen, für die Richtigkeit des Rentenbegehrens und möglicherweise für eine subjektive Verschlimmerung der Schmerzen gedient.

Also war mein primäres Ziel, ihn zur Wiederaufnahme seiner Tätigkeit zu bewegen. Danach erst wollte ich mich um seine Schmerzen kümmern. Und hierbei hielt ich es für dienlich und nötig, dass auch seine Ehe Thema der Behandlung würde.

13.6 Therapieplan

Ich habe diese Ziele offen mit ihm besprochen: Bevor wir effektiv etwas zur Linderung der Schmerzen tun könnten, müsste seine Idee der Pensionierung aus seinem Kopf verschwinden. Hierfür sei es nötig, unbewusste Zusammenhänge aufzudecken – durchaus auch mit Hilfe von Hypnose –, um Fehlattribuierungen, ungünstige Assoziationen und problematische Konditionierungen wirksam verändern zu können. Dies verdeutlichte ich ihm anhand von konkreten Beispielen. Erst wenn sich hier Fortschritte zeigten, könne man die Hypnose auch direkt zur Schmerzkontrolle nutzen. Es sei in jedem Fall nötig, auch die Beziehung zu seiner Frau genauer anzuschauen. Es wäre also sehr wichtig, dass auch seine Frau zu einigen Behandlungssitzungen mitkomme.

Ich wollte also zunächst mit problemorientierter Hypnose beginnen, um zu einer kognitiven Umstrukturierung zu kommen. Erst danach bzw. parallel dazu wollte ich, soweit noch nötig, eine symptomorientierte hypnotische Schmerzbehandlung durchführen. Ob eine Paartherapie nötig war, konnte ich zu diesem Zeitpunkt noch nicht entscheiden.

13.7   Therapieverlauf

In der fünften Sitzung hatte er, wie oben schon berichtet, die beiden Hausaufgaben (sich Gedanken über die Erkenntnisse aus der Trance zu machen und mit seiner Frau darüber zu sprechen) nicht ausgeführt. In eher ungewöhnlich schroffer Form forderte er die direkte hypnotische Schmerzbehandlung. Daraufhin brachte ich das Gespräch auf seine Idee der drohenden/gewünschten Pensionierung: Ich wisse, dass nur ein kleiner Anteil von Schmerzpatienten nach der Pensionierung ohne Schmerzen sei. Viele Schmerzpatienten hätten jedoch auch noch nach der Pensionierung Schmerzen, und dann würde ein ganz unglücklicher Teufelskreis beginnen: Wegen der Schmerzen seien sie pensioniert worden und müssten nun wegen der Pensionierung Schmerzen haben.

Diese recht drastische Schilderung schien ihn nicht sehr zu beeindrucken. Ich erklärte ihm auch, dass ich Hypnose zur Behandlung seiner Schmerzen erst dann anwenden würde, wenn der Gedanke der Pensionierung aus seinem Kopf verschwunden sei. Ich hätte zu häufig erlebt, dass Schmerzpatienten mit Hintergedanken an die Rente oder Pensionierung nach einer anfänglichen Besserung einen dramatischen Rückfall erlebten und dann schlimmere Schmerzen hätten als zuvor. Sein forsches Auftreten vom Anfang der Stunde war verschwunden und in seiner geflissentlichen Art fragte er nach, ob dies auch auf andere Behandlungen zutreffen könne; ihm sei es nämlich mit Akupunktur und Neuraltherapie schon so ergangen.

Wiederholt versicherte ich ihm, dass ich ihn nicht grundsätzlich von der Pensionierung abhalten wolle. Er brauche nur einen anderen Grund dafür als die Schmerzen. Er müsse irgendwie den Gedanken aus seinem Kopf herausbekommen, dass er sich wegen der Schmerzen pensionieren lassen wolle. Bis zur nächsten Sitzung möge er eine Art Besinnungsaufsatz über das Thema „Mein Leben als Frührentner" schreiben. Weiter stehe noch die Aufgabe der letzten Sitzung aus, mit seiner Frau über die Zeit im Juli 1997 zu sprechen, also die Zeit nach deren Operation und seiner Vorbereitung auf das Reitturnier.

Zur nächsten Sitzung erschien er nicht. Ich rief ihn an. Er gab sich überrascht, denn seiner Meinung nach sei die Sitzung für den Tag darauf verabredet gewesen.

Wir vereinbarten einen neuen Termin, die sechste Sitzung. Er hatte immer noch nicht mit seiner Frau gesprochen, noch hatte er den erbetenen Bericht geschrieben. Als ich das Gespräch auf die Ereignisse brachte, die in der Trance zum Vorschein gekommen waren, reagierte er abwehrend: Er könne sich nicht mehr so genau daran erinnern; ob das denn so wichtig sei; schließlich sei er doch nur wegen seiner Schmerzen hier und wolle keine Psychoanalyse. Wann wir endlich mit Hypnose beginnen würden!

Wiederum erklärte ich ihm, dass ich aus den schon dargelegten Gründen Hypnose zur Schmerzkontrolle erst anwenden wolle, wenn er den Gedanken an eine vorzeitige Pensionierung beiseite gelegt habe. Darauf fragte ich ihn, ob er für eine weitere „Befragung seines Unbewussten" mit Hilfe des ideomotorischen Signalisierens bereit sei. Dem stimmte er ohne weiteres zu und in der folgenden halben Stunde kam die Rivalität mit seinem Bruder zum Vorschein, sein verspätetes Bemühen, es ihm gleichzutun, und seine, nun durch die Krankheit zunichte gemachten Bestrebungen, einen Rektorposten zu erreichen; ferner seine Frustration, seine Enttäuschung und seine Trauer, dass er mit seiner Frau nicht mehr schlafen könne (ohne es diesmal allein seiner Impotenz zuzuschreiben). Dabei wirkte er sehr traurig und weinte. Dieser Affekt war nach der Trance wiederum sofort verschwunden. Er wollte ausdrücklich nicht darüber reden. Also brachte ich das Gespräch wieder auf seine Gedanken bezüglich einer vorzeitigen Pensionierung. Aber auch darauf wollte er nicht eingehen. So gab ich ihm die Hausaufgabe: (1) Wenn er schon nicht zu Hause mit seiner Frau reden wolle oder könne, so möge er sie doch fragen, ob sie zum nächsten Termin mitkommen könne; (2) bis zum nächsten Mal solle er den erbetenen Bericht „Mein Leben als Frührentner" schreiben.

In der siebten Sitzung präsentierte er stolz diesen Bericht:

„Endlich keine beruflichen Verpflichtungen mehr. Die Last, täglich in die Schule gehen zu müssen, ist Vergangenheit. Kein Gejohle, keine ständigen Ermahnungen, keine Streitigkeiten unter den Schülern strapazieren meine Geduld und meine Nerven mehr.

Die Aufgabe, immer wieder Fortbildungen halten zu müssen, ist vorbei. Keine Zweifel mehr, ob ich das richtige Thema habe, für das sich möglichst viele Kollegen interessieren sollten. Ich brauche mich nicht wie ein Verkäufer bemühen, eine möglichst große Zuhörerschaft zu organisieren.

Wie würde wohl mein Leben ohne Beruf aussehen? Morgens eilt es mit dem Aufstehen nicht. Meist genügt es, zwischen acht und neun Uhr aus den Federn zu kommen und in aller Ruhe zu frühstücken. Keine Uhr treibt mich zur Eile an. Nach dem Frühstück folgt Gassigehen mit dem Hund. Der muss hinaus, ob es stürmt, regnet oder schneit. Je schöner das Wetter, umso länger der Spaziergang. Im Laufe des Vormittags folgt Hausarbeit. Es gibt immer etwas zu tun: Staubsaugen, wischen und Ähnliches. Es geht auf Mittag zu. Wenn nicht noch vorher etwas einzukaufen ist, mache ich Mittagessen. Meine Frau freut sich, wenn sie aus der Schule kommt und es gibt was zu essen. Nachmittags müssen die Pferde auf die Koppel gebracht werden, sie sind Bewegungstiere. Ausnahmen sind Tage, an denen meine Frau reitet.

Ein Spaziergang folgt, je nach Wetter sowie Lust und Laune fällt er länger oder kürzer aus. Bewegung ist notwendig. Gegen vier Uhr ist Teezeit. Es ist eine gemeinsame Stunde, in der Meinungen und Gedanken ausgetauscht werden; eine Zeit der trauten Gemeinsamkeit. Bei diesen Gesprächen kommen wir uns oft sehr nahe.

Es folgt noch das Lesen von Zeitungs- und anderer Lektüre, Erledigen von Briefen oder anderer schriftlicher Arbeiten, die ab und zu anfallen. An manchen Tagen stehen Besuche beim Arzt oder Heilpraktiker an.

Was würde sich wohl aus dem täglichen Gleichmaß herausheben? Eine Fahrt in die nahegelegene Kleinstadt, ins Thermalbad oder ein Besuch bei den Eltern. Nur empfinde ich solche Aktivitäten oft als strapazös. Bleib' ich nicht doch lieber zu Hause; ich fühle mich nicht gut.

Wäre ich da nicht doch lieber täglich bei meinen Schülern? Sie fehlen mir."

Ich las ihm diesen Bericht laut vor und bat ihn, so zuzuhören, als ob der Aufsatz von jemand anderem stamme. Auf meine Frage, was dieser Bericht eher andeutete, die Wiederaufnahme der Arbeit oder die vorzeitige Pensionierung, reagierte er betroffen und meinte, das habe er so gar nicht gesehen, als er den Bericht geschrieben habe. Eigentlich wollte er zum Ausdruck bringen, dass er seine Arbeit lieber wieder aufnehmen wolle, und sehe jetzt, dass er das Gegenteil gesagt habe. Nach kurzem Gespräch darüber setzten wir einen Therapievertrag auf: „Herr X versichert, keine Absichten einer Verrentung wegen seiner Schmerzen zu hegen. Er versichert des Weiteren, am [Datum] wieder seine Arbeit als Lehrer aufzunehmen." Dies unterschrieb er, und im folgenden Gespräch deutete er die Möglichkeit an, mit diesem Vertrag seine Arbeit jederzeit ja wieder beenden zu können. Darauf aufmerksam gemacht, fügte er noch den Satz hinzu: „Ich erkläre mich bereit, meinen Dienst als Lehrer wieder voll, d. h. für den Rest des Schuljahres, auszuüben." Ich wies ihn erneut auf die von ihm getroffene Zeitbegrenzung hin. Er bestand aber darauf, dass dies vernünftig sei. Damit war die Stunde zu Ende. Ich bat ihn, wenn irgend möglich, zur nächsten Sitzung seine Frau mitzubringen. Er sagte zu, ging nach Hause und sagte die nächste Sitzung bei einer Mitarbeiterin telefonisch ab, ohne um einen neuen Termin nachzufragen.

Sechs Wochen später rief ich ihn an: Er hatte tatsächlich seine Tätigkeit als Lehrer an dem zugesagten Tag wieder aufgenommen, „aber nur, weil ich das versprochen habe". Schmerzen habe er immer noch und gerade habe er wieder eine neue Akupunkturbehandlung begonnen. Nach deren Ende wolle er sich sicher wieder bei mir melden, um die Behandlung fortzusetzen. Wie lange das denn wohl dauern würde, mehr als 5 Sitzungen? In unverbindlichem Ton fragte ich auch nach seiner Frau und ob alles in Ordnung sei. Ebenso unverbindlich antwortete er, ja, es sei alles in Ordnung. Auf unsere bisherigen 7 Sitzungen nahm er in keiner Weise Bezug. Ich glaubte nicht, dass der Patient sich melden würde. Nach weiteren 10 Wochen, insgesamt also 4 Monate nach Abbruch der Behandlung, hatte er noch nichts von sich hören lassen.

13.8   Therapeut-Klient-Beziehung

Mit Ausnahme der Trancesequenzen hegte ich keine besonders fürsorglichen Gefühle gegenüber dem Patienten. Er reizte mich, wenn er ständig „daneben" antwortete. Dies galt ebenso für seine Weitschweifigkeit und seine manchmal schülerhaft-devote Art. Wie bereits angedeutet, bemerkte ich recht früh, wie ich leicht in die Rolle eines eher gestrengen Lehrers rutschte, z. B. wenn er seine Hausaufgaben nicht gemacht hatte. Vor allem empfand ich den Patienten als äußerst unkooperativ. Seine Grundhaltung würde ich als passiv-rezeptiv beschreiben, so als erwartete er, dass ich ihm Akupunkturnadeln appliziere oder eine Pille verschreibe. Diese gebrochene Beziehung, eine solche Grundhaltung und Behandlungserwartungen sind allgemein keine guten Voraussetzungen für eine erfolgreiche Therapie; für eine symptomorientierte hypnotherapeutische Behandlung stellen sie Kontraindikationen dar.

13.9   Psychologisch-medizinische Kooperation

Der Kontakt zum Hausarzt kam während des Verlaufs der Behandlung nicht zustande, obwohl ich den Patienten mehrmals bat, mir die Telefonnummer des Arztes zu geben. Erst im katamnestischen Anruf sprach ich auch mit dem Arzt.

Aus den verschiedenen Arztbriefen und Krankenhausberichten, die der Patient mir zur Verfügung gestellt hatte, konnte ich ersehen, dass er bereits sehr viele und sehr unterschiedliche Behandler in Anspruch genommen hatte und bei keinem länger in Obhut geblieben war.

13.10 Analyse und Bewertung

Es ist die Möglichkeit in Betracht zu ziehen, dass dieser Patient doch unter somatischen Schmerzen (z. B. Metastasen und/oder Verwachsungen) litt, auch wenn die Beschreibung seiner Schmerzen, die ärztlichen Befunde, sein sonstiges Verhalten und die erhobenen psychologischen Bedingungen nicht dafür sprachen. Eine dann indizierte symptomorientierte Hypnotherapie hätte allerdings eine andere Grundhaltung und die aktive Kooperation des Patienten erfordert.

Unter den gegebenen Umständen musste ich aber davon ausgehen, dass der Patient – auf welcher Ebene der Bewusstheit auch immer – in einer erfolglosen Behandlung eine weitere Rechtfertigung für eine Frühpensionierung zu erreichen suchte. Eine Behandlung wäre so in jedem Fall zum Scheitern verurteilt, da jeder therapeutische Erfolg für das eigentliche Ziel des Patienten kontraproduktiv gewesen wäre. Also habe ich eine symptomorientierte Behandlung abgelehnt und das dem Patienten mitgeteilt und begründet. Konsequenterweise hat er die Behandlung abgebrochen, und zwar gerade zu der Sitzung, zu der seine Frau mitkommen sollte. Offensichtlich hatte jener frühere Kollege Recht, der auf das „psychosomatische Problemfeld in der Beziehung zur Ehefrau" hingewiesen hatte – unter all den Arztbriefen und Krankenhausberichten, die er mir anfangs in die Hand gedrückt hatte, war das im Übrigen die einzige Bemerkung, die auf psychologische Faktoren verwiesen hatte.

Da er zwischenzeitlich wieder seine Tätigkeit als Lehrer aufgenommen hat, besteht etwas Hoffnung, dass er vielleicht doch sein Vermeidungsverhalten aufgibt, von der Idee der Frühpensionierung Abstand nimmt und die Therapie wieder aufnimmt. Aufgrund meiner Erfahrungen mit ähnlichen Fällen von „Begehrensneurosen" schätze ich die Wahrscheinlichkeit dafür aber eher als gering ein – auch nach dem für einen chronischen Schmerzpatienten extrem kurzen Katamnese-Intervall von 4 Monaten.

13.11 Fazit

Patienten mit chronischen Schmerzen stellen schon immer eine große Herausforderung für Medizin und Psychotherapie dar (Kröner-Herwig 1996; Franz u. Bautz 1996). Wenn bei solchen Patienten neben der sonstigen Problematik noch ein Rentenbegehren hinzukommt, gehören sie mit zu den schwierigsten Patienten, denn sie bringen sich und die Behandler in eine Zwickmühle, der beide Parteien in der Regel nur schwer oder gar nicht entkommen können: Solche Patienten präsentieren ihr Leiden meist offensiv und fordern unmittelbare Behandlung. Diese jedoch muss scheitern, da das übergeordnete Ziel der Verrentung bzw. Frühpensionierung nicht gefährdet werden darf. Fehlgeschlagene Behandlungen sind also die institutionalisierten Voraussetzungen zum Erreichen dieses Zieles. Die Aufgabe des Therapeuten bzw. der Therapeutin besteht so nurmehr darin, im Scheitern der Behandlung erfolgreich zu sein. Dabei geht allerdings häufig der Blick dafür verloren, dass ein großer Teil dieser Patienten vor und nach der Verrentung wirkliche Schmerzen erleidet.

Nicht selten sind es gerade solche Patienten, die speziell um Hypnose nachsuchen oder von ihren zuvor „gescheiterten" Behandlern an einen Hypnotherapeuten verwiesen werden, gewissermaßen als „letzte" Möglichkeit. Dahinter steht oft – auch bei manchen Kolleginnen und Kollegen – eine Vielzahl wundergläubiger, z.T. magisch-mystischer Annahmen (Peter 1986), beispielsweise, dass hypnotische Trance eine Art Schlafzustand sei, in welchem der Hypnotiseur schier unbegrenzten Einfluss auf das „Unterbewusstsein" des Patienten ausüben und Schmerzen gewissermaßen wegzaubern könne, in welchem er jemandem über hypnotische Suggestionen (Peter 1996b) etwas Bestimmtes, wie z. B. den Pensionierungswunsch, ausreden und etwas anderes einreden könne. Dass dem nicht so ist bzw. dass auch eine hypnotische Behandlung den üblichen Bedingungen einer allgemeinen Psychotherapie unterliegt, sollte im vorliegenden Fall dargestellt werden.

Trotz allem bleibt beim Behandler das ungute Gefühl, das Leiden eines Menschen nicht gelindert zu haben.

14 Panalgesie und Panik: Ein interdisziplinärer und multimodaler Therapieansatz

W. G. Richter und U. B. Hankemeier

14.1 Zusammenfassung

Der Fallbericht schildert die 6-monatige Behandlung einer Patientin mit Ganzkörperschmerz und episodischen Panikattacken im stationären und ambulanten Setting einer kombinierten medizinisch-psychologischen Schmerztherapie-Einrichtung. Vor dem Hintergrund eines laufenden Rentenantrags der Patientin wurden stationär umfangreiche Motivationsstrategien der edukativen Reattribution eingesetzt, um eine tragfähige Compliance zu erwirken. Das ambulante Behandlungskonzept umfasste medikamentöse und anästhesiologische Maßnahmen, den Einsatz von TENS-Therapie, physikalische Begleitmaßnahmen sowie eine wöchentliche Verhaltenstherapie. Im psychologischen Training wurden Entspannungsverfahren trainiert, ergänzt durch Imaginationsstrategien und begleitende Selbstkontrollmaßnahmen. Ferner erfolgte ein systematischer Aktivitätenaufbau bei Reduktion des Schonverhaltens sowie ein kognitives, antidepressives Programm. Die episodischen Panikattacken wurden mittels systematischer Desensibilisierung behandelt. Die Therapie führte zu weitgehender Anfallsremission bei einem 30%igen Restschmerz in der oberen HWS. Mit Therapieabschluss wurde die Patientin Mitglied einer ambulanten Selbsthilfegruppe.

14.2 Problemstellung

14.2.1 Rahmenbedingungen der Therapie

Einer der Arbeitsschwerpunkte der Klinik für Anästhesiologie, Intensiv- und Schmerztherapie des Ev. Johannes-Krankenhauses Bielefeld ist die Therapie chronisch schmerzkranker Patienten in ambulanter und stationärer Versorgung (20 Betten). Die Schmerztherapie ist einem multimodalen Konzept verpflichtet, in dem medizinische, psychologische, sozialtherapeutische und physikalische Therapiemaßnahmen synergistisch koordiniert werden. Zum engeren Therapieteam gehören vier Ärzte (Chef-, Ober-, Assistenzarzt, Arzt im Praktikum) und ein Diplom-Psychologe. Der Psychologe behandelt primär die stationären Patienten, zusätzlich ca. 10 Patienten in ambulanter Einzeltherapie.

14.2.2 Erste Orientierung über die Problematik

Eine 50-jährige Frau (163 cm groß, normalgewichtig) wurde während einer stationären neurologischen Behandlung konsiliarisch zur Schmerztherapie angemeldet. Sie litt unter ziehend-reißenden, teils brennend-elektrisierenden Ganzkörperschmerzen. Betroffen war die komplette HWS mit beidseitiger Ausstrahlung in Arme und Hände, ebenso die LWS mit Schmerzausbreitung in beide Beine und Füße. Hinzu kamen Kopfschmerzen vom Spannungstyp. Neurologisch wurde eine eher unspezifische Sympto-

matik diagnostiziert: degeneratives Zervikalsyndrom, Polyarthralgien bei Tendovagini-
tis, therapieresistente Osteoporose. Stark emotional belastet beklagte Frau H. die Erfolglosigkeit der bisherigen Therapieversuche. Zum Psychologen käme sie eigentlich nur auf
Anraten des anästhesiologischen Oberarztes.

14.2.3 Lebensgeschichtliche Entwicklung

Frau H., jüngstes Kind einer fünfköpfigen Familie (2 ältere Brüder) berichtete über vielfältige Probleme in ihrer Kindheit. Ihr alkoholkranker Vater sei wegen Schmerzen frühberentet und später durch ein Krebsleiden pflegebedürftig geworden. Seine Betreuung
war meist ihre Aufgabe. Bereits mit 14 Jahren habe sie das Elternhaus verlassen (Ausbildung als Krankenpflegerin). Nach mehrjähriger Tätigkeit in einer Reha-Klinik heiratete
sie 1972, „wegen der Geburt des Sohnes". Die Ehe verlief dysharmonisch. 1983 ließ
sich Frau H. scheiden und bezog mit dem Sohn eine eigene Wohnung. Seitdem arbeitete
sie vollzeitig als Psychiatrie-Pflegerin. Seit der Schwangerschaft litt Frau H. an Unter-
leibsbeschwerden. Sechsmal wurden Myome operativ entfernt, 1976 erfolgte eine
Gebärmutterextraktion. 1989 wurden erneut – diesmal bösartige – Verwachsungen festgestellt. Frau H. plagten heftige Todesängste. Erst nach längerer Entscheidungsunfähig-
keit („Ich war wie gelähmt") entschloss sie sich zur Tumorentfernung, Schmerzen
bestanden jedoch fort. Seit 1992 leide sie zudem unter chronischem Asthma und
sei seit einem Verkehrsunfall 1994 schwer krank. Anfänglich auf Kopf-, Schulter- und
Nacken begrenzte Schmerzen hätten bald den ganzen Körper erfasst. Beim Treppensteigen und der Hausarbeit verliere sie manchmal „völlig das Körpergefühl". Eine Anerkennung ihrer Beschwerden als unfall- und berufsbedingt (Reinigungen mit Formal-
dehyd) sei ihr bislang versagt worden.

14.3   Problemanalyse

13.3.1 Symptomatik

Frau H. mied zum Anamnesezeitpunkt weitgehend alle körperlichen Belastungen (insbesondere die Hausarbeit, selbst die Körperpflege). Sie verbrachte viele Stunden täglich im
Bett in Stufenlagerung. Eine ambulante Krankengymnastik wurde wegen Schmerzverstärkung abgebrochen. Zwecks Ruhigstellung trug Frau H. täglich eine Halskrawatte,
außerhäuslich meist ein Stützkorsett. Nach krankheitsbedingter Kündigung hatte sie
sich zunehmend von Aktivitäten zurückgezogen. Mehrfach wöchentlich konsultierte sie
jedoch verschiedene Ärzte (Orthopäde; Neurologe; Heilpraktiker) und nahm unregel-
mäßig diverse Schmerzmedikamente (Godamed; Spalt-N; Thomapyrin) ein. Zur asthmatischen Therapie setzte Frau H. entsprechende Inhalations-Medikamente (Tilade;
Serevent) ein. Die Befragung mittels des Kieler Schmerzinventars (Hasenbring 1994)
unterstützte diesen Befund (Subskala CRSS [0 = nie bis 6 = immer]: körperliche Inaktivität MW = 5, 6; nonverbale Expression MW = 5,3; soziale Inaktivität MW = 4,1). *Emotional*
bestand ein Gefühl des Getriebenseins im Wechsel mit völliger Antrieblosigkeit. Entsprechend der depressiven Trias sensu A. T. Beck wies Frau H. eine negative Sicht ihrer Selbst
(„Ich kriege mein Leben nicht in den Griff"), ihrer Vergangenheit („Keiner konnte mir
bisher helfen"), der Gegenwart und Zukunft („Das hat doch alles keinen Sinn mehr")
auf. Die Depressionsskala (ADS, Hautzinger 1994) zeigte einen auffälligen Score von 28
(T-Wert = 66, Prozentrang = 64). Das *Erleben* der Patientin war kognitiv auf ihre

Beschwerden zentriert. Die Therapieerwartungen schwankten zwischen Resignation („Mir kann sowieso keiner helfen") und unrealistischen Hoffnungen („Die Schmerztherapie ist meine letzte Chance"). Sich selbst sah Frau H. als Opfer falscher Behandlung („Die Ärzte meinen immer nur, das sei alles psychisch"). Die KSI-Subskalenwerte spiegelten überwiegend hilf- und hoffnungslose Kognitionen (MW = 4,8; Skala 0 = nie bis 6 = jedesmal) wider und betonten den Aspekt der Behinderung (RW = 3,5). In der Beschwerdeliste zeigte sich ein häufiges Auftreten nicht schmerzbezogener Symptome (Rohwert = 44; T-Wert = 71, 9; Stanine = 9). Während der 2–3-mal wöchentlichen Schmerzattacken traten Engegefühle in der Brust, Atemnot, verbunden mit heftigem Herzklopfen, Zittern des ganzen Körpers, manchmal Schweißausbrüchen und Übelkeit auf. Diese Symptomatik wies deutlich auf eine zusätzlich bestehende Panikstörung hin.

14.3.2 Vorausgehende und nachfolgende Bedingungen

Das Auftreten der Dauerschmerzen war an keine spezifischen *situativen Begebenheiten* gebunden. Als schmerzverstärkend beschrieb Frau H. nasskaltes Wetter, länger dauernde körperliche Belastungen, wie auch schnelle Bewegungen und plötzliches Husten oder Niesen. Schmerzlindernd wirkten körperliche Schonung, aber auch häufige Lagewechsel und Herumlaufen. Die episodischen *Schmerzattacken* traten verstärkt auf, wenn Frau H. allein zu Hause war. Zur Linderung vollführte sie dann ein „sanftes Hin- und Herwiegen" des Oberkörpers. Meist lasse der Schmerz nach ca. 30 Minuten nach. Schmerzanfälle traten hingegen nie bei gedanklicher Ablenkung auf (Malen, Handarbeiten).

14.3.3 Kompetenzen und Ressourcen

Trotz ihrer Beschwerden brachte Frau H. positive Ressourcen in die Therapie ein. Geistig wendig und sprachlich eloquent verfügte sie über gute soziale Handlungskompetenzen. Vor diesem Hintergrund überraschte ihre weitgehende soziale Isolation. Sich selbst beschrieb Frau H. als „ausgesprochen vielseitig", mit vor ihrer Erkrankung vielfältigen privaten Interessen (Tanzen, Wandern, Sport jeder Art, Malen und Zeichnen, kommunalpolitische Interessen) und beruflichen Fertigkeiten (pflegerische und kaufmännische Ausbildung, Hauswirtschaftslehre).

14.3.4 Motivation

Die *Therapiemotivation* der Patientin musste als ambivalent eingeschätzt werden. Einerseits war ein hoher Leidensdruck unverkennbar. Trotz negativer Therapievorerfahrungen hatte sich Frau H. zur Behandlung entschlossen und betonte ihre aktive Mitarbeitsbereitschaft. Andererseits war ein verbales und nonverbales, stark beschwerdezentriertes Verhalten nicht zu übersehen. Dies legte nahe, das *Therapeutenverhalten* verstehend und anteilnehmend, aber auch durch distanznehmende Aufmerksamkeit (selektive Offenheit) zu gestalten.

14.3.5 Selbstkontrolle

Zur Bewältigung der Beschwerden hatte sich Frau H. vielfältigen ärztlichen Behandlungen unterzogen, ohne eine Besserung zu erreichen. Eine psychologische Therapie

wurde bislang nicht durchgeführt. Auf die Schmerzen reagierte Frau H. meist mit übermäßiger Schonung, teils mit verzweifelter Überaktivität. Ihr Bewältigungsverhalten
war eher unkontrolliert und hilflos.

14.3.6   System- und Beziehungsanalyse

Seit dem berufsbedingten Auszug des Sohnes (01/1995) lebte Frau H. weitgehend sozial
isoliert und verbrachte die meiste Zeit allein. Wöchentliche Arztbesuche, Telefonate und
Wochenendbesuche ihre Sohnes stellten die einzigen Sozialkontakte dar. Im Selbst- und
Beziehungserleben dominierten entsprechend zwei ambivalente Werte: einerseits der
Wunsch, allein im Leben zurechtzukommen, andererseits der Wunsch nach persönlicher
Anerkennung und emotionaler Nähe.

Tabelle 14.**1**   Funktionales Bedingungsmodell der Störungen von Frau H.

	Dauerschmerz (Somatoforme Schmerzstörung)	Schmerzattacken (Episodische Panikstörung)
Auslöser	Schleudertrauma 07/94	Auszug des Sohnes 01/95
S_D = Begünsti- gende Reize	– körperl. u. seel. Mehrbelastungen – Anwesenheit von Behandlern – Negativer Rentenbescheid	– Asthmat. Beschwerden – Seelische Stressoren (z. B. Besuchsabsage)

E: Erwartungen/
Kognitive
Schemata
	– „Ich muss meine Schmerzen
	  beweisen"
	– „Durch Umweltgifte geschädigt"
		– „Ich muss da alleine durch"
		– Wunsch nach emotionaler
		  Nähe und Geborgenheit

O: Organismus- variablen	– Therapieresistente Osteoporose – Unspez. Polyarthritis, Asthma	– Chronisches Asthma – BWS- u. HWS-Arthritis
V: Verhalten – motorisch	– Körperliche Schonung – (non)verbale Schmerz-Expression	– „Flucht" nach Hause – Embryonale Körperhaltung
– physiolo- gisch	– chron. Kopf-, Gelenkschmerzen – Schwäche in den Extremitäten	– Atemnot, Herzklopfen, Zittern – Schweissausbrüche, Übelkeit
– emotional	– (Erwartungs-)Angst, depress. Trias – „Nicht verstanden werden"	– Angst zu ersticken – Hilflosigkeit, Verzweiflung
– kognitiv	– Krankheits-/Krebs-Ängste – Schmerzzentriertheit, Resignation	– Katastrophisierungsgedanken („Ich halte es nicht mehr aus")

Konsequenz:
– intern-
kurzfristig
	– Erleichterung, weil Alltags-
	  belastungen vermindert werden
	– Erleichterung, weil Schmerzen
	  „geglaubt" werden
		– Erleichterung bei Symptom-
		  reduktion (Geborgenheitsgefühl)

– extern-
kurzfristig
	– Zuwendung/Aufmerksamkeit
	  durch Andere (Ärzte, Sohn)
		– Verstärkte Zuwendung
		  durch den Sohn

– intern- langfristig	– Verstärkung depressiven Erlebens	– Machtlosigkeit – Selbstwertzweifel

– extern-
langfristig
	– Isolation; sozialer Ansehens-
	  verlust
	– Rückzug bzw. ambivalentes
	  Verhalten von Therapeuten
		– Unmöglichkeit zur Teilnahme am
		  sozialen u. beruflichen Leben

14.3.7 Problemgenese und Bedingungsmodell

Vier Schlüsselereignisse sind lebensgeschichtlich bedeutsam:

– die schockartig erlebte eigene Karzinomdiagnose (1989);
– der Verkehrsunfall mit HWS-Schleudertrauma (07/94);
– der Auszug des Sohnes aus der gemeinsamen Wohnung (01/95);
– die vorläufige Ablehnung des Rentenantrags (05/95).

Bezüglich der Krankheitsängste liegt eine frühe „preparedness" sensu M. Seligman vor. Die langjährige Belastung durch das tödliche Darmkarzinom des Vaters (UCS) verfestigte vermutlich bereits die im Jugendalter entwickelten Tumorängste. In den Folgejahren wurden diese Ängste wiederholt durch die Beschäftigung mit Erkrankungen (Pflegetätigkeit) aktualisiert (CS). Die einschneidende eigene Tumordiagnose (erneuter UCS) wirkte entsprechend einer sich selbst erfüllenden, negativen Prophezeihung und verfestigte die bereits bestehenden stärksten Todesängste. Wurden Schmerzen anfänglich ausschließlich im Unterleib lokalisiert, breiteten sie sich trotz erfolgreicher Tumorbehandlung zunehmend, verstärkt durch ängstliche Selbstbeobachtungen, auf weitere Körperregionen aus. Frau H. fühlte sich durch die dauernden Beschwerden zunehmend belasteter, ließ sich häufig krankschreiben und zog sich sozial zurück. Schließlich wechselte sie in eine weniger belastende Verwaltungstätigkeit der psychiatrischen Klinik ($\emptyset^-$). Ihre bis 1994 fortgesetzte Arbeitstätigkeit und die Unterstützung durch ihren Sohn verhinderten jedoch zunächst i. S. protektiver Faktoren die weitere Chronifizierung. Mit zunehmender Selbstständigkeit ihre Sohnes (1993) fühlte sich Frau H. häufig einsam und verlassen. Der Auffahrunfall schließlich (07/94) mit der Folge bleibender HWS- und LWS-Beschwerden aktualisierte erneut die alten Krankheitsängste und löste die Panalgesie aus. Frau H. mied nahezu alle körperlichen Belastungen ($\emptyset^-$), zog sich ganz aus dem Berufsleben wie auch von regelmäßig ausgeübten sozialen Aktivitäten ($\emptyset^-$) zurück mit der Folge zunehmenden Verstärkerverlustes, depressiver Stimmungen und muskulärer Abbauprozesse (langfristige externe/interne Konsequenzen). Einen weiteren Einschnitt stellte der berufsbedingte Auszug des Sohnes (01/95) kurz nach dem Unfall dar, der Frau H. völlig sozial isolierte. Ihr Leben konzentrierte sich seither auf Arzt- und Behördenbesuche und ihre Erkrankung. Die erste ängstigende Schmerzattacke trat auf, als sie sich allein zu Hause befand. Frau H. selbst sah hier einen Zusammenhang mit den Verlassenheitsgefühlen in der Unfallsituation. In der Folge traten Schmerzanfälle meist in Situationen auf, in denen keine soziale Bezugsperson erreichbar war. Die zusätzliche Problematik ausgeprägter Beschwerdedemonstration setzte mit der Ablehnung des Rentenantrags ein. Frau H. plagten heftige Ängste, sozial isoliert und verarmt zu sterben. Häufig war sie hin- und hergerissen zwischen Verzweiflung und Resignation über ihre Beschwerden und dem Impuls, „ihre Rechte als Opfer schädigender Einflüsse" erstreiten zu müssen. Diese Aktivitäten ermüdeten und erschöpften sie. Fortgesetztes Vermeidungsverhalten körperlicher Belastungen stabilisierte zunehmend die Kopplung zwischen Schmerzwahrnehmungen und chronifizierendem Schonverhalten (S^D [Schmerzen]-R(Vermeidung)-$\emptyset^-$-[Belastungsreduktion]).

14.4   Befund

14.4.1 Somatischer Befund

1. Therapieresistente Osteoporose mittleren Grades;
2. Polyarthritis ohne auffällige Rheumafaktoren;
3. Asthmatische Beschwerden mit Beginn im Erwachsenenalter;
4. Zustand nach Unterleibskarzinom 1989 und HWS-Schleudertrauma 1994.

14.4.2 Psychischer Befund

Im Vordergrund steht ein Ganzkörperschmerz im Sinne einer anhaltenden somatoformen Schmerzstörung (ICD-10 F 45.4), der biographisch durch Risikofaktoren disponiert und durch die psychische Fehlverarbeitung eines Unfalltraumas ausgelöst wurde. Ferner besteht eine rezidivierende, reaktiv-depressive Störung leichteren Grades mit somatischen Symptomen (ICD-10 F 33.11), die als schmerzreaktiv einzuordnen ist. Zum dritten besteht eine episodische Panikstörung mit somatischen Symptomen (ICD-10 F 41.0), die mit BWS- und HWS-Schmerzen und Atemwegsobstruktionen verbunden ist.

14.5   Therapieziele

Trotz bekannter Rentenansprüche und negativer Therapie-Vorerfahrungen ließen der hohe Leidensdruck und der Veränderungswunsch eine ausreichende Motivation bei der Patientin erkennen. Zur Behandlung wurden deshalb folgende Ziele festgelegt:

1. Wissenserwerb über die Schmerzgenese und -aufrechterhaltung.
2. Möglichst kein (oder geringe) Einnahme von Medikamenten.
3. Schmerzreduktion auf ein Drittel der momentanen Belastung.
4. Verbesserung der körperlichen Fitness.
5. Besprechung aktueller Probleme (z. B. finanzielle Situation).
6. Verbesserung der Fähigkeit, Stressbelastungen zu verarbeiten.
7. Möglichkeiten, stärker am sozialen Leben teilzunehmen.

14.6   Therapieplan

Basierend auf der Zielanalyse wurde in Absprache mit dem beteiligten Oberarzt ein abgestufter Therapieplan entwickelt, der nachfolgend tabellarisch zusammengefasst ist (Tab. 14.**2**).

14.7   Therapieverlauf

14.7.1 Motivationsaufbau (Stationäre Konsiliarbehandlung)

In Absprache mit dem ärztlichen und pflegerischen Team nahm Frau H. in den ersten 2 Wochen am täglichen Gruppenangebot der Schmerztherapie-Station gemeinsam mit

Tabelle 14.**2**   Therapieplan für Frau H.

Therapiephase	Therapieziel	Therapiemittel	Patientenaufgabe
Phase I Erster Motivationsaufbau	– Informationsgewinn/ Veränderung der Schmerztheorie	– Edukations-Gespräche – Edukations-Videos – Edukations-Hefte	– Lesen der schriftl. Materialien – Gruppendiskussion
Phase II Konsolidierende Motivationsarbeit	– Optimierung der Medikation und Akzeptanz des Therapiekonzeptes	– Medikamenten-Info – Therapievertrag – Absprache mit Ambulanz-Arzt	– Akzeptanz der Vertragspunkte – Lesen des Edukationsmaterials
Integration der ärztlichen Therapie	– Durchführung begleitender ärztlicher Therapiemaßnahmen	– Regelm. Arzttermine – TPI (Triggerpoint-Inf.) – -(Co-), -Analgetika – TENS-Therapie – Krankengymnasik, Fango, Massagen	– Compliance bei der Durchführung aller Verordnungen
Phase III Training Entspannung und Imagination	– Differenzierung der Körperwahrnehmung	– Schmerztagebuch-Führung	– Tägliche Selbstbeobachtungen – Besprechungen
	– Erlernen von Entspannungsverfahren	– Progressive Muskelrelaxation (Lang-, Kurz- und Schnellform) – Imaginative/ hypnosuggestive Verfahren	– Tägliche Übung (mind. 2-mal) – Kurzform bis zu 10-mal täglich
	– Erhöhung des Aktivitätsniveaus	– Aktivitäten-Tagebuch	– Stufenweise Steigerung der Fitness
	– Reduktion von Schmerzverhalten	– Video-Verhaltensfeedback – Diskussion in der Patientengruppe	– Abbau spezif. Verhaltens (Mimik) – Verzicht auf Korsett, Halskrawatte
Phase IV Behavioraler Aktivitätenaufbau	– Wiederaufnahme von Freizeitaktivitäten – Aufhebung von Genußverboten	– Erläuterung von „Genuß-Regeln" – Verstärker-Listen	– Tägliche Planung positiver Aktivitäten
Kognitives Training	– Emotionale Umstimmung – Schmerzakzeptanz und -kontrolle	– Modellerläuterung – Gedankenprotokoll – Umstrukturierung – RET-Grundgedanken	– Protokoll automatischer Gedanken; Erproben alternativer Gedanken
Phase V Umgang mit Schmerz- und Panikattacken	– Angstfreie Bewältigung von Situationen des Alleinseins/ von Asthma-Anfällen	– Graduierung und schrittweise Konfrontation mit angstauslösenden Situationen (s. Desensibilisierung)	– Reizkonfrontation in sensu und in vivo im häuslichen Alltag

Tabelle 14.**2**   Fortsetzung

Therapiephase	Therapieziel	Therapiemittel	Patientenaufgabe
Phase VI Selbst- management	– Konsolidierung der erlernten Eigen- bewältigungs- strategien	– Maßnahmen zur Verhaltenskonstanz – Kontaktaufnahme mit weiterbehandeln- dem Arzt (ambulant)	– Weiterführung erlernter Übungen – Monatliche Anschlusstermine – Selbsthilfegruppe

anderen Schmerzpatienten teil. Ziel dieser Edukationsgruppe war es, den Patienten grundlegende Unterschiede chronischer gegenüber akuten Schmerzen zu verdeutlichen, wie auch psychologische Mechanismen der Schmerzgenese und -aufrechterhaltung, ohne damit die „Echtheit" der Schmerzen in Frage zu stellen, aber auch Notwendigkeit und Erfolgsaussichten einer multimodalen Therapie zu verdeutlichen. Zur Edukation wurden vorrangig drei Videofilme eingesetzt: der speziell zur Motivierung von Schmerz- patienten konzipierte Edukationsfilm „Chronischer Schmerz" (Kröner-Herwig u. Lucht 1991) sowie die Filme „Zelle und Schmerz" und „Schmerzpatienten" (Gödecke1992).

Durch das filmische und schriftliche Material erhielten die Patienten umfangreiche Informationen über die Häufigkeit chronischer Schmerzen, unterschiedliche Krankheits- bilder mit der Folge chronischer Schmerzen, Mechanismen der physiologischen Schmerzweiterleitung, aber auch Informationen über das interdisziplinäre Schmerz- team, Wirkweisen und Nebenwirkungen der ärztlichen Maßnahmen sowie den Einsatz eigener Bewältigungsstrategien. Zur Motivierung wurden insbesondere mögliche soma- togene Schmerzkomponenten diskutiert, z. B. traumatisch verankerte Schmerzen nach Operationen („Schmerzgedächtnis"). Diskussionen in der Patientengruppe dienten zudem dazu, egozentrierte Denkweisen bei den Patienten zu hinterfragen („Keinem geht es so schlecht wie mir"). Zur Veränderung der Krankheitskonzepte wurden die Patienten zum Ende jeder Sitzung aufgefordert, in einer *Imaginationsübung* alle bislang mit (möglicherweise falschem) Wissen angefüllten „Schubladen in ihrem Kopf" zu öff- nen, ihre Gedanken neu zu sortieren und sich von nutzlosen oder falschen Annahmen gedanklich zu verabschieden („Gedanken loslassen").

Dieses Vorgehen wurde durch das ärztliche Behandlungsteam unterstützt. So wurde in einem Gespräch der Chefarztvisite i. S. einer Dezentrierung ein Rollenspiel durchge- führt: Frau H. wurde aufgefordert, sich in die Rolle des behandelnden Arztes zu verset- zen, um ihrem Gegenüber (Chefarzt in der Patientenrolle) das Behandlungskonzept zu erläutern. Die Notwendigkeit multimodaler Therapie wurde zudem durch folgende Metapher veranschaulicht: Schmerztherapie ohne Nervenblockaden oder Medikamente ist „wie ein Haus ohne Dach", Schmerztherapie ohne psychologische Behandlung „wie ein Haus ohne Fenster". Unterstützt wurde der Therapieabschnitt durch Mitgabe ver- schiedener edukativer Schriften (Boehringer 1994).

Die intensive Edukation erzielte bei Frau H. eine deutlich erhöhte Mitarbeitsbereit- schaft. Zunehmend seltener äußerte sie unspezifische Krankheitsängste („Vergiftung", „Da wächst etwas in meinem Körper"), und es zeigten sich erste Anzeichen eigener Ver- antwortungsübernahme für die Therapie.

14.7.2 Konsolidierende edukative Therapie

In den weiteren 25 Wochen nahm Frau H. an wöchentlichen ambulanten Einzelsitzungen, kombiniert mit einem ärztlichen Termin, teil. Eine stationäre Behandlung wurde aufgrund der Unspezifität der Schmerzsymptomatik und fehlender Indikation invasiver Verfahren (Katheder, Medikamentenpumpe) nicht vorgesehen. Zur Compliance-Sicherung wurden mit Frau H. und dem Ambulanz-Arzt die Therapiebedingungen in einem schriftlichen Behandlungsvertrag formuliert. Dieser beinhaltete ihre Verpflichtung zur Einhaltung aller Therapietermine, zur Durchführung der therapeutischen „Hausaufgaben", zur Einnahme der verordneten Medikamente sowie eine Erklärung zum Verzicht auf nicht abgesprochene Medikamente. Im Gegenzug verpflichtete sich das Therapeutenteam zur bestmöglichen Durchführung der Therapie und zur Bereitschaft, in Krisensituationen sofort Hilfe zu leisten. Im Fall des Vertragsbruchs sollte die gesamte Behandlung neu überdacht werden.

Ferner wurde mit Frau H. die Durchführung eines Selbstbeobachtungsverfahrens besprochen (Schmerztagebuch), in dem wichtige Schmerzparameter (Häufigkeit, Intensität und Dauer der Schmerzen) aufgezeichnet wurden, aber auch die Durchführung selbstständiger Bewältigungsstrategien und das Auftreten spezifischer Stressoren. Die Aufzeichnungen führte Frau H. kontinuierlich und sorgfältig im gesamten Therapiezeitraum durch. Die Tagebücher zeigten eine tägliche durchschnittlich 70–85 %ige Schmerzbelastung (nummerische Ratingskala mit 0 % = Schmerzfreiheit; 100 % = Ohnmachtsschmerz), mit Zunahme im Tagesverlauf. Zusätzlich traten 2–3-mal wöchentlich halbstündige Attackenschmerzen 95 %iger Stärke auf. Eine ausführliche Besprechung erfolgte im Wochenrückblick zu Beginn jeder Sitzung.

14.7.3 Trainingsphase „Entspannung und Imaginationsübungen"

In den folgenden Therapiewochen (3. – 10. Sitzung) wurden mit Frau H. jeweils unterschiedliche Entspannungsverfahren besprochen, in „Trockenübung" demonstriert und eingeübt (progressive Muskelrelaxation nach Jacobson; nach 5 Sitzungen in der Kurzform; nach 7 Sitzungen Kurzform verknüpft mit den Imaginationsverfahren „Baum" und „Temperatur" nach Basler et al. 1993; 9. und 10. Sitzung Atem-Entspannungstraining). Frau H. erhielt ein Toncassetten-Programm mit der Aufgabe, die Übungen zweimal täglich, später in Kurzform fünfmal pro Tag einzuüben. Die angebotenen Entspannungsverfahren nahm Frau H. mit deutlicher Mitarbeitsbereitschaft an (s. Schmerztagebücher). Bereits nach der 7. Sitzung zeigte sich eine Reduktion der Schmerzstärke auf ca. 50 % (nummerische Ratingskala 0–100). Zur Motivierung wurden schriftliche Informationen über die progressive Muskelrelaxationen sowie ein Informations-Papier für den Umgang mit störenden Nebeneffekten eingesetzt (z. B. Reduzierung konzentrativer Ablenkbarkeit durch Mitzählen der Ein- und Ausatmung).

In die 6. Sitzung brachte Frau H. ergänzend zu ihren Schmerzprotokollen ein selbstgemaltes Ölbild ihres momentanen Befindens mit. Auf diesem Bild stellte sie sich selbst in stehender, gekrümmter Körperposition dar, „umfangen von ihren Schmerzempfindungen wie von einem Wirbelsturm". Das bildhafte Material ermöglichte es, in stärkerem Maß imaginative Wahrnehmungen in der Entspannung nutzbar zu machen (imaginative Umdeutung als warme „Umspülung" des Körpers im Meer). Frau H. wurde angeregt, fortan zu jeder Sitzung ein subjektives Stimmungsbild anzufertigen. In jeder der Folgesitzungen wurde ferner eine als besonders belastend empfundene Körperwahrnehmung in einer Entspannungsübung imaginativ in den positiven Bezugsrahmen einer angenehmen Aktivität gesetzt (z. B. Fußschmerzen *nach dem Tanzen*; Rückenschmerzen *nach dem Schwimmen* usw.). Ferner wurde Frau H. ein kombiniertes Behandlungsvorgehen vorgeschlagen: Während die Triggerpunktinfiltrationen vom Kopfbereich her den Schmerz reduzieren sollten, sollte mittels imaginativer Verfahren der Schmerz von den Füßen in Richtung der Körpermitte verschoben werden. Die Verantwortungsübernahme der Patientin für einen Teilbereich der Behandlung ermöglichte es, die Schmerzempfindungen schrittweise auf den oberen LWS- und HWS-Bereich einzugrenzen. Die Schmerzen wurden zunehmend seltener als stark belastend wahrgenommen und traten meist nur noch nach körperlicher Anstrengung auf. Zusätzlich wurde ein entspannungsvertiefendes Ruhebild gesucht (in Anknüpfung an eine Afrikareise: sanftes Gleiten auf einer Sahara-Sanddüne; Ruhewort: Sahara-Sonne), das zum Aufbau konditionierter Entspannungsreaktionen in die PMR-Übungen integriert wurde.

14.7.4 Aufbau von Aktivitäten und kognitives Training

Die folgende Therapiephase (11. – 18. Therapiewoche) fokussierte zwei Veränderungsziele: den Abbau von Schmerzverhalten durch eine Steigerung angenehmer Aktivitäten sowie die Umstrukturierung schmerzspezifischer Gedankenstrukturen.

Zur Einschätzung der Veränderungsbedürftigkeit der täglichen Aktivitäten zeichnete Frau H. in einem Wochenplan stündlich ihre ausgeübten Tätigkeiten auf (Hautzinger, Stark u. Treiber 1994). Die Piktogramme spiegelten als Baseline ein weitgehend häuslich inaktives Verhalten wider. Bei einer 16-stündigen Tageswachzeit (wöchentlich 112 Stunden) wurde als langfristiges Veränderungsziel eine Aktivitätszeit von ca. 90 Wochenstunden festgelegt. Frau H. erhielt die Aufgabe, täglich eine Stunde Aktivität zu ihrer bisherigen Tätigkeit hinzuzunehmen (steter Zuwachs bis 70 Stunden bei einer Basisaktivität von 20 Stunden/Woche). Zur Erleichterung der Aufgabe wurde eine Liste 280 angenehmer Aktivitäten besprochen und in den folgenden Sitzungen jeweils 7 Aktivitäten zur Umsetzung im häuslichen Alltag ausgewählt. Die Aktivitäten wurden zudem in einer sog. „Ampelübung" mit rot (körperlich belastende Tätigkeit), gelb (belastende, aber trotz Schmerzen durchführbare Aktivität) und grün (angenehm-entspannende Tätigkeit) gekennzeichnet.

Ferner wurde mit Frau H. ein täglich selbstständig durchzuführendes Stretching- und Dehnungsprogramm der LWS- und HWS-Muskulatur besprochen (Svoboda 1992). Nach zeitintensiver Diskussion war sie zudem zur Aufnahme von 10 Krankengymnastik-Terminen zu motivieren (Absprache mit dem Ambulanz-Arzt), geknüpft an die selbst gewünschte Verschreibung von je sechs Fango- und Massagetermine. Weiterhin wurden Frau H. mittels eines Video-Verhaltens-Feedbacks spezielle Schonverhaltensweisen im Gangbild und der Mimik rückgemeldet und der Begriff „Schmerzverhalten" veranschaulicht. Diese zunächst eher unangenehme Konfrontation festigte jedoch ihren Entschluss, zunächst stundenweise auf die Stufenbettlagerungen, insbesondere aber auf Halskrawatte und Stützkorsett, zu verzichten.

Die Folgesitzungen dienten einer Umstrukturierung schmerzspezifischer Gedankenstrukturen. Anhand des „Strukturmodells" (Franke 1984) und des Modells der „Gedankenlawine" (Basler et al. 1993) wurde Frau H. das Zusammenwirken subjektiver Bewertungen in Schmerzsituationen mit der Folge belastender Emotionen und dysfunktionaler Verhaltensweisen (z. B. Rückzug in Passivität) veranschaulicht. Die Patientin begann fortan mit einem täglichen Protokoll ihrer Gedanken in Schmerzsituationen. Diese

Gedanken (z. B. „Ich kriege den Schmerz nicht in den Griff"; „Schmerzen kommen und gehen, wie sie wollen") wurden hinsichtlich ihrer rationalen Begründung, aber auch ihrer Funktionalität für die Bewältigung überprüft (Vorgehen sensu A. T. Beck [vgl. Hautzinger, Stark u. Treiber 1994]). Von Frau H. häufig verwendete Absolutheitsaussagen („Keiner", „Alle" und „Jeder" statt „Manche"; „Immer" und „Nie" statt „Manchmal" oder „Selten") wurden ebenfalls hinterfragt. Andere Gedanken („Die Schmerzen machen mich noch wahnsinnig") wurden mittels paradoxer Übertreibungen bearbeitet. Im Anschluss wurden Kognitionen erarbeitet, die Frau H. in Schmerzsituationen alternativ einsetzen konnte. Zudem sollte sie am Ende der abendlichen Entspannungsübungen alle Momente angenehmen Erlebens des Tages rekapitulieren und aufzeichnen. Durch diese Strategie gelang es Frau H. zunehmend, schmerzinkompatible Kognitionen („Ich bin stärker als der Schmerz") bewusst einzusetzen. Des Weiteren wurden die 12 sog. „irrational beliefs" besprochen, die Ellis (1977) als häufige, störungsspezifische Gedankenstrukturen benennt. Jeder „Belief" („Leiden hat äußere Ursachen, wir haben keinen Einfluss darauf"; „Es ist vorteilhafter, Probleme zu vermeiden, als sich ihnen zu stellen") wurde im Hinblick auf eine Bedeutung für das Denken der Frau H. besprochen. Dies ermöglichte es Frau H., vielfältige dysfunktionale Denkmuster bei sich zu erkennen.

14.7.5 Behandlung der Anfallsschmerzen

Eine Zwischenbilanz nach der 18. Woche dokumentierte: Frau H. war bis zu 7 Stunden täglich aktiv, sie betrieb aktiv (und passiv) Krankengymnastik, hatte mit täglichen, kürzeren Radfahrten begonnen und drei Veranstaltungen ihrer Kirchengemeinde besucht. Es war ihr gelungen, fast völlig auf Halskrawatte und Stufenbettlagerung zu verzichten. In den Tagebüchern zeigte sich eine treppenartige Reduktion der Schmerzstärke auf durchschnittlich ca. 30–40 % (entsprechend einer nummerischen Ratingskala 0–100).

Ihre Situationsanalysen dokumentierten jedoch weiterhin 2–3-mal wöchentlich scheinbar unsystematisch auftretende Schmerzattacken, die stets mit asthmatischen Symptomen einhergingen. Deshalb wurde mit Frau H. eine graduierte Hierarchie der in den letzten 2 Wochen auslösenden Situationen erstellt:

1. Überheizter, stickiger, enger Raum (Arztwartezimmer).
2. Verrauchter Raum (bei Veranstaltungsbesuch).
3. Wetterumschwung.
4. Bevorstehende körperliche Belastung (Gardinen aufhängen).
5. Belastender Brief (Mitteilung des Anwalts).
6. Zu Hause bei/nach körperlichen Belastungen (Einkauf).
7. Unterwegs bei/nach körperlichen Belastungen (Stadtbummel).
8. Allein zu Hause/Niemand erreichbar (Sohn sagt Besuch ab).

Ferner wurde mit der Patientin eine Graduierung der Beschwerden unter Zuhilfenahme einer bei anderen Schmerzpatienten erhobenen Einschätzung typischer Schmerzbeispiele (ergänzt um Atembeispiele) erstellt (Tab. 14.**3**).

Die Kombination der Auslösesituationen mit der Symptomstärke ergab eine Reizhierarchie von 72 Items. In das in 7 Sitzungen durchgeführte Expositionstraining (systematische Desensibilisierung durch imaginative Darbietung der Reizsituationen) wurden erlernte Entspannungstechniken integriert. Jede Situation wurde 3–4-mal für ca. 30 Sekunden durch den Therapeuten verbal vorgegeben, bis Frau H. imaginativ die

Tabelle 14.**3**   Graduierte Einschätzung der Beschwerdereize

Schmerzreiz	Symptomstärke
Leichte, vorübergehende Schmerzen, Hustenreiz, Erkältungsgefühl	10
Leichter Dauerschmerz, latenter Hustenreiz	20
Muskulärer Spannungsschmerz, deutliche Atembehinderung	30
Schmerz wie nach tagelanger Erkältung, Verstopfung der Atemwege	40
Nicht ohne Medikation aushaltbare Schmerzen, keuchende Atmung	50
Tagelanger Druckschmerz wie eine schwere Last auf dem Brustkorb	60
Schmerzendes Engegefühl, Kurzatmigkeit, gerade ohne Notarzt aushaltbar	70
Sich zuziehender Eisenring um den Brustkorb, kurz vor der Ohnmacht	80
Schmerz, der mit dem Leben nicht mehr vereinbar ist, Todesangst	90
Ohnmacht	100

Bewältigung ohne stärkere Beschwerden gelang. Zur Selbstinstruktion wurde das sog. „Meichenbaum-Schema" (Fliegel et al. 1981) vorgestellt: 1. Vorbereitung: z. B. „Ich versuche, mich auf die erlernten Strategien zu konzentrieren"; 2. Begegnung mit dem Schmerz; 3. Umgang mit kritischen Momenten, z. B. „Wenn der Schmerz kommt, mache ich eine Pause"; 4. Instruktionen nach erfolgreicher bzw. 5. erfolgloser Bewältigung, z. B. „Beim nächsten Mal geht es bestimmt besser". Die In-vivo-Erprobung der Bewältigung war Bestandteil der therapeutischen „Hausaufgaben" der Patientin. Während Frau H. bald alle durch äußere Faktoren ausgelösten Situationen gut kontrollieren konnte, blieben Bedingungen mit hoher Schmerzbelastung (> 70 % nummerische Ratingskala) allein und ohne Hilfe weiter unaushaltbar. Zudem traten in kurzem Abstand zwei heftige Anfälle auf: 1. Ausbleiben eines angekündigten Besuchs des Sohnes; 2. Anfall während eines Bades. Hier schien es sinnvoll, eine mehr praktische Hilfe vorzuschlagen: die Anschaffung eines Handys. Frau H. erhielt den Auftrag, dieses nur bei absoluter Notwendigkeit (Anruf in der Klinik) zu benutzen. In die Entspannungsübungen wurde fortan die formelhafte Instruktion „Mit einem Wort – kommt Hilfe sofort" integriert. Die Möglichkeit, im Notfall sofort Hilfe rufen zu können, gab Frau H. zunehmend Sicherheit, schwere Anfälle zu bewältigen. Mit ihrem Einverständnis erfolgten zudem vier Gespräche mit ihrem Sohn, der an einigen Wochenenden zu Besuch kam. Mit ihm wurde vereinbart, in den nächsten Wochen möglichst für seine Mutter erreichbar zu sein (Handy), jedoch bewusst nur Bewältigungsverhalten zu verstärken.

14.7.6   Selbstmanagementerprobung in der Gruppe

Nach halbjähriger Therapie wurde mit Frau H. aufgrund zunehmender Symptomstabilisierung das Therapieende besprochen. Zur weiteren Konsolidierung erhielt sie eine Reihe schriftlicher Verhaltensinstruktionen. Ferner wurde ihre Teilnahme an der 14-tägig stattfindenden Selbsthilfegruppe der Schmerztherapie-Ambulanz vereinbart. Hier durchlief Frau H. ein in Anlehnung an ein Standard-Präventions-Programm (Basler et al. 1991) konzipiertes 15-Wochen-Training, das von zwei ehemaligen Patientinnen koordiniert wurde. Frau H. – selbst nun erfahrene Schmerzpatientin – übernahm wiederholt die rotierende Gruppenleitung und brachte die Rollenspieltechnik, den Einsatz von Verstärkerlisten und Genussregeln in die Gruppe ein. Ihre sprachliche Eloquenz machte ihr den Anschluss an die bestehende Gruppe leicht. Ferner erhielt Frau H. hier Anregungen, weitere soziale Aktivitäten aufzunehmen. Im Rahmen einer Dritte-Welt-Woche ihrer Kirchengemeinde veranstaltete sie eine Ausstellung der Ölbilder ihrer Afrika-Reise. Zudem nahm sie eine halbtägige Arbeit als Hauswirtschafterin in einem Altenheim an.

14.8 Therapeut-Klient-Beziehung

Die zu Therapiebeginn eher durch Ambivalenz und Misstrauen gekennzeichnete Therapiebeziehung gestaltete sich im Behandlungsverlauf zunehmend vertrauensvoller und emotional näher. Während Frau H. den Therapeuten noch in den ersten Sitzungen mit angesammeltem Schriftenmaterial und Befundkopien geradezu überhäufte, reduzierte sich dieses Verhalten deutlich ab etwa der 7. Therapiestunde. Diese Verbesserung beruhte wesentlich darauf, dass Frau H. trotz des bekannten Rentenverfahrens jeder „Beweisnot" ihrer Beschwerden enthoben wurde. Der Psychologe nahm vorrangig die Rolle eines Vermittlers von Therapiestrategien ein, Hauptverantwortliche für den Therapieerfolg wurde Frau H. selbst.

14.9 Medizinisch-psychologische Kooperation

Eine erfolgreiche Schmerzbehandlung wäre ohne die enge Kooperation zwischen dem psychologischen und den ärztlichen Behandlern nicht möglich gewesen. Ohne die Motivationsarbeit des Konsiliararztes und den direkten Zugang zur psychologischen Behandlung noch während der neurologischen Therapie hätte Frau H. vermutlich den Weg in die Schmerztherapie nicht gefunden. Entscheidend für den Interventionserfolg war ebenso die frühe intensive Edukationsarbeit, deren Glaubwürdigkeit durch Beteiligung des gesamtem Teams erhöht wurde. Dabei wurde bewusst zweigleisig verfahren: während die Ärzte Frau H. wiederholt die unzureichende somatische Begründung invasiver Verfahren verdeutlichten, betonte der Psychologe anhand verschiedener Schmerzmodelle („Schmerzgedächtnis", „Multidimensionalität der Schmerzen") stets die „Glaubwürdigkeit" der Beschwerden. Dieses Vorgehen stabilisierte eine tragfähige und vertrauenswürdige Therapiebeziehung.

Im Rahmen der wöchentlichen Arzttermine wurde folgende, eher moderate Medikation eingesetzt: das analgetisch-wirksame Antirheumatikum Katadolon (3-mal 1 Tabl./ Tag); zusätzlich als Bedarfs-Analgetikum: max. 3-mal 2 Tabl. Paracetamol-500. Wegen Unverträglichkeiten wurde Katadolon ab der 12. Woche auf das primär muskelrelaxierende Sirdalud, später auf Rantudil-forte umgestellt. Um übermäßiger Medikation entgegenzuwirken, wurde eine Wochenhöchstdosis von 15 Paracetamol-Tabletten vereinbart. Wöchentlich erfolgten Triggerpunktinfiltrationen (der paravertebralen LWS sowie der Ligg. Intraspinalae L3-L5). Als eigentherapeutische Maßnahme wurde Frau H. im Gebrauch eines TENS-Geräts zur Gegenstimulation schmerzender Körperpartien unterwiesen. Parallel dazu führte der Psychologe eine Edukation über Selbstmedikation (primär: Monopräparate; adjuvante Antidepressiva-Einnahme; Verzicht auf suchterzeugende Medikation, insbesondere Tranquilizer; Erläuterung des WHO-Stufen-Schemas) sowie über spezifische Wirkweisen der TENS-Therapie durch (u. a. Endorphin-Mehrproduktion; spezielle Techniken: Stellatum-TENS). Der Aufbau dieses multimodalen Konzeptes, inkl. der Verordnung von Krankengymnastik, Fango- und Massagetherapie, erfolgte in Absprache des gesamten Teams. Den Erfolg zeigte insbesondere die ab der 18. Sitzung seitens der Patientin akzeptierte Low-dose-Antidepressiva-Medikation.

14.10 Analyse und Bewertung

Im Sinne der definierten Zielvorgaben war die Behandlung des Ganzkörperschmerzes wie auch der Schmerzattacken erfolgreich. In einer 6-Monate-Katamnese (nach Einzeltherapieabschluss) beurteilte Frau H. ihre Zufriedenheit mit der Behandlung als sehr gut. Anfallsschmerzen seien seit ca. vier Monaten nicht mehr aufgetreten, persistiert habe jedoch ein ca. 30%iges Schmerzempfinden in der HWS und unteren LWS. Ihre Stimmung beschrieb Frau H. als stabil und gut (vgl. Allgemeine Depressionsskala: Rohwert = 10, Prozentrang = 51, entspricht einer Reduktion um 13 Prozentrangpunkte). Mit gutem Erfolg führte sie die TENS-Behandlung weiter und, mit allerdings nachlassender Regelmäßigkeit, auch die Entspannungsverfahren. Allgemeine Beschwerden traten zunehmend seltener auf (vgl. Beschwerdeliste BL: Rohwert = 28 [entspricht einer Reduktion um 16 Rohwertpunkte], Stanine = 7). Als positiver Fortschritt ist vor allem zu werten, dass Frau H. nach Aufgabe der Erwartung eines positiven Rentenbescheids eine Halbtagstätigkeit als Hauswirtschafterin ausübt. Ferner besucht sie weiterhin regelmäßig die ambulante Selbsthilfegruppe.

14.11 Fazit

Die Behandlungsstrategie einer angestrebten Senkung des allgemeinen Schmerzniveaus mit nachfolgender Therapie des Anfallsschmerzes erwies sich als erfolgreich. Der Erfolg wird dahingehend ein wenig relativiert, dass sich Frau H. auch weiterhin in ärztlicher Schmerzbehandlung befindet (Termine in sechswöchigem Abstand). Angesichts der Schwere ihrer Erkrankung und der Verhinderung weiterer Chronifizierung (stationäre Folgetherapien; Operationen; Frühinvalidität) ist die Therapie aber als erfolgreich zu werten. Das dokumentierte Therapievorgehen ist zweifellos aufgrund der günstigen Bedingungen der Behandlungseinrichtung (jeweils befinden sich nur ca. 10 Ambulanzpatienten in psychologischer Behandlung) aufwendig und zeitintensiv. In dem dargestellten synergistischen „Mosaik"-Konzept lässt sich die Wirksamkeit einzelner Therapiebausteine zudem nicht isoliert beurteilen. Die empirisch gesicherte Effizienz kombinierter verhaltensmedizinischer Konzepte rechtfertigt jedoch nach Meinung der Autoren ein solches Vorgehen.

15 Operantes Schmerzverhalten: Elternberatung bei einem Mädchen mit Bauchschmerzen

A. Willweber-Strumpf und M. Strumpf

15.1 Zusammenfassung

Dargestellt wird der Fall eines 14-jährigen Mädchens mit einem Gehirntumor, die seit mehr als 2 Jahren über abdominelle Schmerzen klagt. Verschiedene invasive therapeutische Maßnahmen waren bereits ohne Erfolg durchgeführt worden. Die gemeinsam durchgeführte ärztliche und psychologische Anamnese und Untersuchung führten zu der Annahme, dass bei der Patientin ein somatisches Schmerzkorrelat fehlt, also Schmerz ausschließlich auf der Verhaltensseite vorliegt und dieses Schmerzverhalten Ausdruck von Überforderung ist. Eine Verhaltensschulung der Eltern erbrachte schon nach wenigen Sitzungen eine dauerhafte Löschung des Schmerzverhaltens der Tochter. Eine Optimierung der medikamentösen Therapie des Mädchens führte zu einer Verbesserung des Allgemeinzustandes des Kindes.

15.2 Problemstellung

Der Vater der 14-jährigen Katrin kam unangemeldet in unsere Schmerzambulanz und bat wegen seiner Tochter dringend jemanden vom therapeutischen Team sprechen zu können. Er schien angespannt und erschöpft. Als er in einen Behandlungsraum geführt wurde, fing er an zu weinen und brauchte Zeit, sich wieder zu fassen. Er berichtete dann, dass seine Tochter einen Gehirntumor habe und seit mehr als zwei Jahren an unerträglichen Schmerzen leide. Die ganze Familie sei völlig verzweifelt und ein normales Leben sei aufgrund der Schmerzen von Katrin nicht mehr möglich. Es wurde mit dem Vater ein ambulanter Termin für den nächsten Tag vereinbart.

Am darauf folgenden Tag kamen Vater und Mutter gemeinsam mit Katrin in unsere anästhesiologisch geleitete Ambulanz. Dieser Erstkontakt wurde vom Oberarzt und der Psychologin gemeinsam durchgeführt.

15.3 Schmerzanamnese

Katrin verweigerte bei dieser Erstvorstellung nahezu vollständig den Kontakt mit uns. Nach eindringlicher Aufforderung der Eltern war sie zwar bereit, uns zur Begrüßung die Hand zu geben, sprach aber nicht und vermied Blickkontakt. Als sie gemeinsam mit den Eltern in einem Behandlungsraum Platz genommen hatte, legte sie den Kopf auf die rechte Schulter, ließ die Augen geschlossen und reagierte wenn überhaupt nur auf Ansprache der Eltern. Den Eltern war das Verhalten ihrer Tochter offensichtlich peinlich. Sie wurden gebeten, Katrin die Möglichkeit zu geben, sich erst einmal an die Situation zu gewöhnen, und aufgefordert, über die Schmerzen und die Erkrankung ihrer Tochter zu berichten.

15.3.1 Entwicklung der Symptomatik

Die Eltern schilderten, dass sie erstmals vor 6 Jahren – Katrin war damals 8 Jahre alt – bei ihrer Tochter neurologische Ausfälle beobachtet hatten. Es wurde ein suprasellares, pilozytisches Astrozytom der Chiasma- und Hypothalamusregion diagnostiziert. Nachfolgend wurden aufgrund der Tumorprogression 14 neurochirurgische operative Eingriffe und mehrfache interstitielle Bestrahlungen durchgeführt. Die Mutter war während aller stationären Aufenthalte ständig bei ihrer Tochter, der Vater besuchte das Kind, soweit dies seine beruflichen Verpflichtungen zuließen. Die letzte subtotale Tumorresektion wurde im Februar 1994 gemeinsam mit der Revision eines ventrikuloperitonealen Shunts durchgeführt. Seitdem war keine weitere Tumorprogression mehr nachweisbar. (Die letzte MRT-Kontrolle lag zum Zeitpunkt der Erstvorstellung bei uns drei Monate zurück.) Wenige Tage nach dieser Operation habe Katrin, so berichteten die Eltern, angefangen, über Schmerzen im Bereich der Shunt-Narbe am Bauch zu klagen. Sie habe beide Hände auf den Bauch gelegt, habe immer wieder „aua" gesagt und sehr geweint. Beide Eltern waren zu diesem Zeitpunkt im Krankenhaus anwesend. Sie waren sehr erschrocken und in großer Sorge, litten mit ihrer Tochter. Sie waren entsetzt darüber, dass ihre Tochter, nach allem was sie bereits durchgemacht hatte, jetzt auch noch unter solch massiven Schmerzen leiden musste. Nach langen Beruhigungsversuchen mit liebevollem Streicheln, leisem Einreden auf Katrin und Vorsingen von Lieblingsliedern sei Katrin schließlich erschöpft eingeschlafen. Nach diesem Ereignis seien die Schmerzen immer wieder und immer häufiger aufgetreten. (Zitat des Vaters: „Jetzt hatten wir endlich den Tumor im Griff, da überfallen uns die Schmerzen.")

Die Eltern waren der Ansicht, dass Katrin eigentlich ständig unter Schmerzen leide, zusätzlich aber unvorhersehbar in verschiedensten Situationen besonders heftige Schmerzattacken aufträten. Bei diesen sehr heftigen Schmerzen fasse sich Katrin plötzlich an den Bauch, krümme sich und rufe weinend „aua". Solche Schmerzattacken traten nach Angabe der Eltern mehrmals täglich auf. Katrin war nach Aussage der Eltern seit Beginn der Schmerzen deutlich in ihren Aktivitäten eingeschränkt und wachte mindestens einmal pro Nacht wegen dieser Schmerzen unter Tränen auf. Die Eltern hätten deshalb seit eineinhalb Jahren keine Nacht mehr durchgeschlafen. Für die ganze Familie, zu der auch die 17-jährige gesunde ältere Tochter gehört, sei die Schmerzproblematik in den Lebensvordergrund getreten. Dreimal wurde ein Urlaub der Familie im eigenen Ferienhaus an der Ostsee wegen massiver Schmerzen von Katrin abgebrochen.

Während des gesamten Gesprächs war Katrin anwesend, verharrte in der vorher beschriebenen Haltung und zeigte von sich aus überhaupt keine Reaktion.

15.3.2 Vortherapie

Die besorgten Eltern suchten mit Katrin verschiedene Ärzte auf. Medikamentöse Behandlungsversuche, u.a. mit Opioiden wie Fortral, Dolantin und Tramal führten zu einer Sedierung, aber auch zu einer Verschlechterung der Motorik und änderten nichts an der Schmerzsymptomatik. Auch das Verabreichen von Buscopan, Novalgin und Valium blieb ohne Erfolg. Aufgrund der Schmerzen wurde Katrin dreimal operiert. Vor 1 Jahr wurde der Shunt verlegt, einen Monat später und nochmals 5 Monate später wurden Narbenverwachsungen gelöst. Nach jeder Operation sei Katrin zwei Tage schmerzfrei gewesen. Zuletzt war Katrin in Behandlung eines Schmerztherapeuten, der im Bereich der Laparotomienarbe mehr als 100 Infiltrationen mit Lokalanästhetika durchgeführt hatte. Die Eltern hatten den Eindruck, dass diese Infiltrationen die Schmerzen für 1–2 Stunden reduziert hatten, grundlegend habe sich die Symptomatik jedoch nicht gebessert.

15.4 Befunde

15.4.1 Medizinische Befunde

Auffällig ist im Gangbild eine motorische Schwäche des rechten Beines und leichte Koordinationsstörungen. Katrin ist deutlich adipös. Sie wirkt sehr antriebsarm und müde.

Im Lokalbefund zeigt sich im Bereich der Narbe am Bauch keine Allodynie (Schmerzauslösung durch einen Reiz, der normalerweise keinen Schmerz verursacht, z. B. leichte Berührung), keine Hyperästhesie (verstärkte Empfindung auf schmerzhafte und nicht schmerzhafte Reize) und keine Druckschmerzempfindlichkeit. Die ca. 15 cm lange, am Unterbauch quer verlaufende Narbe ist leicht rötlich gefärbt, es finden sich jedoch keine Hinweise für eine gestörte Temperaturregulation an der Haut als Zeichen einer sympathikusbedingten Regulationsstörung. Diese klinischen Befunde weisen darauf hin, dass ein neuropathischer Schmerz aufgrund einer operativ bedingten Nervenläsion ausgeschlossen werden kann. Auch Bewegungen lösen keine Schmerzverstärkungen aus. Andere mögliche Schmerzursachen (z. B. Narbenbruch, Erkrankungen im Bereich intraabdomineller Organe) können durch die bereits ausführlich durchgeführte apparative und klinische Diagnostik ausgeschlossen werden. Die Eltern haben schriftliche Befunden über Röntgen-, CT-, NMR- und Sonographie-Untersuchungen mitgebracht. Ebenso liegen Befunde über gynäkologische, orthopädische, neurologische, urologische und internistische Untersuchungen vor, die nach genauer Durchsicht allesamt hinsichtlich der Bauchschmerzen ohne pathologischen Befund sind.

Katrin erhält zu diesem Zeitpunkt folgende Medikamente als tägliche Dauermedikation: Hydrocortison (Hirndrucksymptomatik), Euthyrox (Hypothyreose), Piracetam (Psychopharmakon bei Hirnleistungsstörungen und hirnorganischen Psychosyndromen), PK Merz (Parkinsonmittel bei extrapyramidalen Störungen), Reactivian (antriebssteigerndes Psychopharmakon) und Nortrilen (Antidepressivum). Bei besonders starken Schmerzattacken wird Novalgin bei Bedarf verabreicht.

15.4.2 Psychologischer Befund

Eine direkte psychologische Untersuchung des Mädchens ist aufgrund der Kontaktverweigerung mit uns nicht möglich. Alle Informationen stützen sich also auf die Befragung der Eltern und der Verhaltensbeobachtung von Eltern und Kind in der Untersuchungssituation.

Die Mutter von Katrin ist gelernte Erzieherin und seit der Geburt der ersten Tochter nicht mehr berufstätig. Der Vater ist selbstständiger Unternehmer mit über 150 Angestellten. Beide Eltern wirken im Gespräch belastet, angespannt und sehr um ihre Tochter besorgt. Der Vater wirkt forsch-dynamisch und hat deutlich höhere Gesprächsanteile. Die Mutter ist sehr ruhig, weint mehrmals still. Das Familienleben wird bis auf kleinere Streitereien als harmonisch beschrieben, jedoch sei es durch die Schmerzen der Tochter jetzt stark belastet. Die ältere Tochter bereitet sich auf ihr Abitur im kommenden Jahr vor. Die Eltern berichten, dass sie prinzipiell sehr verständnisvoll mit der Erkrankung von Katrin umgehen. Sie haben aber Sorge, dass sie sich möglicherweise manchmal vernachlässigt fühle, da Katrin völlig im Vordergrund stehe.

Die Eltern berichten, dass Katrin vor Beginn der Erkrankung ein gesundes, fröhliches Kind gewesen sei. Sie habe sich – im Gegensatz zu der eher ruhigen und besonnenen älteren Schwester – durch Spontaneität, Kreativität und Wagemut ausgezeichnet. Sie sei ein wissbegieriges und fröhliches Mädchen gewesen, das immer gern zur Schule gegangen ist.

Mit der Tumorerkrankung und den vielfachen neurochirurgischen Eingriffen hat sich dann die Hirnleistungsschwäche eingestellt, die sich in verlangsamter Sprache, verlangsamter Handlungsfähigkeit und sehr erschwertem Lernen äußert. Katrin ist seit sechs Jahren nicht mehr zur Schule gegangen. Die Eltern haben alles in ihrer Kraft stehende getan, um unter diesen Bedingungen eine optimale Rehabilitation mit Förderung der intellektuellen und körperlichen Leistungsfähigkeit zu erreichen. Dazu gehören u. a. tägliche Schreib-, Lese-, Rechen- und Malübungen, tägliche Krankengymnastik, tägliche ausgedehnte Spaziergänge, gezielte Übungsaufgaben im Haushalt, mehrfach pro Woche Schwimmen und vieles mehr. Die täglichen Übungen werden fast ausschließlich von der Mutter durchgeführt. Der Vater beschäftigt sich gezielt abends und am Wochenende mit seiner Tochter, nimmt sie mit zu Ausflügen und lässt sie bei handwerklichen Tätigkeiten helfen. Den Eltern ist aufgefallen, dass mit Beginn der Schmerzsymptomatik der Antrieb und auch das Durchhaltevermögen von Katrin bei verschiedensten Tätigkeiten deutlich nachgelassen haben.

Die Eltern werden gebeten, Situationen aus der vergangenen Woche zu schildern, in denen die Schmerzen bei Katrin besonders heftig waren. Einige Situationen werden hier beispielhaft dargestellt:

a) Jede Nacht wacht Katrin ein- oder mehrmals auf. Sie weint dann vor Schmerzen, ruft die Eltern. Vater oder Mutter geht dann zu ihr, legt sich mit auf ihr Bett, massiert den schmerzenden Bauch, bis Katrin wieder eingeschlafen ist.

b) Katrin sitzt schon eine halbe Stunde auf der Toilette und döst vor sich hin. Sie wird von der Mutter aufgefordert, endlich aufzustehen, reagiert aber kaum. Die Mutter nimmt sie bei den Händen und will sie hochziehen. In dem Augenblick fängt Katrin an zu weinen und sich vor Schmerzen den Bauch zu halten.

c) Der Vater macht mit Katrin und dem Hund einen ausgedehnten Spaziergang durch die Felder. Katrin läuft zunächst eine halbe Stunde gut mit, antwortet auf Fragen des Vaters zur Benennung von Bäumen, Getreide usw. Plötzlich bleibt sie stehen, krümmt sich vor Schmerzen und kann nicht mehr weiterlaufen. Der Vater weiß kaum, wie er mit dem weinenden Kind nach Hause kommen soll.

d) Die ganze Familie geht Schwimmen. Katrin planscht im Wasser. Die ältere Schwester macht mit ihr spielerisch „Wettschwimmen", Katrin hat offensichtlich Spaß daran. Als der Vater ihr sagt, sie schwimme ja ganz flott und könne das toll, er wolle jetzt auch mal mit ihr um die Wette schwimmen, überfallen sie die Schmerzen. Sie weint und die ganze Familie muss den Schwimmbadbesuch abbrechen.

Alle Situationen haben zur Folge, dass die Eltern liebevoll bemüht versuchen, Katrin zu trösten und über den Schmerz hinwegzuhelfen.

Während des Gesprächs mit den Eltern sitzt Katrin fast regungslos auf ihrem Stuhl, Augen geschlossen und Kopf auf die rechte Schulter gelehnt. Auf Ansprache unsererseits reagiert sie nicht. Der Vater ist sehr bemüht, uns zu erklären und auch zu demonstrieren, dass seine Tochter sich nicht immer so verhält und durchaus zu intellektuellen Leistungen fähig ist. So unterbricht er mehrfach plötzlich das Gespräch, schnippt dreimal mit den Fingern und ruft zum Beispiel: „Katrin, Katrin, wieviel ist 12 mal 16?" Katrin hebt dann den Kopf, öffnet die Augen, überlegt offensichtlich kurze Zeit und gibt die richtige Antwort. Wenig später lässt sie ihren Kopf mit geschlossenen Augen wieder zur Seite fallen. Ähnliche Denkaufgaben werden mehrmals vorgeführt – Katrin gibt immer die richtigen Antworten.

Nach dem ausführlichen Gespräch soll die körperliche Untersuchung durchgeführt werden. Katrin wird von uns aufgefordert, aufzustehen, zur Untersuchungsliege zu gehen. Ihr wird erklärt, warum das notwendig ist. Katrin reagiert nicht. Als der Vater seine Tochter aktivieren will, werden die Eltern gebeten, sich ganz zurückzuhalten. Wir sprechen Katrin eine Weile ruhig zu, berühren sie leicht an der Hand – weiterhin keine Reaktion. Wir fassen nun Katrin an den Händen und ziehen sie vom Stuhl hoch. Sofort fängt sie an zu weinen und sagt „aua". Auf unsere Fragen, ob und wo sie Schmerzen habe, antwortet sie nicht. Wir führen sie zur Untersuchungsliege, legen sie dort hin. Ohne weiteres Trösten hört sie auf zu weinen und lässt die Untersuchung ohne Klagen oder Schmerzäußerungen über sich ergehen (z.B. Palpation und Auskultation des Bauches zur Verifizierung von Resistenzen und Druckschmerzhaftigkeit). Sie zeigt bei den verschiedenen klinischen Untersuchungen keinerlei Verhalten, das auf Schmerzen deutet. Auf einige Fragen antwortet sie jetzt mit Kopfnicken oder Kopfschütteln. Nach der Untersuchung steht sie freiwillig wieder auf und geht zum Stuhl zurück.

15.4.3 Beurteilung der Befunde

Die Berichte der Eltern, die Beobachtungen während des Erstkontaktes von therapeutischer Seite und das Fehlen eines pathologischen Befundes zur Erklärung der Bauchschmerzen (sowohl bei der klinischen Untersuchung in unserer Schmerzambulanz als auch bei den erschöpfend durchgeführten z.T. invasiven diagnostischen Maßnahmen) führen Arzt und Psychologin nach ausführlicher interner Diskussion zu der Vermutung, dass Katrin subjektiv keine Schmerzen empfindet. Wir haben die Vermutung, dass sie Schmerzverhalten zeigt, wenn sie sich situativ überlastet fühlt, wenn sie Unlust verspürt und Situationen beenden oder vermeiden möchte und wenn sie Zuwendung von den Eltern erfahren will.

Wahrscheinlich hatte sie nach dem letzten neurochirurgischen Eingriff und der Shunt-Revision tatsächlich Schmerzen im Bereich der Operationsnarbe gehabt. Das sehr liebevolle Trösten der besorgt-verzweifelten Eltern kann als positiver Verstärker für Schmerzverhalten gewirkt haben. Das Schmerzverhalten wurde im weiteren Verlauf dann durch operante Verstärkungen aufrechterhalten und in seiner Frequenz erhöht: Immer wenn Katrin Schmerzäußerungen von sich gab, wurde die momentane Situation/Handlung beendet (negative Verstärkung) und/oder sie erhielt Zuwendung durch die Eltern (positive Verstärkung).

Die Antriebsarmut und Schläfrigkeit von Katrin können einerseits durch das hirnorganische Psychosyndrom bedingt sein, andererseits wahrscheinlich teilweise durch die regelmäßige Verabreichung der verschiedenen Psychopharmaka, u.a. auch mit sedierender Wirkung.

Weiterführende medizinische Diagnostik wird von schmerztherapeutischer Seite aus nicht für erforderlich gehalten. Aus allen relevanten medizinischen Fachdisziplinen liegen schriftliche Untersuchungsbefunde vor, die keinen pathologischen Befund im Bereich des Abdomens zeigen. Testpsychologische Untersuchungen, z.B. eine Intelligenztestung, halten wir zum jetzigen Zeitpunkt nicht für aussagekräftig.

15.4.4 Diagnose

Es ist schwierig, die geschilderte Problematik in eine Schmerzdiagnose nach dem ICD-Schlüssel zu fassen. Die mögliche Diagnosen somatoforme Schmerzstörung (F 45.4) oder Entwicklung körperlicher Symptome aus psychischen Gründen (F 68.0) wird bei dem vorliegenden Fall inhaltlich für unzutreffend gehalten.

Statt einer Diagnosekategorie entschließen wir uns daher für folgende Symptombeschreibung: Verdacht auf Schmerzverhalten und -äußerungen bei situativer Überlastung; Nebendiagnosen: Astrozytom; Zustand nach mehrfachen neurochirurgischen Eingriffen; hirnorganisches Psychosyndrom mit Hirnleistungsschwäche; Hypothyreose; cushingoide Adipositas durch Corticoide. Differenzialdiagnostisch wird ein tumorbedingter Schmerz oder tumortherapiebedingter Schmerz in Betracht gezogen

15.5 Ziele der Therapie

Ziele der Therapie entsprechend der Einschätzung der Symptomatik sind:

1. Abbau des Schmerzverhaltens von Katrin.
2. Berücksichtigung von Katrins Leistungsfähigkeit und Bedürfnissen durch die Eltern.
3. Optimierung der medikamentösen Einstellung zur Verbesserung des Allgemeinzustandes.

15.6 Therapieplan

Die Einschätzung der Symptomatik führt zur Indikation folgender therapeutischer Maßnahmen:

1. Verhaltensschulung der Eltern: Die Eltern sollen Informationen über die Lernbedingungen von Verhalten vermittelt werden. In einem weiteren Schritt sollen sie angeleitet werden, Situationen, in den Katrin Schmerzen äußert, genau zu analysieren hinsichtlich vorausgehender Bedingungen und nachfolgender Reaktionen. Schließlich sollen die Eltern lernen, ihr Verhalten Katrin gegenüber zu verändern. Dabei geht es besonders darum, Schmerzäußerungen nicht mehr zu verstärken, Überforderungssituationen frühzeitig zu erkennen, Aufgabenanforderungen an die Leistungsfähigkeit von Katrin anzupassen und Bedürfnisse von Katrin zu berücksichtigen.
2. Reduktion und ggf. Absetzen der diversen Psychopharmaka.

Direkte psychotherapeutische Interventionen bei Katrin halten wir nicht für sinnvoll.

15.7 Therapieverlauf

In einem ausführlichen Gespräch wird den Eltern unsere Annahme, dass Katrin Schmerzen äußert, um für sie unangenehme Situationen zu beenden und um die Zuwendung der Eltern zu erfahren, mitgeteilt und erläutert. Dabei werden ihnen bereits Grundzüge der Lernbedingungen von Verhalten erklärt. Katrin ist dabei nicht anwesend, sie wird der Obhut unserer Sekretärin überlassen. Die verständliche Reaktion der Eltern besteht in

Ungläubigkeit und großer Skepsis. Tun Arzt und Psychologin und auch die Eltern Katrin damit nicht völlig „unrecht" und lassen sie unnötig leiden? Gleichzeitig entstehen bei den Eltern Schuldgefühle bei der Überlegung, welchen unnötigen invasiven therapeutischen Maßnahmen sie ihre Tochter zugeführt haben, falls diese Vermutung tatsächlich stimmt. Ein weiterer kritischer Punkt für die Eltern ist die Erklärung, dass ihr Ziel, Katrin optimal zu fördern, teilweise in Überforderungen mündet und schließlich Auslöser des Schmerzverhaltens sei.

Trotz ihrer Skepsis lassen sich die Eltern auf den therapeutischen Vorschlag ein. Sie wollen versuchen, ihr Verhalten gegenüber Katrin zu ändern, die Bedürfnisse ihrer Tochter genauer erkunden und berücksichtigen. Sie erklären sich einverstanden, bis zum nächsten Termin in einer Woche jede Situation, in der Katrin Schmerzen äußert, genau zu protokollieren (Situationsbeschreibung, Reaktion von Katrin, Reaktion der Eltern). Zusätzlich werden sie gebeten, für eine Woche – quasi als Experiment – zu versuchen, an Katrin keine Leistungsanforderungen zu stellen.

15.7.1 Zweiter Kontakt nach 1 Woche

Die Eltern erscheinen zu diesem Termin fast euphorisch. Sie berichten, dass sie versucht haben, keine Anforderungen an Katrin zu stellen und konnten – ausgenommen das nächtliche Aufwachen – nur drei Situationen protokollieren, in denen Katrin Schmerzverhalten zeigte. Gewöhnlich waren bis zu diesem Zeitpunkt mindestens einmal bis zu zehnmal täglich Schmerzäußerungen aufgetreten. Bei der Analyse der protokollierten kritischen Situationen zeigt sich, dass hier immer Anforderungen an Katrin gestellt worden waren. Dies ist für uns und auch die Eltern ein Beleg für die Hypothese über die Aufrechterhaltung der geäußerten Schmerzen.

Hinsichtlich des nächtlichen Aufwachens haben die Eltern bereits ohne explizite Anleitung selbst Konsequenzen gezogen. Sie haben sich nicht mehr zu Katrin ins Bett gelegt und ihr den Bauch massiert, bis sie wieder eingeschlafen ist. Die Mutter oder der Vater ist zwar bei nächtlichem Weinen zu ihr hingegangen, hat sie dann aber angeregt, sich selbst den Bauch zu massieren und sich dann zum Schlafen auf die andere Seite zu drehen. Danach hat sie/er den Raum verlassen. Die Eltern haben verblüfft festgestellt, dass Katrin danach ruhig eingeschlafen ist.

Als neue Hausaufgabe wird mit den Eltern besprochen, dass sie jetzt bei Aufgaben und Anforderungen, die sie an Katrin stellen (z. B. Tischdecken, Aufräumen, Lesenüben, tägliche Krankengymnastik), sie immer wieder auffordern laut zu sagen, wenn sie aufhören möchte. Falls Schmerzäußerungen auftreten, sollen die Eltern nicht darauf eingehen, sondern Katrin wieder genau fragen, was sie will oder nicht will. Entsprechende Protokollierungen werden besprochen.

Von medizinischer Seite aus wird mit den Eltern bei diesem Kontakt eine erste Reduktion der Psychopharmaka besprochen.

15.7.2 Kontakt 3 bis 5

Bei diesen Kontakten werden weiter genaue Verhaltensanalysen von Katrin und den Eltern anhand verschiedener Beispielsituationen durchgeführt und entsprechende Möglichkeiten der Verhaltensänderungen mit den Eltern besprochen. Die Eltern sind nun selbst davon überzeugt, dass Katrin nur dann Schmerzäußerungen zeigt, wenn sie zu etwas gezwungen wird.

Eine häufig auftretende Situation ist, dass Katrin aus dem Auto aussteigen soll, wenn sie zu Hause angekommen sind, sie das aber nicht will. Das Bestehen der Eltern auf das Aussteigen führt bei Katrin zum Weinen und zu Schmerzäußerungen. Für einen solchen Fall haben die Eltern beschlossen, sie einfach im Auto bis zu einer halben Stunde sitzen zu lassen, während der Rest der Familie bereits ins Haus geht. Es zeigt sich, dass sie innerhalb einer halben Stunde häufig von selbst aussteigt. Tut sie es nicht, holen Vater oder Mutter sie aus dem Auto heraus. Das dann auftretende Weinen und die Schmerzäußerungen werden ignoriert, obwohl dies den Eltern sehr schwer fällt. Sie stellen jedoch fest, dass Katrin sich nach kurzer Zeit wieder beruhigt. Nachdem die Eltern dies so mehrere Male durchgeführt haben, steigt Katrin freiwillig, wenn auch öfters mit Verzögerung, aus dem Auto aus.

Die Anleitung der Eltern, Katrin in Anforderungssituationen unabhängig von Schmerzäußerungen immer wieder zu fragen, was sie will bzw. nicht will, lässt die Eltern schnell ein besseres Gefühl für die Bedürfnisse, aber auch die Überforderungen von Katrin entwickeln. Sie stellen zum Beispiel fest, dass Katrin bei den täglichen Leseübungen spätestens nach 15 Minuten anfängt über Schmerzen zu klagen. Es wird gemeinsam besprochen, dass Katrins Konzentrations- und Leistungsvermögen nach 15 Minuten wahrscheinlich erschöpft sind und zu dieser Reaktion führt. Die Begrenzung der Leseübungen auf maximal 10 Minuten, dafür aber zwei- bis mehrmals täglich, abhängig davon, ob Katrin dazu Lust hat, lässt Schmerzäußerungen beim Lesen nicht mehr auftreten.

Katrin schläft mittlerweile die meisten Nächte durch.

Innerhalb von vier Wochen werden alle Psychopharmaka ausgeschlichen. Katrin erhält jetzt nur noch Hydrocortison aufgrund der Hirndrucksymptomatik und Euthyrox aufgrund der Hypothyreose. Die Eltern berichten, dass sie jetzt deutlich wacher, aktiver und fröhlicher sei. Auch von sich aus nehme sie jetzt Aktivitäten auf und reagiere nicht nur auf Aufforderung der Eltern.

Die Eltern sind über diesen schnellen Therapieerfolg erstaunt und dankbar. Trotzdem bleiben Zweifel, ob sie wirklich das Richtige tun. Sie äußern die Besorgnis, dass Katrin jetzt möglicherweise mehr leiden muss, weil die Eltern nicht mehr auf Schmerzen eingehen. In dieser Situation treten vermehrt die Ängste der Eltern bezüglich einer Tumorprogression und der vermutlich begrenzten Lebenserwartung von Katrin in den Vordergrund. Gleichzeitig wird für die Eltern die invasive Vortherapie der Schmerzen mit drei Operationen, diversen Analgetika und Psychopharmaka und über 100 Infiltrationen, für die sie sich verantwortlich fühlen, eine große emotionale Belastung.

15.7.3   Kontakt 6 bis 10

Bei diesen Kontakten werden keine verhaltenstherapeutischen Interventionen mehr vorgenommen. Schmerzverhalten von Katrin tritt jetzt kaum noch auf. Es finden Gespräche zur Unterstützung und zur Bewältigung der emotionalen Belastungen der Eltern statt.

15.7.4   Therapieabschluss

Nach 10 Sitzungen wird die Therapie im Einverständnis mit den Eltern beendet. Katrin ist zu allen Terminen mit in die Ambulanz gekommen. Sie wurde von Arzt und Psychologin immer begrüßt und es wurde kurz mit ihr gesprochen. Dabei kann auch von den Therapeuten die von den Eltern berichtete Veränderung im Wachheitsgrad und im Antrieb beobachtet werden. Während der therapeutischen Gespräche mit den Eltern war sie nie anwesend. Sie musste im Laufe der Zeit nicht mehr von der Sekretärin beaufsichtigt werden, sondern wartete mit Walkman oder Malutensilien vor der Tür. Gelegentlich kaufte sie sich allein Eis am Kiosk.

Bei der körperlichen Abschlussuntersuchung zeigt sich wie erwartet ein unveränderter körperlicher Befund. Auffällig ist jedoch auch hier die verbesserte Wachheit und Kommunikationsbereitschaft. Es wurde mit den Eltern verabredet, dass sie sich jederzeit wieder melden können, sollte eine Zustandsverschlechterung bei Katrin auftreten.

15.7.5 Katamnese nach einem Jahr

Der Zustand von Katrin ist unverändert stabil. Schmerzäußerungen treten nach wie vor äußerst selten auf. Die Familie hat seit drei Jahren wieder einen gemeinsamen dreiwöchigen Urlaub ohne vorzeitigen Abbruch verbracht. Die Mutter hat sich zusätzlich erstmalig seit Beginn der Tumorerkrankung einen einwöchigen Urlaub ohne die Familie „geleistet". Seit 6 Wochen besucht Katrin eine Klasse für geistig behinderte Jugendliche an einer Waldorfschule, zunächst für 2 Stunden am Tag. Die Eltern haben sich nach der Besichtigung verschiedener möglicher Schulen für Katrin für diese entschieden, da ihnen das pädagogische Konzept und die individuellen Förderungsmöglichkeiten dort am besten zusagten. Da die Schule ca. 40 km vom Wohnort entfernt liegt, fährt die Mutter sie täglich hin, wartet dort, um ihre Tochter dann wieder zurückzufahren. Die Integration von Katrin in die Klasse von 12 Kindern verlief problemlos. Die Eltern berichten, dass sie nach Aussage der Lehrerin kontaktfreudig sei und sich entsprechend ihren Möglichkeiten gut am Unterricht beteilige. Allerdings ist es in den ersten zwei Wochen mehrmals wieder zu Schmerzäußerungen gekommen, als die Mutter Katrin anhielt, ihre Hausaufgaben für die Schule zu machen. Der Einsatz der gelernten Strategien von der Mutter hat jedoch schnell wieder zu einem Abbau dieses Verhaltens geführt. Die letzte Tumornachsorge-Untersuchung zeigte zur Erleichterung der Eltern keine Tumorprogression. Die emotionale Belastung der Familie durch die Tumorerkrankung und die Zukunftsängste sind jedoch weiterhin vorhanden.

15.8 Therapeut-Klient-Beziehung

In dem vorliegenden Fall war Katrin, die als Patientin in der Schmerzambulanz vorgestellt wurde, nicht Klientin, mit der die direkten Interventionen stattfanden. Die Eltern als Klienten waren hoch motiviert in der Therapie. Sie führten diszipliniert die aufgetragenen Protokolle und setzten besprochene Strategien zuverlässig um. Teilweise entwickelten die Eltern sogar ohne explizite Anleitung neue Strategien im Umgang mit ihrer Tochter und besprachen diese dann in den Therapiesitzungen. Ihre Skepsis und Bedenken haben die Eltern mehrfach offen geäußert, sodass diese in den Therapiesitzungen sofort besprochen werden konnten. Komplikationen in der Therapie durch versteckte emotionale Widerstände traten so erst gar nicht auf. Die Offenheit und die hohe Motivation der Eltern haben die therapeutischen Interventionen wesentlich erleichtert und damit zu dem schnellen Therapieerfolg entscheidend beigetragen.

15.9   Psychologisch-medizinische Kooperation

Die enge Kooperation zwischen Arzt und Psychologin hatte in diesem Fall bereits mit dem gemeinsam durchgeführten Erstkontakt begonnen. Die gemeinsame Anamnese, die Beobachtung der Interaktionen der Eltern mit ihrer Tochter durch zwei Personen, die Möglichkeit der Psychologin zur Verhaltensbeobachtung vor und während der körperlichen Untersuchung, die unmittelbare Verfügbarkeit der medizinischen Bewertung der aktuellen und früheren Befunde sowie der psychologischen Einschätzung haben eine konsensuelle Schlussfolgerung über die aufrechterhaltenden Bedingungen des Schmerzverhaltens erheblich erleichtert. Für die Eltern war es aufgrund des gemeinsamen Vorgehens leichter, die nicht vorhandene Somatogenese der Symptome zu akzeptieren. Die „Hürde", sich auf eine überwiegend psychologisch fundierte Intervention einzulassen, war dadurch sehr viel niedriger. Die Reduktion und das Absetzen der Psychopharmaka wurden von ärztlicher Seite durchgeführt und im Detail geplant. Bei entsprechender Terminkoordination wurde diese mit den Eltern jeweils vor oder nach dem psychologischen Termin besprochen. Durch die Terminkoordination konnten zwischen Arzt und Psychologin wichtige Informationen sofort ausgetauscht werden. Die Eltern haben mehrfach betont, dass ihnen die sichtbare Kooperation zwischen Arzt und Psychologin Sicherheit und Vertrauen gegeben habe.

15.10   Analyse und Bewertung

Dem Leser dieses Fallberichts mag es so vorkommen, dass die Beurteilung der geschilderten Symptomatik und das daraus abgeleitete Vorgehen plausibel und folgerichtig waren. Aus heutiger Sicht erscheint uns dies auch so. Allerdings sind uns die anfänglichen Zweifel hinsichtlich der Diagnose und die Sorge, möglicherweise etwas übersehen zu haben, Zusammenhänge nicht richtig erkannt zu haben oder nicht genug Ideen hinsichtlich einer Differenzialdiagnostik entwickelt zu haben, noch deutlich in Erinnerung. Bei einem schwer kranken Mädchen mit einem Gehirntumor eine Psychogenese der Schmerzen oder besser des gezeigten Schmerzverhaltens zu postulieren, hat auch die Therapeuten selbst verunsichert und zu mehreren reflektiven Gesprächen geführt.

Umso erfreulicher und beruhigender war es, wie schnell die therapeutischen Interventionen griffen. Das Problem, das die Eltern in die Schmerzambulanz geführt hatte, war schon nach 4 Wochen kaum noch vorhanden. Gegen diesen schnellen Erfolg hatten eigentlich die lange und negative medizinische Vorgeschichte und die Vielzahl der invasiven Therapieversuche gesprochen. Auch die zunächst große Skepsis der Eltern und ihre verständlicherweise sehr ausgeprägte emotionale Verwobenheit in das Geschehen schienen zunächst eher nachteilige Vorbedingungen zu sein. Eine gute Voraussetzung für den Therapieerfolg war sicherlich die schnelle Bereitschaft der Eltern, sich trotz allem auf das „Experiment" einer Verhaltensänderung einzulassen. Auch ihre gute und schnelle Auffassung von dem, was an Veränderungen von ihnen gefordert war, sowie ihre Selbstdisziplin bei der Durchführung waren wesentliche Voraussetzungen des Erfolgs.

15.11 Kommentar

Tumorpatienten mit Schmerzen erhalten häufig eine völlig unzureichende analgetische Therapie. Dies trifft besonders auch auf Kinder mit Tumorerkrankungen zu. In dem vorliegenden Fall haben wir genau das Gegenteil erlebt. Die Schmerzäußerungen von Katrin wurden von verschiedenen Behandlern ernst genommen, aber einseitig somatisch betrachtet. Dies hat invasive Therapieversuche und den Einsatz verschiedenster Medikamente bis hin zu Opioide nach sich gezogen. Glücklicherweise haben sich keine dauerhaften iatrogenen Schädigungen ergeben. Die durch die Psychopharmaka hervorgerufene extreme Schläfrigkeit und die Antriebslosigkeit waren reversibel. Ziel dieser Darstellung ist keineswegs die uns nicht zustehende Verurteilung der Vorbehandler. Vielmehr verdeutlicht dieser Fall die Notwendigkeit einer sehr genauen und interdisziplinären Schmerzanalyse. Diese beinhaltet eine detaillierte Schmerzanamnese, genaue Beobachtung und die integrative Betrachtung physischer, psychischer und sozialer Anteile am Schmerzgeschehen. Eine konstruktive Zusammenarbeit zwischen Ärzten und Psychologen ist Voraussetzung dafür. Diese erfordert nicht nur eine gemeinsame konzeptuelle Grundlage, sondern auch viel Zeit. Im besten Fall, wie diesem, lohnt sich dieser Zeitaufwand für den Patienten, für die Bezugspersonen und sicherlich auch für die Kostenträger des Gesundheitssystems.

16 Kopfschmerz vom Spannungstyp: Vom Biofeedback zur Paartherapie

W.-D. Gerber

16.1 Zusammenfassung

Berichtet wird über eine 36-jährige Frau, die seit 4 Jahren unter chronisch-redizivieren-den Kopfschmerzen vom Spannungstyp leidet. Die Patientin litt zudem zwischen dem 20. bis zum 30. Lebensjahr unter einer menstruellen Migräne. Beim Aufnahmegepräch wirkte die Patientin subdepressiv, angespannt-nervös und eher klagend. Ihre psychosoziale Situation stellte sie allerdings als völlig problemlos dar. Im weiteren Verlauf der systematischen Verhaltensanalyse wurden erhebliche persönliche und partnerschaftliche Probleme deutlich. Im Vordergrund stand eine sexuelle Problematik. Die Patientin fühlte sich von ihrem Ehemann bedrängt, obwohl er andererseits auch wiederum verständnisvoll und liebevoll mit ihr umginge. Sie selbst beschrieb sich als „Durchhalteper-sönlichkeit", „kämpferisch" und „sensibel". In der Verhaltensanalyse dominierten zahlreiche irrationalen Kognitionen, wie z.B. „Ich muss immer erfolgreich sein, meine Pflicht erfüllen". Durch den chronischen Kopfschmerz war sie in ihrem beruflichen und familiären Alltag deutlich eingeschränkt. In den letzten 6 Monaten vor Therapiebeginn nahm die Patientin täglich Schmerzmittel ein, sodass der Verdacht eines Schmerzmittelmissbrauchs bestand. Ein schmerzmittelbedingter Dauerkopfschmerz lag jedoch nicht vor. Neben einem multidimensionalen Therapieprogramm (Entspannungstechniken, Biofeedback, Stressbewältigungstraining) wurde auch eine verhaltensorientierte Paartherapie durchgeführt, da es Hinweise auf einen funktionalen Zusammenhang zwischen dem Auftreten des Kopfschmerzes und der partnerschaftlichen Konflikte gab. Im Verlauf der Therapie verstärkten sich die Kopfschmerzen in den ersten Wochen zunächst und nahmen dann sukzessiv ab. Nach 6 Monaten Therapie war die Schmerzintensität durchschnittlich von 7 auf 2 abgesunken (Skala 0 bis 10). Nach 9 Monaten hatte die Patientin nur noch an 2 Tagen des Monats Kopfschmerzen. In kleinen Schritten erlernte sie (auch in sexueller Hinsicht) ein genussorientiertes Verhalten.

16.2 Problemstellung

16.2.1 Rahmenbedingungen der Therapie

Die Patientin stellte sich in der verhaltensmedizinischen Ambulanz des Zentrums für Nervenheilkunde auf Empfehlung eines niedergelassenen Neurologen vor. In Kooperation mit der neurologischen Klinik der Universität Kiel wurde eine weiterführende neurologische Diagnostik und Abklärung durchgeführt.

16.2.2 Erste Orientierung über die Problematik

Nach einer neurologischen Abklärung zum Ausschluss eines zerebralen Prozesses und möglichen Hirntraumafolgen war ein Jahr nach dem ersten Auftreten der Kopfschmerzerkrankung von einem Neurologen die Verdachtsdiagnose „vasomotorischer Kopfschmerz" gestellt worden.

16.2.3 Lebensgeschichtliche Entwicklung (Biographie)

Die soziale Situation der Patientin gestaltet sich wie folgt. Frau V. (36 Jahre) ist seit sieben Jahren verheiratet und hat eine fünfjährige Tochter. Sie arbeitet 30 Stunden in der Woche in ihrem Beruf als Finanzbeamtin. Der Ehemann promoviert zur Zeit als Physiker und arbeitet zusätzlich bei einer Firma im Computerbereich. Die Patientin ist Einzelkind. Die Schwangerschaft sei nach Angaben der Mutter normal verlaufen, die Eltern hätten sich sehr auf ihr Kind gefreut. Insgesamt beschrieb sie ihre Kindheit als glücklich, sie habe allerdings unter den immer wiederkehrenden Krankenhausaufenthalten ihrer Mutter gelitten und daher auch gelegentlich Ängste gehabt. In den ängstlichen Phasen habe sie am Daumen gelutscht und Nägel gekaut.

Ihren Vater beschreibt die Patientin als eher ruhig und tolerant, sie habe immer ein gutes Verhältnis zu ihm gehabt und auch ihre schwerwiegenderen Probleme mit ihm besprochen. Ihre Mutter habe sie oft schonen wollen, da diese häufig krank war und sie nicht belasten wollte. Die Mutter sei ein liebevoller und eher ängstlicher Mensch gewesen, trotz der Krankheiten aber meist fröhlich und beherrscht. Die Atmosphäre zu Hause sei harmonisch gewesen, sie könnte sich nicht erinnern, dass ihre Eltern einmal gestritten hätten.

Die Patientin hat sich auch in der Schule wohl gefühlt und guten Kontakt zu ihren Mitschülern gehabt. Frau V. berichtet weiter, sie sei ein lebhaftes Kind gewesen. Auch die Gymnasialzeit sei unproblematisch verlaufen, sie habe immer einige Freundschaften gehabt, allerdings nicht so schnell neue Freundschaften schließen können. Mit 15 Jahren habe sie erstmals einen Freund gehabt, der Mitglied in einer streng religiösen Gemeinschaft gewesen sei. Von daher sei auf sexueller Ebene außer Petting nichts zwischen ihnen passiert. Der Freund habe dies aber seiner Religionsgemeinschaft „gebeichtet" und sie sei „quasi als Verführerin an den Pranger gestellt worden".

Mit 19 Jahren habe sie die Schule mit dem Abitur abgeschlossen und mit dem Studium der Wirtschafts- und Finanzwissenschaft begonnen. Nach dem Studium sei sie beim Finanzamt eingestellt worden. Seit nunmehr zwölf Jahren kenne sie ihren jetzigen Ehemann. Sie habe ihn in einer Hundeschule kennengelernt. Die Initiative sei von ihr ausgegangen und sie seien recht schnell „ein Paar" geworden. Die Patientin hat vor sieben Jahren geheiratet und vor fünf Jahren ihre Tochter bekommen. Diese sei ein Wunschkind gewesen. Da sie selbst eine sichere Arbeitsstelle habe und ihr Mann noch promoviere, sei es klar gewesen, dass sie weiter arbeiten würde. Sie hätten beide offen darüber gesprochen, dass dies wohl auch in Zukunft so bleiben werde, da er in seinem Beruf kaum Chancen habe und sie sich einig seien, von ihrem Wohnort nicht wegzuziehen.

16.3   Problemanalyse

16.3.1   Symptomatik

Die Patientin berichtet seit vier Jahren unter häufigen Kopfschmerzen zu leiden. Als Lokalisation gibt sie die Stirn über den Augen an. Der Schmerzgefühl sei drückend, ringförmig und helmartig. Nach ihrer Erinnerung habe es unmittelbar am Tage nach Silvester angefangen und seitdem seien keine längere Zeiten ohne Kopfschmerzen aufgetreten. Im ersten Jahr habe sie ca. 10 Tage pro Monat, jetzt nahezu jeden zweiten Tag Kopfschmerzen. Die Intensität der Schmerzen schwanken auf einer 10-stufigen Skala zwischen 4 und 8. Zudem leide sie unter innerer Unruhe, Anspannung und Schlafstörungen. Die Patientin betreibt seit 6 Monaten einen, wie sie es nennt, „prophylaktischen" Analgetikaabusus (4–5 Tbl. Thomapyrin pro Tag). Sie nimmt auch dann Schmerzmittel ein, wenn sie morgens keine Kopfschmerzen hat, um deren Auftreten zu verhindern.

Der Schmerz breite sich beidseits von der Stirn über den ganzen Kopf aus. Sie erwache an Kopfschmerztagen morgens bereits mit einem Druckgefühl im Kopf auf. Im Verlauf des Tages entwickele sich zunehmend stärker werdend ein unerträglicher Schmerz. Wärme tue ihr gut. So könne sie mit Rotlicht oder Saunabesuchen gelegentlich den Schmerz reduzieren.

Vor ihrer Schwangerschaft habe sie ungefähr vom 20. bis zum 30. Lebensjahr unter einer zyklusabhängigen Migräne gelitten. Diese habe jedoch in der Zwischenzeit aufgehört. Die geschilderten Kopfschmerzen beeinträchtigen die Patientin nach eigenen Angaben sehr, da sie einen sehr anstrengenden Alltag habe, in dem sie sowohl dem Beruf, ihrer Tochter und den Anforderungen des Haushalts gerecht werden müsse. Dies sei ihr bei besonders starken Kopfschmerzen nicht oder kaum möglich. Es falle ihr aber schwer, sich von Anforderungen abzugrenzen und einmal „nein" zu sagen. Manchmal fühle sie sich völlig erschöpft und mutlos. Sie bemühe sich, andere nicht merken zu lassen, dass sie Kopfschmerzen habe. Ihr Ehemann unterstütze sie zwar, wäre in letzter Zeit auch „genervt".

Im letzten halben Jahr habe sie aufgrund der Kopfschmerzen, wie sie sagt, auch Schwierigkeiten, sich von ihrem Mann „anfassen" zu lassen. Mittlerweile würde sie fast jeden sexuellen Kontakt mit ihm vermeiden.

16.3.2   Vorausgehende/nachfolgende Bedingungen

Für die Patientin steht der Kopfschmerz im Vordergrund des Leidens, der nach ihren Angaben mit einem Gefühl der starken Anspannung der Kopf- und Nackenmuskulatur einhergeht. Frau V. kann psychische Faktoren als spezifische Auslöser bzw. einflussnehmende Faktoren benennen. Eine typische Situation, in der der Kopfschmerz stärker wird, bezieht sich auf Anforderungen von für sie wichtigen Menschen, insbesondere ihres Ehemannes. Besonders das Gefühl, dass ihr Mann mit ihr gern sexuell verkehren möchte, erhöhe ihre Schmerzempfindung.

Weiterhin gibt Frau V. an, dass das morgendliche Druckgefühl nach einigen Stunden Arbeit am Schreibtisch stärker wird. Dies gilt vor allem dann, wenn sie wenig Möglichkeit hat, ihre Sitzposition zu verändern. Muskuläre Verspannungen liessen sich durch eine EMG-Untersuchung bestätigen.

Frau V. schildert weiterhin eine starke Selbstüberforderung. Sie beschreibt Gedanken wie: „Nach der Arbeit muss ich noch dies und jenes erledigen", „Ich muss mehr Zeit mit meiner Tochter verbringen", „Ich muss alles gut schaffen". Auf der emotionalen Ebene beschreibt sie ein Gefühl, ständig unter Druck zu stehen. Oft merke sie allerdings nicht, dass sie unter Druck gearbeitet habe, sondern spüre die Erschöpfung erst im Nachhinein. Manchmal sei sie hilflos und traurig.

Bisher habe sie jedoch niemals ihre Arbeit aufgrund der Kopfschmerzen abgebrochen. Sie versuche auch zu Hause alle anliegenden Arbeiten zu erledigen. Oftmals fühle sie sich dann jedoch so erschöpft, dass sie andere Unternehmungen absage. Ihr Mann versuche sie zu entlasten. Obwohl sie selten über ihre Kopfschmerzen berichtet, sähe ihr Mann ihr die Schmerzen an. Eine weitere Konsequenz der Kopfschmerzen sei die Tatsache, dass sie kaum noch sexuellen Kontakt mit ihrem Mann anstrebe. Dies belaste die Beziehung sehr stark.

16.3.3 Kompetenzen/Ressourcen

Frau V. zeigte im Erstgespräch kaum eigene Ressourcen zur Bewältigung der Schmerzsymptomatik. Sie wirkte klagend, verließ sich fast ausschließlich auf Schmerzmittel. Die Patientin zeigte eine deutliche medizinische Kausalattribution. So nahm sie an, dass ihre Kopfschmerzen in erster Linie auf eine Schädigung ihrer Wirbelsäule zurückgeführt werden können. Sie wurde in dieser Annahme von einem Orthopäden unterstützt, der eine degenerative Schädigung an der Halswirbelsäule diagnostiziert hatte. Stress als mögliche Ursache ihrer Beschwerden wurden von ihr spontan negiert. Sie schilderte insgesamt ein überaus harmonisches berufliches und familiäres Setting.

16.3.4 Motivation

Zu Beginn der Behandlung war die Behandlungsmotivation der Patientin vorwiegend durch die Kopfschmerzsymptomatik bestimmt. Sätze, wie „Ich tu alles, was Sie wollen, wenn nur der Kopfschmerz besser wird" oder „Geben Sie mir möglichst ein Medikament, dass mir die Kopfschmerzen wegnimmt", zeigen aber auch ihre ausschließlich medizinische Kontrollattribution, die sich auch in dem Fragebogen AFM (nach Gerber 1986) bestätigte.

16.3.5 Problemgenese

Aus den bisher bekannten Fakten ergibt sich ein im Folgenden beschriebenes Genesemodell.

Die Patientin lernte über operante Lernmechanismen schon in der frühen Kindheit auf ihre Mutter, die häufig krank war, Rücksicht zu nehmen. So wurde sie für rücksichtsvolles und helfendes Verhalten durchgend verstärkt. Die Wahrnehmung eigener Bedürfnisse oder sogar deren Durchsetzung gegen den Willen anderer Personen (speziell der Eltern) gehörte nicht zum erwünschten Verhalten. Die Patientin lernte nicht, auf ihren Körper zu achten und z. B. Reaktionen wie Anspannung frühzeitig zu erkennen. Hierzu gehörte eigenes Unwohlsein, negative Reaktionen des Körpers bei Überforderung auszublenden, sodass ein Wahrnehmungsdefizit entsteht. Im Zusammenhang mit einer deutlichen Leistungsorientierung bildete sich bei Frau V. die Überzeugung aus, dass sie für sie wichtige Menschen immer perfekt sorgen müsse, auch weit über eigene Belastungsgrenzen hinaus.

Die von der Mutter vorgelebte „Fröhlichkeit" trotz Krankheit war und ist für Frau V. ein Modell zum Umgang mit Schmerzen oder Erkrankung (Modelllernen). Durch operante Faktoren (Rückmeldung im sozialen Bereich für ihre Hilfe) wird das selbstüberfordernde Verhalten aufrechterhalten. So erlebt die Patientin die Bewunderung der Umwelt (Freunde, Kollegen) dafür, dass sie „alles" (Familie, Haushalt, Beruf) so gut bewältige und dies ist ihr äußerst wichtig. Ein besonders einschneidendes Lebensereignis war die Bloßstellung der Patientin als „sexuelle Verführerin" durch eine religiöse Glaubensgemeinschaft. Die Patientin schilderte dieses Erleben als traumatisierend. Sie habe von diesem Zeitpunkt an ein gestörtes Verhältnis zur eigenen Sexualität und dem Umgang mit Männern gehabt. Infolgedessen kam es in der Partnerschaft zu einem Ambivalenzkonflikt. Einerseits wollte sie aufgrund ihres starken Harmoniestrebens auch den sexuellen Wünschen ihres Mannes genügen, gleichzeitig empfand sie eine starke Aversion. Dies führte möglicherweise zu einer starken muskulären Anspannung auf dem Hintergrund einer zurückliegenden Schmerzvorgeschichte und -erfahrung. Aufgrund des Kopfschmerzes konnte Frau V. häufig den sexuellen Kontakt vermeiden, sodass durch diesen Teufelskreis die Kopfschmerzsymptomatik chronifiziert und zunehmend stärker wurde.

16.4 Befunde

16.4.1 Diagnose

Bei der Patientin liegt ein chronischer Kopfschmerz vom Spannungstyp mit Beteiligung der perikranialen Muskulatur (ICD-10 G 44.22, siehe auch Klassifikation der International Headache Society 1988) vor. Zudem besteht bei der Patientin eine Neurasthenie (ICD-10 F 48.0), Missbrauch von Analgetika (ICD-10 F 55.2) sowie eine sexuelle Beziehungsstörung (ICD-10 F 66.2).

16.4.2 Psychischer Befund

Frau V. ist im Gespräch freundlich zugewandt und gut in der Lage ihre Beschwerden zu schildern. Bei der Schilderung der Symptomatik wirkt sie phasenweise sehr bedrückt. Das Ausmaß der Beeinträchtigung im Alltag wird auch in der Gesprächssituation deutlich. Es ergaben sich keine Hinweise auf formale oder inhaltliche Denkstörungen, die Verbalisierungsfähigkeit ist entsprechend ihrem Intelligenzniveau gut. Der Affekt ist situationsangemessen.

16.4.3 Somatischer Befund

Die neurologische Untersuchung erfolgte zum Ausschluss eines zerebralen Prozesses und möglicher Hirntraumafolgen infolge von insgesamt 6 Gehirnerschütterungen im Laufe des Lebens der Patientin.

Neurologisch ergab sich kein auffälliger Befund. Im EEG zeigte sich eine vermehrte Beta-Aktivität, die von neurologischer Seite als Folge eines Analgetikaabusus gewertet wurde. Im Übrigen ist Frau V. neurologisch ohne Befund. In der kranialen Computertomographie ergab sich eine mäßiggradige Pneumatisierung im Bereich der Pyramiden sowie eine regelrechte Darstellung des Dorsum sellae. Es fanden sich keine umschriebene oder allgemeine Vergröberung der Hirnoberfläche, keine pathologische Dichtevermehrung und kein Anhalt für eine zerebrale Raumforderung oder Hirntraumafolgen. Die kieferorthopädische Abklärung erbrachte keine Hinweise auf das Vorliegen einer Myoarthropathie oder eines atypischen Gesichtsschmerzes.

16.4.5 Psychophysiologischer Befund

Bei Frau V. wurde eine psychophysiologische Untersuchung durchgeführt, die sich auf die Reagibilität der Mm. trapezius, temporalis und masseter sowie frontalis bezog. Die Untersuchung wurde sowohl unter Ruhe als auch unter Belastungsbedingungen (z. B. Kopfrechnen) durchgeführt. Das EMG-Scanning zeigte bei der Patientin eine deutliche Reaktivität mit überschwelligen Werten vor allem im Bereich des M. frontalis, die für einen Kopfschmerz vom Spannungstyp mit myogener Komponente spricht. Zur Abgrenzung des Spannungskopfschmerzes zur Migräne wurde eine so genannte CNV-Untersuchung durchgeführt. Die Contingente Negative Variation (CNV) ist ein Maß für die kortikale Aufmerksamkeitsbereitschaft und die Reizverarbeitung des Gehirns. Unter Migräme leidende Patienten zeigen im Gegensatz zu Patienten mit Spannungskopfschmerzen hochsignifikant höhere Amplituden (vgl. Gerber u. Schoenen 1998). Zudem wurde gezeigt, dass die sog. späte Komponente (1,5–3 Sek. so genannte motorische Komponente) beim Spannungskopfschmerz häufig erniedrigt ist. Die CNV-Untersuchung bei Frau V. erbrachte keine Hinweise auf ein Migräneleiden, der Kurvenverlauf war jedoch typisch für einen Kopfschmerz vom Spannungstyp. Dieser Befund wurde auch durch die neurologische Untersuchung unter Einbeziehung der Methode der Messung der exterozeptiven Hemmung (ES-2-Methode, vgl. Schoenen et al. 1991) am gleichen Tage bestätigt.

16.5 Therapieziele und Therapieplan

Ausgehend von der verhaltensanalytischen Exploration und dem daraus abgeleiteten Genesemodell wurden folgende Therapieziele entwickelt:

1. Änderung der Kausal- und Kontrollattribution durch Edukation und Identifizierung von Situationen, in denen Kopfschmerzen auftreten oder stärker werden.
2. Erlernen von geeigneten Strategien zum Abbau von Anspannung und Erlangen von Entspannung.
3. Identifizierung aufrechterhaltender Bedingungen des Kopfschmerzes (konfliktbesetztes Sexualverhalten und Beziehungsstörung).
4. Erlernen geeigneter Strategien zur Erlangung von Aufmerksamkeit und Zuwendung ohne Schmerz.
5. Abbau dysfunktionaler leistungsbezogener Kognitionen und Verhaltensweisen.
6. Medikamentenabbau.
7. Bearbeitung der Beziehungsstörung (sexuelle Interaktion).

Als Therapiestrategien kamen bei Frau V. daher folgende Verfahren zur Anwendung:

1. Einführung eines Kopfschmerz- und Aktivitätentagebuches.
2. Progressive Muskelrelaxation nach Jacobson.
3. Stressbewältigungstraining.
4. EMG-Biofeedback.
5. Kognitive Techniken.
6. Paartherapie.

16.6 Therapieverlauf

Der Therapieverlauf gestaltete sich im Einzelnen bei Frau V. wie folgt:

In einem ersten Schritt wurde gemeinsam mit der Patientin auf der Basis einer Analyse des Problemverhaltens ein Genesemodell der Störung erarbeitet. Wichtig erschien dabei auch die Transparenz funktionaler Aspekte der Problematik.

Von der ersten Sitzung an führte die Patientin systematisch ein Kopfschmerztagebuch, das neben verschiedenen Schmerzparametern auch die Stimmung der Patientin erfasste. Dort wurden auch Aktivitäten erfasst, um eine Verbindung zwischen den Kopfschmerzen und ihrer Selbstüberforderung aufzuzeigen.

Das Stressbewältigungstraining zielte bei Frau V. auf die Immunisierung gegenüber externen und internen Belastungssituationen ab und diente gleichzeitig der *vorbeugenden* Ausschaltung von Alltagsbelastungen. Das Training lief in mehreren Schritten ab. Zunächst wurde gemeinsam mit der Patientin eine systematische Exploration belastender Lebensereignisse erarbeitet. Neben externen Stressoren wurde insbesondere auch auf mögliche ungünstige Einstellungen und Verhaltensmuster, die für die Patientin belastend waren, geachtet.

Frau V. wurde im Verlauf des Trainings mit spezifischen individuellen Belastungssituationen konfrontiert (z. B. Klingeln des Telefons), um einen angemessenen Umgang mit Stressoren zu üben. Das Ziel dieser Behandlung war eine zunehmend bessere Bewältigung von Alltagsstress. Im Verlauf der Behandlung stellte sich immer mehr heraus, dass die Patientin erhebliche Schwierigkeiten hatte, ihren Körper zu entspannen. Aus diesem Grund wurden durch einen Kotherapeuten unterstützend ein EMG-Biofeedback und ein Entspannungstraining eingeleitet.

Da bei Frau V. auch eine sehr ungünstige Lebensführung auffiel, wurde besonders auf die Tagesstrukturierung eingegangen. Auch eine Veränderung der belastenden Verhaltensweisen im körperlichen Bereich durch eine ungünstige Körperhaltung, mangelnde Bewegung und unangemessene Ernährungsweise wurde thematisiert. Depressive Verstimmungen, die sich sekundär als Folge der chronischen Kopfschmerzproblematik ergaben, wurden zudem besprochen. Weiter wurde ihr ein gestuftes Kreislauftraining (z. B. Joggingprogramm) angeraten sowie eine Ernährungs- und Schlafberatung durchgeführt.

Die Einführung der progressiven Muskelrelaxation zielte auf die progressive Anspannung und Entspannung verschiedener Muskelbereiche des Körpers ab. Dabei sollte neben einer allgemeinen Entspannung in erster Linie eine konditionierte Entspannungsreaktion bei Frau V. erreicht werden. Sie sollte befähigt werden, in allen Lebenssituationen kurzfristige Entspannungsreaktionen abzurufen. In besonderem Maße wurde auf eine suggestive und physiotrope Entspannung der Stirn- und Nackenmuskulatur hingearbeitet. Die Patientin sollte lernen, im Alltag muskuläre Anspannungen frühzeitig zu erkennen und diesen entgegenzuwirken, was ihr bisher außerordentlich schwer gefallen war.

Die Patientin nahm parallel an einer 10 Sitzungen umfassenden EMG-Biofeedbacktherapie teil, die von einem Kotherapeuten durchgeführt wurde. Rückgemeldet wurde ihr der M. frontalis. Es wurde eine Shapingprozedur gewählt (d. h. schrittweise Reduktion der Muskelspannung). Ab der 6. Sitzung wurden zusätzlich Belastungsmomente (z. B. Kopfrechnen, problemorientiertes Gespräch etc.) mit eingeführt, wobei die Patientin die Aufgabe bekam, gleichzeitig die Muskelaktivität mittels Rückmeldung zu senken. Während jeder Sitzung wurden sog. Voluntary-control-Bedingungen eingeführt, wobei das Feedback ausgeschaltet wurde und die Patientin gebeten wurde, die Muskelaktivität auch ohne Rückmeldung zu reduzieren. Die Patientin konnte innerhalb von drei Sitzungen dauerhaft die Muskelspannung absenken. Am Ende der 10 Sitzungen war sie in der Lage auch unter Voluntary-control-Bedingungen die Frontalismuskelaktivität zu kontrollieren. Das Erlernen der Kontrolle des Muskeltonus mit Hilfe von Biofeedbackverfahren erfolgte schließlich auch in verschiedenen Alltagssituationen, so z. B. beim Sitzen, Stehen, bei dynamischen Körperbewegungen oder in Stresssituationen. Ein Heim-Biofeedbacktraining erfolgte nicht.

Es zeigte sich, dass die Angst vor dem Kontrollverlust eine besondere Problematik der Patientin war. Dies bezog sich anfangs auch auf das „Fallenlassen" und Augenschließen in der PMR, von besonderer Bedeutung war dies in der sexuellen Interaktion. Die Patientin gab an, dass sie bei jedem Versuch ihres Partners sich ihr sexuell zu nähern, Angst und Verspannung verspüre und auch eine Zunahme der Kopfschmerzen erlebe. Aus diesem Grund wurde mit dem Ehepaar eine Sexual- und Kommunikationstherapie vereinbart. Diese wurde mit zwei Therapeuten (Frau und Mann) durchgeführt. Gemeinsam lernte das Paar jeweils dem anderen besser zuzuhören, eigene Wünsche zu formulieren und Konflikte offen und klar auszusprechen. Zudem wurde ein Streichelprogramm eingeführt, dessen Tempo von der Patientin bestimmt wurde. Neben den interaktiven Übungen wurden den beiden aufgetragen, selbst auch körperorientierte, genusshafte Empfindungen zu üben bzw. zu erleben (duschen, baden, abfrottieren etc.).

Im Verlauf der Paartherapie wurden sowohl bei der Patientin als auch bei ihrem Partner erneut irrationale Gedanken erkennbar. Sie stellte fest, dass sie große Angst hatte den Partner zu verlieren und deshalb auch ihrer Anstrengungen ihm das Leben zu erleichtern verstärkte. Er wiederum empfand eine ausgeprägte Ambivalenz zwischen den eigenen sexuellen Bedürfnissen (die auch mit Ärger über Zurückweisung verbunden waren) einerseits und andererseits dem Wunsch eine *stets* harmonische Partnerschaft zu führen. In Rollenspielen und Einbeziehung von Modelllernen wurden konflikthafte Momente durchgespielt und alternative, kognitive und verhaltensmäßige Lösungen erarbeitet.

Nach 6 Monate Therapie konnte das Paar zunehmend besser mit den alltäglichen Konflikten umgehen. Die Patientin, die auch im sexuellen Erleben – zunächst zögerlich, dann jedoch auch genussorientiert – neue Wege kennen lernte, fühlte sich mehr und mehr gelöst. Das zunehmende körperliche Wohlbefinden führte zu einem allmählichen Nachlassen der Kopfschmerzen. Nach 6 Monaten war die Patientin für drei Wochen kopfschmerzfrei.

Auf der kognitiven Ebene wurde im Sinne eines Korrigierens dysfunktionaler leistungsbezogener Kognitionen mit den Techniken der Kognitiven Umstrukturierung und des sokratischen Dialogs gearbeitet. Zur Verbesserung ihrer Kompetenz zur Artikulation und Durchsetzung eigener Bedürfnisse wurde sowohl die Wahrnehmung derselben als auch an deren Umsetzung gearbeitet. Insbesondere wurden mit ihr die hohen Leistungsanforderungen an sich selbst, die durch irrationale Einstellungen zur eigenen Person gekennzeichnet waren, besprochen.

Von neurologischer Seite wurde folgende pharmakologische Behandlung vorgeschlagen:

Entsprechend den Empfehlungen der Deutschen Migräne- und Kopfschmerzgesellschaft sollten einschleichend 25 mg Amitriptylin (Saroten), steigernd bis 75 mg am Tag, eingeführt werden. Die Patientin wollte jedoch zunächst auf eine medikamentöse Behandlung verzichten. Die Patientin reduzierte ohne Probleme ihre Schmerzmitteleinnahme.

Die Gesamttherapie beinhaltete 10 Sitzungen Biofeedback und progressive Muskel-relaxation sowie 30 Sitzungen Stressbewältigung, kognitive Therapie und Partner-therapie. In den ersten Wochen erhielt die Patientin 2 Sitzungen pro Woche. Danach eine 1-stündige Sitzung pro Woche.

Insgesamt gesehen stellte sich der Therapieerfolg nach 40 Behandlungsstunden wie folgt dar:

1. Das Kopfschmerztagebuch zeigte anfänglich eine Zunahme der Kopfschmerzen, die dann bis zur 30. Woche sukzessive abnahmen. Nach 6 Monaten Therapie war die Schmerzintensität durchschnittlich von 7 auf 2 abgesunken (Skala 0 bis 10). Der Schmerz trat nur noch maximal an 2 Tagen im Monat auf.
2. Die Muskelspannung (Oberflächen-EMG) im M. frontalis verminderte sich im Durchschnitt um 82 %.
3. Die allgemeine Genussfähigkeit der Patientin wurde gesteigert. Sie konnte insbesondere im sexuellen Bereich das Streicheln und die sexuelle Erregung genießen.
4. Sowohl im beruflichen als auch im privaten Bereich lernte sie eigene Bedürfnisse zu artikulieren und auch ohne Schuldgefühle Nein zu sagen.

16.7   Therapeut-Klient-Beziehung

In die Therapie wurden drei Therapeuten einbezogen. Ein männlicher Kotherapeut führte die Patientin in die Biofeedbacktechnik und das PMR ein. Ein Therapeutenpaar betreute gemeinsam die Paartherapie, in das Stressbewältigungsstrategien und kognitive Therapieinterventionen einflossen. In allen Phasen der Therapie bestand eine sehr gute Therapeut-Klient-Beziehung.

16.8   Art und Verlauf der psychologisch-medizinischen Kooperation

Die Kooperation zwischen der neurologischen Seite und den Psychotherapeuten war für die diagnostische Phase durch einen regen Austausch geprägt. Problematisch war der Umstand, dass sich die Patientin von neurologischer Seite zu einer medikamentösen Behandlung gedrängt fühlte, was zu Beginn der Behandlung zu Irritationen führte.

16.9   Analyse und Bewertung

Die Behandlung des chronischen Kopfschmerzes vom Spannungstyp ist aus rein neurologischer Sicht häufig sehr schwierig. Bei der Mehrzahl der Patienten lassen sich in einer ausführlichen verhaltensanalytischen Exploration belastungsabhängige Faktoren für die Entstehung und Aufrechterhaltung des Kopfschmerzes finden. Die Gabe von Antidepressiva vom Amitriptylintyp mag bei manchen Patienten zu einer gewissen Besserung der Symptomatik führen. Im Vordergrund der effektiven Behandlung steht jedoch, wie hier dargestellt, die verhaltensmedizinische Therapie. Entscheidend für eine wirksame verhaltensmedizinische Intervention ist die Entwicklung eines geneseorientierten Behandlungsplanes.

Im vorliegenden Fall der Patientin spielten auch Beziehungsprobleme, die als Folge der Entwicklung ungünstiger (irrationaler) Kognitionen auftraten, eine bedeutsame

Rolle, sodass die individuelle verhaltensmedizinische Therapie um eine Paartherapie ergänzt werden mußte.

16.10 Fazit

Die Behandlung des chronischen Spannungskopfschmerzes ist eine Domäne der verhaltensmedizinischen Behandlung. In der Zwischenzeit liegen insbesonders in den Achtzigerjahren eine Reihe gut kontrollierter Studien vor, die die Wirksamkeit von Biofeedbacktherapie, Entspannungstraining und Stressbewältigungstraining gut belegt haben. Die Deutsche Migräne- und Kopfschmerzgesellschaft hat daher auch die verhaltensmedizinischen Verfahren beim Kopfschmerz vom Spannungstyp ausdrücklich empfohlen (vgl. Pfaffenrath et al. 1998). Die individuelle Effektivität verhaltensmedizinischer Techniken konnte an dem vorliegenden Fall demonstriert werden.

17 Ziele, Maßnahmen und Erfolge psychologischer Schmerztherapie – Ein Resümee

E. Geissner und C. Franz

17.1 Vorbemerkungen

In den vorangegangenen 15 Kapiteln wurden psychotherapeutische Behandlungen von 3 Patienten und 12 Patientinnen (13 Erwachsene, 2 Kinder) mit chronischen Schmerzen – und oft auch weiteren psychischen oder psychosozialen Problemen – beschrieben. Die bei der Behandlung federführenden 6 Therapeutinnen und 9 Therapeuten folgten einer Ende 1997 gestarteten Initiative, Kasuistiken für ein praxisorientiertes Buch über psychologische Schmerzbehandlung zu erstellen. Dabei sollte es sich nicht notwendig um ideale – im Sinne eines durchschlagenden Therapieerfolgs –, sondern um realistische Darstellungen handeln. Hierdurch sollte der fachliche Diskurs angeregt und die Komplexität der täglichen Arbeit in verschiedenen Praxisfeldern widergespiegelt werden. Insofern hatten die Kolleginnen und Kollegen die schwierige Aufgabe, ihre Auswahl so zu treffen, dass diese einerseits den „Kampf mit der Krake Schmerz", wie es eine Patientin ausdrückte, beschreibt, andererseits aber den *state of the art* innerhalb der Schmerztherapie wiedergibt. Es war u. a. ein Bestreben der Herausgeber, anhand der Falldokumentationen Leistungen, aber ebenso typische Schwierigkeiten in der Schmerzbehandlung darzulegen.

Das Heikle dieses Resümees bestand dabei darin, nicht in Besserwisserei zu verfallen, eingedenk gewisser Supervisionserfahrungen, wonach in der Retrospektive viele immer viel klüger als die behandelnden Therapeuten gewesen wären und die besten Therapeuten ohnehin diejenigen sind, die mit dem Fall nicht betraut waren.

Die Auswahl der Schmerzsyndrome ist nicht zufällig, sondern sollte eine gewisse Bandbreite verschiedener Schmerzstörungen erfassen. Eine wesentliche Störung, der chronische Rückenschmerz, ist nicht zu finden, da der geplante Beitrag aus organisatorischen Gründen kurzfristig nicht mehr realisiert werden konnte.

Obwohl die *im weiteren Sinne* verhaltenstherapeutisch orientierte Schmerztherapie traditionell seit vielen Jahren das Geschehen dominiert, wurden – ebenfalls im Sinne einer Bandbreite – auch Fachvertreter anderer psychotherapeutischer Richtungen eingeladen. Es bestätigte sich aber auch hier der *Verhaltenstherapie-Bias*, denn außer einem Beitrag zur Hypnotherapie wurden Manuskripte zu anderen Therapieverfahren nicht eingereicht.

Welche immer wiederkehrenden Probleme kennzeichnen die psychologische Schmerztherapie? Zum einen die Schwierigkeit, in dem traditionell somatisch verstandenen Feld *Schmerz* die Psychologie überhaupt zu vertreten und sowohl die medizinischen Partner als auch die Patienten zu informieren, zu motivieren und die Wirksamkeit des psychologischen Ansatzes zu demonstrieren. So haben es psychologische Schmerztherapeuten ungleich schwerer als zum Beispiel Therapeuten, die Ängste und Phobien behandeln, denn diese arbeiten auf Problemfeldern, wo psychische Zusammenhänge relativ weitgehender Konsens sind. Sofern in der Praxis psychologische Interventionen überhaupt mit Schmerz in Zusammenhang gebracht werden, handelt es sich nicht selten um Entspannungsmethoden, die dem Patienten darüber hinaus gelegentlich auch nur via

Kassette u. Ä. vermittelt werden. Ein gewisser Stellenwert in der Schmerztherapie wird auch noch der Hypnose eingeräumt. In diesen beiden Verfahren wird dem Patienten meist eine passive Rolle zugeordnet, was einem wichtigen Grundverständnis der psychologischen Herangehensweise, nämlich das Selbstmanagement in den Mittelpunkt zu stellen, widerspricht.

Misserfolge und Schwierigkeiten sind nicht notwendig in Zusammenhang mit einer spezifischen Methodik zu sehen. So hat es sich eher zufällig ergeben, dass das Fallbeispiel eines Therapieabbruchs (Kapitel 13; Dammschmerzen: Das Scheitern einer Therapie) im Zusammenhang mit einer Hypnotherapie-Darstellung steht. Die dortige Thematik einer äußerst schwierigen Therapeut-Patient-Beziehung bei einem Patienten mit intensivem Rentenbegehren und weiteren ungünstigen Randfaktoren ist auch unter anderen Rahmenbedingungen in der Versorgung von Schmerzpatienten nicht selten.

Im Folgenden wollen wir auf Gesichtspunkte wie Störungskonzept und Gemeinsamkeiten psychologischer Schmerztherapie, auf Behandlungsakzente, auf Probleme der Messung und Dokumentation, auf spezifische Therapieelemente, auf die erreichten Erfolge sowie auf Motivationsfaktoren eingehen. Zuvor wird der Versuch einer Gruppierung der 15 Fallberichte vorgenommen.

17.2 Gruppierung der Falldarstellungen

Nach Gemeinsamkeiten der 15 Fälle zu fahnden, erwies sich als nicht einfach, vielmehr bestätigte sich im Grunde die alte Praxiserfahrung: „Jeder Fall ist anders". Wir haben dennoch eine Gruppierung versucht.

Danach gibt es eine *1. Gruppe* von Schmerzpatienten, bei welchen Schmerz ein im Prinzip *immer präsentes Phänomen* war und in welchen es darum ging, sozusagen *mit* dem Schmerz oder *trotz* des Schmerzes im Leben zurechtzukommen. Ein Ziel wäre hier, mit dem Schmerz leben zu lernen und ihn kognitiv (sekundär) zu kontrollieren. Zu dieser 1. Gruppe würden wir insgesamt 7 Fälle zählen, und zwar den Fall Nr. 7[1] (posttraumatischer Schmerz als Folge eines Unfalls), den Fall Nr. 8 (Chronische Polyarthritis), Fall 9 (Trigeminusneuralgie), 10 (Neuropathischer Armschmerz) und 14 (Panalgesie und Panik), möglicherweise auch – wenn der Patient nicht abgebrochen hätte – den Fall Nr. 13 (Dammschmerz-Rentenbegehren) und mit gewissen Abstrichen den Fall 3 (Deafferenzierungsschmerz).

Eine *2. Gruppe* wurde dieser Strukturierung folgend aus Fällen gebildet, in welchen der Schmerz *kein immer präsentes Phänomen* war, nämlich solche Fälle, bei denen ein enger Zusammenhang zwischen Schmerzempfinden auf der einen Seite und Stress- und Belastungsfaktoren bzw. einer negativen Leistungsthematik auf der anderen Seite bestand. In diesen Fällen variierte der Schmerz in Abhängigkeit von bestimmten exogenen und / oder selbst produzierten Auslösefaktoren. Zu dieser 2. Gruppe gehören 6 Fälle, nämlich Fall Nr. 5 (Chronische Schmerzstörung im Kieferbereich) in seinem ersten Drittel (2. und 3. Drittel s. u.), Fall 6 (Temporomandibuläre Dysfunktion und Bruxismus), Fall 12 (Kopfschmerz im Kindesalter) und mit Abstrichen Fall 4 (medikamenteninduzierter Kopfschmerz). Fall Nr. 2 (Migränebehandlung) stellt aufgrund der Komplexität einen Sonderfall dar; zu einem früheren Zeitpunkt im Verlauf der Störung hätte er aber

---

[1] „Fall (Nr.) X" ist jeweils „Falldarstellung *in Kapitel* X".

gut hier subsumiert werden können. Als Letzter wäre auch Fall 16 (Spannungskopfschmerz und sexuelle Problematik) hier einzugruppieren.

Eine *3. Gruppe* schließlich zeichnet sich dadurch aus, dass zwar Schmerzpatienten
psychotherapeutisch behandelt wurden, aber dass das Thema „Schmerz im engeren
Sinne" nicht Hauptgegenstand der Intervention war. Hieran wird deutlich, dass Schmerz
vielfältige Konsequenzen für das psychische Wohlbefinden und die Lebensführung
haben kann, und dass diese resultierenden Probleme in ihrer Bedeutsamkeit die
Schmerzproblematik u. U. sogar übersteigen. Auch zählen dazu Fälle, in welchen psychische, soziale und schmerzbezogene Probleme *unabhängig* voneinander („Läuse und
Flöhe") existierten. Insgesamt würden wir zu dieser dritten Gruppe 3 Fälle zählen, den
bereits erwähnten Fall von Deafferenzierungsschmerz (Nr. 3), bei dem es dank wirksamer Medikation bevorzugt um Partnerschaftsprobleme und Aspekte des Sozialverhaltens ging, Fall 5 (Kieferschmerz; zweites und drittes Drittel: Behandlung der
Insomnie und der komplexen Trauerproblematik) sowie schließlich Fall 11 (Unklarer
Unterbauchschmerz). In diesem letztgenannten Fall wurde die Schmerzproblematik
von Patientin und Therapeut nahezu ausgeklammert und stattdessen die Depression
und die mangelnde Sozialkompetenz therapeutisch angegangen.

Eine *4. Gruppe* schließlich besteht aus nur einem Fall (Nr. 15, Operantes Schmerzverhalten). Das Besondere ist darin zu sehen, dass die Schmerzthematik hier gar nicht mit
der Patientin selbst therapeutisch bearbeitet wurde, sondern ausschließlich mit Bezugspersonen. Im Zentrum stand dabei die Modifikation der Verhaltensweisen und Kommunikationsformen von Personen, die mit Schmerz durch die Äußerungen und das Verhalten der Schmerzpatientin konfrontiert waren. Die theoretische Bedeutung dieser
Vorgehensweise ist in der Verhaltenstherapieliteratur sehr groß. Unter Strukturierungs-
gesichtspunkten geht es dort um die Modifikation von nachfolgenden Bedingungen des
Schmerzes, denen ihrerseits nicht unerheblicher Einfluss auf das Gesamtschmerzgesche-
hen zugesprochen wird – ein Paradebeispiel für operantes Konditionieren, dessen „Funktionieren" hier überzeugend belegt wurde. Sofern die in diesem Buch dargestellten Fälle
repräsentativen Charakter haben sollten, scheint dem Ansatz in der realen Praxis jedoch
noch untergeordnete Bedeutung zuzukommen.

Im Folgenden wird darauf eingegangen, welche Daten zur Generierung von Hypothesen über die Genese und Aufrechterhaltung der Beschwerden herangezogen und welche
daraus abgeleiteten Therapieziele formuliert wurden.

17.3   Störungskonzepte und Problemgenese

Bei der Lektüre der Fallberichte fällt gelegentlich auf, dass dort offenbar einem betont auf
Kausalität ausgerichteten Erklärungsbedürfnis gefolgt wird. Als kausal für die Schmerzgenese werden dabei vor allem Fehlentwicklungen oder Entwicklungsstörungen als trei-
bende Kraft hinter den Dingen angesehen. Da Patienten i.d.R. ein somatisch ausgerichte-
tes Erklärungsmodell haben und Psychologisches verneinen, müssen Psychotherapeuten,
die der biografischen Genese verpflichtet sind, „Auffälligkeiten" aufspüren bzw. Ereignisse als solche deuten. Das ist so schwer nicht, da Schmerz zu „Verzerrungen" in der
Biografie führt. Wie Eich (1991) feststellt, behindert Schmerz die Erinnerung an angenehme Erfahrungen der persönlichen Entwicklung und fördert die Erinnerung an unangenehme Erlebnisse. Wie mancherorts in den biografischen Beschreibungen und daraus
abgeleiteten Problemgenesen zu lesen ist, gebiert der Schmerz „böse Mütter", „nur lie-
bende aber schwache Väter, die früh versterben" etc. Entbehrungsreiche Kindheiten

ohne Geborgenheit scheinen die Norm oder Geschäftsbedingung zwischen Kindern und Eltern, nach der Regel „Liebe für Leistung".

An diesen Stellen scheint es so, als ob auch Verhaltenstherapeuten den so plausiblen Erklärungsmodellen aus der älteren Psychosomatik zum Opfer fallen. Wir müssen uns immer wieder deutlich machen, dass nicht nur Schmerz die Biografie verzerrt. Generell spielt das Gedächtnis mit unseren Erinnerungen. Waren früher nicht alle Sommer sonnig? Die Validität dieser Behauptung kann allerdings überprüft werden, wohingegen psychologische Hypothesen manchmal zu Glaubenssätzen geraten. Kröner-Herwig (1996, S. 11) stellt zur grundsätzlichen Bedeutung der Ätiologie fest, „die Aufklärung der Ätiologiebedingungen wird in der klassischen Psychosomatik hinsichtlich ihrer Bedeutsamkeit und Nützlichkeit überbewertet. Insbesondere ist die Erklärung der Genese einer Störung bei der Entwicklung einer adäquaten Therapie nicht unbedingt förderlich".

Als schmerzbegünstigendes Personenmerkmal wird in einigen der vorliegenden Schmerzgeschichten auch eine hohe Leistungsmotivation der Patienten beschrieben. Dies ist das klassische als Typ A bezeichnete Verhaltensmuster, das auch als ätiologisch bedeutsam für andere psychosomatische Erkrankungen wie Herz-Kreislauf-Beschwerden oder Magenulzera gilt. Leistungsbereitschaft, Ehrgeiz, Durchhaltevermögen, Identifikation durch Arbeit, Altruismus, emotionale Zurückhaltung sind aber in der westlichen Welt nicht nur anerkannte, sondern auch gewünschte Einstellungen und Verhaltensweisen. Per se neutral, können sie situativ einerseits zu krankheitsrelevanten, andererseits zu salutogenen Faktoren werden. Entgens und Bischoff (Falldarstellung 2) sprechen von „zweischneidigen Stärken". Dies macht deutlich, wie schwierig es für den Therapeuten ist, zu entscheiden, ob ein Faktor noch im Bereich der Funktionalität liegt oder pathogen ist.

Ein dritter Problembereich liegt in der Arbeitsfähigkeit bzw. Berufstätigkeit, die nicht mehr ausgeübt werden kann, die der Patient womöglich nicht mehr ausüben möchte; Arbeitssituationen, die unerträglich sind, Wünsche nach Rente, zeitweilig oder für immer. Hier sind Therapeuten mit Wünschen und Forderungen konfrontiert, die mit der Therapeutenrolle konfligieren können. Sie sind ja nicht der verlängerte Arm der Krankenkassen oder der Rentenversicherungsträger, die z.B. ein Therapieziel wie „back-to-work" vorgeben. Ein schwieriger Teil der Anamnese und der Therapie besteht insofern in der Klärung des Spektrums „berufliche Rehabilitation/sozialrechtlich-sozialmedizinische Fragestellungen", etwa Wiedereingliederung, Umschulung, Probleme mit Kündigungen und Stellensuche. Psychologische Schmerztherapeuten sind hierfür in aller Regel nicht spezifisch ausgebildet, zum anderen ist die Entscheidung für oder gegen eine weitere Berufstätigkeit nicht nach einem Alles-oder-Nichts-Prinzip zu fällen. Verschiedene Falldarstellungen beschreiben den mühsamen und nicht immer von Erfolg gekrönten Weg.

Prinzipiell scheint aber ein Rentenbegehren per se kein Hindernis für eine erfolgreiche Therapie zu sein. Wird „Pro oder Kontra Berufstätigkeit" Gegenstand der Erörterung in der Therapie, so kann es zu unterschiedlichen Ergebnissen kommen. Im Fall der progredienten rheumatischen Erkrankung (Fall 8) kann es eine Entscheidung sein, die noch verbliebene Zeit der Beweglichkeit für etwas anderes als den Beruf zu nutzen, oder aber wie im Fall des querschnittsgelähmten Patienten (Fall 3) der Wiedereinstieg in ein Leben mit Berufstätigkeit trotz Behinderung. In jeden Fall müssen wir Therapeuten unsere möglichen Vorurteile hinterfragen und dem Patienten die Chance geben, ohne sozialen Druck einen Standpunkt für sich zu finden.

Neben manchmal schwer fassbaren Veränderungen des persönlichen Erlebens und Verhaltens sind andererseits Kriterien wie Berufsfähig- bzw. -tätigkeit doch auch bedeutsame Erfolgsmaße wirksamer Schmerztherapie, die intrapsychische Maße wie verringertes Schmerzleiden oder subjektive Beeinträchtigungen sinnvoll ergänzen. Einige Falldarstellungen demonstrieren aber gleichwohl, dass Schwierigkeiten nicht ausschließlich auf Patientenseite zu suchen sind, sondern sehr viel mit der Lage auf dem Arbeitsmarkt, den rasanten wirtschaftlichen und technischen Veränderungen und wohl auch mit im Sozialversicherungssystem inhärenten Verstärkerbedingungen zu tun haben.

Da gelegentlich, wie oben bereits gesagt, Schmerz als etwas konvertiertes Psychisches betrachtet wird, scheint in einigen der Falldarstellungen zuweilen eine angemessene Balance zwischen Konfliktbearbeitung und Schmerzmanagement zu fehlen. Entsprechend gering ist insofern da und dort das Vertrauen in das von der Psychologie in die Schmerzforschung eingebrachte multifaktorielle Schmerzmodell. So hat es an manchen Stellen den Anschein, als sei der Psychologe im Psychotherapeuten verstummt: Die Tatsache etwa, dass Schmerz auch ohne Konfliktproblematisierung ein Phänomen bleibt, das durch Aufmerksamkeits-, Wahrnehmungs- und Bewertungsprozesse bestimmt wird, gerät dann leicht aus dem Blickfeld. Der berühmte Fakir hat möglicherweise auch Konflikte, er ist aber eher ein Beispiel für die angewandten Erkenntnisse der Grundlagenpsychologie und des Schmerzmanagements. Neuere Konzepte über die Plastizität des ZNS (Flor et al., 1997; Mense 1999) werden sicher dazu führen, diesen Aspekt stärker in die Behandlung miteinzubeziehen. Die „Verwandlung" der Migräne von einer psychosomatischen Erkrankung in eine somatische Erkrankung, die durch psychologische Faktoren getriggert wird und auf die reagiert wird, ist ein Beispiel aus den letzten Jahren für die Fokusveränderung, die Einfluss auf die Behandlungsschwerpunkte hatte.

17.4   Allgemeine Konzepte psychologischer Schmerztherapie

Welche übergeordneten Konzepte vermitteln psychologische SchmerztherapeutInnen ihren PatientInnen? Bei der Durchsicht der Fälle werden hierzu folgende Essentials deutlich.

- *Schmerz ist kein rein physiologisch-biologisch-innerorganismisches Geschehen.*

Die Therapeuten sehen es als Aufgabe, die subjektive, ausschließlich auf die Somatik fokussierte Krankheitstheorie des Patienten infrage zu stellen. Dies bedeutet – und dies ist gleichzeitig eine typische Schwierigkeit –, dass eine sehr grundlegende Einstellungsänderung dem Schmerz gegenüber verlangt wird, die mit einer massiven kognitiven Umorientierung einhergehen muss, für viele Patienten ein (manchmal noch zu) großer Schritt. Sorgsame Vorbereitung und Hinführung sind notwendig, weswegen der Motivationsteil in vielen der dargestellten Behandlungen zeitaufwändig und wichtig war. Manch ein Patient mag zunächst vordergründig diese kognitiven und einstellungsbezogenen Manöver mitvollziehen, wie die Patientin mit Kieferschmerz oder beim medikamenteninduzierten Kopfschmerz, von dem Fritsche berichtet. Die Skepsis kann mitunter dennoch nicht ganz überwunden werden.

- *Unter Schmerzen zu leiden ist keine psychische Störung.*

Häufig ist es notwendig, Patienten dahingehend zu orientieren (beruhigen), dass sie keine psychische Störung haben, dass ihre Schmerzen ernst genommen werden, so wie sie sind; dass nicht behauptet werden soll, die Schmerzen seien eingebildet oder dramatisch überhöht. Diesbezügliche Schwierigkeiten können umgangen werden, in dem *Arzt und Psychologe gemeinsam* diese Behandlungsphase mit dem Schmerzpatienten bestreiten (vgl. etwa Fall 3, 14, 15). In einem solchen Setting kann überzeugend dargelegt werden, dass das Schmerzproblem stets ein organmedizinisches *und* ein psychologisches ist und die Thematik als Gesamtheit betrachtet wird.

- *Schmerzen müssen – zumindest partiell – als Teil des Lebens anerkannt werden.*

Eine weiteres Konzept betrifft die Beeinflussung der durch Schmerz ausgelösten Beeinträchtigung des psychischen Befindens. Häufig ist Schmerz ein nicht mehr gänzlich zu beseitigendes Phänomen geworden, und der Patient sollte lernen, mit ihm zu leben. Der Ansatz besteht hier in einer *Integration des Schmerzes in den regulären Lebensvollzug*. Ein Lernziel besteht aber auch darin, Schmerz *anzuerkennen*, nicht ihn lächelnd und/oder mit zusammengebissenen Zähnen zu verdrängen. Beispiele hierfür sind die Patientinnen mit temporomandibulärer Dysfunktion und Kieferschmerz (6) bzw. mit Spannungskopfschmerz (16).

Die Bearbeitung des Schmerzes als Folge von Entwicklungsstörungen oder als Folge exzessiver bzw. defizitärer Verhaltensweisen vor dem Hintergrund ungünstiger Familienbedingungen, wie etwa bei der Patientin mit Deafferenzierungsschmerz (Kap. 10) oder jener mit Polyarthritis (Kap. 8), setzt ein weit reichendes Verständnis für die Struktur des psychischen Apparates voraus. Der Schmerz in seiner psychoprothetischen Funktion kann über die Exploration als belastend erinnerter Lebensereignisse verstanden werden. Die Rekonstruktion des Gewordenseins bildet die Basis für zu erarbeitende neue Lebensentwürfe.

- *Schmerzen haben Folgen und diese können ihn ihrerseits aufrechterhalten.*

Damit ist der Ansatz der operanten (Skinnerschen) Lerntheorie angesprochen, der seit vielen Jahren in der Verhaltenstherapie seinen Platz hat. Vorbildlich dargestellt findet sich der diesbezügliche Zusammenhang etwa bei Willweber-Strumpf und Strumpf (Fall 15), wo nur mit den Eltern der jungen Patientin gearbeitet wurde. Kritiker dieses therapeutischen Ansatzes zeihen ihn gern der „Unmenschlichkeit". Im vorliegenden Fall wird aber gezeigt, dass es dort nicht um die Ignorierung der Person geht, wenn diese jammert oder weint, sondern ausschließlich um das Nichteingehen auf das Schmerzverhalten unter Beibehaltung der Wertschätzung der Person und Aufrechterhaltung der übrigen Kommunikation.

Auch in anderen Schmerzbehandlungen spielen operante Ansätze eine Rolle, wenn Verhaltenskonsequenzen analysiert werden, die einen Verstärkungswert für Schmerz(verhalten) implizieren. So werden Patienten in verschiedenen Fallberichten etwa damit konfrontiert, welchen Nutzen sie aus ihrem Schmerz bzw. ihrer schmerzbedingten Beeinträchtigung des Lebensvollzugs in Alltag und Beruf ziehen (z. B. Fall 3, Deafferenzierungsschmerz; Fall 13, Dammschmerz). Auch in Fall 2, stationäre Migränebehandlung, spricht manches dafür, dass operante Mechanismen am Schmerzgeschehen beteiligt waren.

Führen Bewältigungsstrategien wie etwa Schonung zur Schmerzfreiheit, so stehen diese Maßnahmen im lerntheoretischen Sinne unter der Kontrolle negativer Verstärkung. Im Laufe der Zeit wird Schonung außer Schmerzfreiheit aber noch andere Annehmlichkeiten nach sich ziehen, wie Vermeidung von Auseinandersetzungen in der Partnerschaft bei dem querschnittsgelähmten Patienten oder die Verhinderung sexueller Aktivität im Fall der Patientin mit Spannungskopfschmerz.

In eine andere Kategorie schließlich fallen Schmerzleiden, die durch respondentes Lernen entstanden sind, das heißt deren Beginn im Zusammenhang mit einem Trauma oder durch die Progredienz der Erkrankung mit immer wiederkehrenden Schmerzereignissen stehen (Fall 7, 8 und 10).

17.5 Behandlungsakzente in der psychologischen Schmerztherapie – Allgemeine Feststellungen

In einigen Falldarstellungen wurde der Einsatz eines beachtlichen Arsenals an therapeutischen Verfahren deutlich, in anderen hatte es mit ein paar Stunden psychologischer Einzel- und Gruppenbehandlung sein Bewenden.

Allzu großer therapeutischer Aufwand wirkt mitunter als nicht im rechten Verhältnis zum antizipierten Erfolg stehend. So gibt es auf der einen Seite Behandlungspakete aus Schmerzbewältigungs- und Entspannungsgruppen, Stressmanagement und Gestaltungstherapie, dazu Biofeedbacktraining, Sport-, Ergo- und Soziotherapie (z. B. im Fall der Patientin mit temporomandibulärer Dysfunktion), auf der anderen Seite genügen Interventionen im Sinne des 12-stündigen „Aktiv gegen den Schmerz"-Programms der Techniker Krankenkasse. Gerade in den Multikomponenten-Programmen wurde die Indikation für die Vielzahl der Einzelmaßnahmen nicht immer ganz klar. Es entsteht der Eindruck, dass vor allem im stationären Bereich die Verfahren (zu sehr) nach einem starren Plan verordnet und durchgeführt werden, möglicherweise deswegen, weil es sie an dieser Einrichtung nun einmal gibt. So lässt die additive Anhäufung von Interventionselementen den Leser daher gelegentlich im Unklaren darüber, wie die verschiedenen Therapieverfahren im Zeitverlauf zueinander standen, und ob bestimmte Veränderungen in der Problematik mit bestimmten Interventionen in Beziehung standen. Auch ist einiges von den angebotenen Maßnahmen in seiner Wirksamkeit nicht belegt und allenfalls aufgrund sehr vager Plausibilitätsüberlegungen begründbar.

In diesem Zusammenhang steht auch die Frage, weswegen manche Patienten so lange Klinikaufenthalte haben. Die Patienten sind ja nicht bettlägerig krank. Die Indikation zu einem stationären Aufenthalt lässt sich u. a. bei den Patientinnen mit Deafferenzierungsschmerz oder Polyarthritis nachvollziehen. Auf der anderen Seite zeigen z. B. die Beschreibungen der Patientin mit Panalgesie und Panik (Kap. 14), dass selbst bei einem so breiten und massiv ausgeprägten Störungsbild nicht nur (therapeutisch) effektiv, sondern auch (kostenbezogen) effizient vorgegangen werden kann. Diese Patientin hatte eine minimale stationäre Zeit und danach eine durchaus lange, aber eben ambulant durchgeführte Psychotherapie. Auch in Fall 5, einer chronischen Schmerzstörung, wird überzeugend demonstriert, wie ein auf den Einzelfall bezogenes kombiniertes Vorgehen aus ambulanten und stationären Anteilen bei einem komplexen Schmerzgeschehen funktionieren kann. Hier werden Ressourcen für die Patientin sinnvoll eingesetzt.

Der da und dort existierenden Fülle an Interventionselementen setzen andere Darstellungen (etwa die Fälle 3, 4, 12 oder 15) ein Vorgehen entgegen, das sich durch eine gewisse therapeutische Sparsamkeit auszeichnet. So scheint beispielsweise das Rückfallprophylaxeprogramm der Universitätsklinik Essen (Kap. 4) geeignet zu sein, in relativ kurzer Zeit das therapeutisch Wesentliche zu thematisieren und eine Veränderung einzuleiten. Auch der von Luka-Krausgrill und Mitarbeitern berichtete Ansatz eines Selbsthilfeprogramms für Kinder mit Kopfschmerz mit größtenteils „lediglich" telefonischen Interventionskontakten reichte offenbar aus, um ein Selbstmanagement einzuleiten und eine vielleicht langfristige Chronifizierung zu vermeiden. Fraglos hätte das Behandlungsteam sich stattdessen auch ausgiebig mit der Familiendynamik auseinandersetzen können. Möglicherweise wäre auch dabei der Therapieerfolg beeindruckend gewesen. Stellen wir einem solchen Vorgehen aber den zeitlichen und psychischen Aufwand nicht nur des Therapeuten, sondern auch für den jungen Patienten und seine gesamte Familie gegenüber, so wird das Problem der Angemessenheit der therapeutischen Interventionen deutlich.

Stationäre Behandlung scheint indiziert zu sein, wenn Patienten tiefgreifendere Probleme haben und deshalb einer aufwändigeren bzw. intensiveren Behandlung bedürfen. Zuweilen ist es auch gut, wenn Patienten einmal von zu Hause fort sind und zur Ruhe kommen können. Was das Zur-Ruhe-Kommen anbelangt, mag dies bei manchen Patienten, vielleicht eher noch Patientinnen, seine Berechtigung haben – auch die Müttergenesungskur ist ja eine segensreiche und unverzichtbare soziale Errungenschaft. Auf der anderen Seite kann es gerade bei schmerzbegünstigendem familiärem und beruflichem Umfeld sinnvoll sein, dort möglichst zahlreiche Gelegenheiten zu schaffen, therapeutisch Erworbenes zu erproben und zu verfestigen.

Die drohende Aussteuerung aus der Krankenkasse kann Patienten aufgrund des häufig praktizierten Prinzips „Reha vor Rente" aber auch geradezu in die Kliniken zwingen. Dies ist eine fragliche Praxis, da i.d.R. die Motivation zu einer psychologischen Schmerztherapie dann nicht hoch ist. Insofern ist eine differenzielle Indikation für einen stationären Aufenthalt oder eine ambulante Therapie aus der individuellen Situation abzuleiten.

Im Einzelfall erscheint es ausgesprochen schwierig abzuschätzen, welche Maßnahmen generell ergriffen werden sollen und in welcher Reihenfolge. Die Beispiele demonstrieren überzeugend, dass vielfältige Zugänge möglich und sinnvoll sind. In einigen Fällen wurde zunächst überhaupt nicht an der Thematik Schmerz gerührt. Teilweise kam es dann später „automatisch" doch dazu. In anderen Fällen musste erst der Schmerz aus dem Weg geräumt werden, dann kam aber noch ein geradezu überwältigender Berg weiterer Probleme auf die Behandler zu. In einem Fall genügte im Wesentlichen das Ausgeben eines Patientenmanuals, verbunden mit telefonischen Beratungsstunden. In wieder einem Fall wurde überhaupt nicht mit der Schmerzpatientin therapeutisch gearbeitet, sondern mit Bezugspersonen.

Wenn Vorgehensweisen so klar gestaffelt werden können, wie bei Glier und Finger (Fall 5) dargestellt, sind spezifische Erfolge auf spezifische Interventionen rückführbar. Dies ist in der Praxis vermutlich aber eher die Ausnahme. Dennoch: der große Vorzug solcher Einzelfälle ist im Zugewinn an differenziellem Indikationswissen zu sehen. Forschung zu effektiver psychologischer Schmerztherapie (um die es in diesem Buch freilich nur in zweiter Linie geht) könnte hiervon fraglos mehr profitieren als von – in gewisser Weise unsystematischeren – Breitbandprogrammen.

17.6 Messung – Evaluation – Dokumentation

In manchen Darstellungen haben wir ein datengestütztes methodisches Vorgehen in Diagnostik und Evaluation vermisst. Häufig wäre etwa eine bessere Dokumentation von Nutzen gewesen. Zur Problemerfassung (Schmerz, psychische Probleme und Beein-trächtigungen etc.) sind empirisch bewährte standardisierte Verfahren vorhanden, um zu genaueren Quantifizierungen zu gelangen. Hinsichtlich des Einsatzes solcher Test- und Fragebogenverfahren ist aber eine gewisse Zurückhaltung zu konstatieren (mögli-cherweise wurden die Ergebnisse aber auch nur nicht vorgestellt). So fehlen nicht selten Angaben zur Objektivierbarkeit der Therapieerfolge. Andererseits zählt die standardi-sierte Diagnostik eigentlich zur Domäne der Psychologie. Trotz der bekannten Schwierig-keiten gerade bei einem solch komplexen Geschehen wie der Schmerzproblematik müsste künftig verstärkt Augenmerk auf den durch standardisierte Fragebögen unter-stützten diagnostischen Prozess gelegt werden.

Ein Beispiel für die auch derzeit bereits gute Funktionsfähigkeit ist die Analyse der Schmerzvariabilität. Schmerztherapeuten lassen ihre Patienten mittels unterschiedlicher Techniken die Variabilität des Schmerzgeschehens ergründen und in der Regel auch dokumentieren. Es kommen Schmerzprotokollierungsbögen zum Einsatz – entspre-chende Vorlagen finden sich in den gängigen Therapiemanualen. Die Situations- und nach Möglichkeit auch Konsequenzanalyse ist im weiteren Verlauf dann auch die Grund-lage für systematische Modifikationen.

Die Analyse der *Variabilitätsfaktoren* über Protokollbögen ist eine langwierige Angele-genheit und von mancherlei Klippen begleitet. So besteht etwa auch die Gefahr der über-mäßigen Aufmerksamkeitsfokussierung auf das Schmerzempfinden. Trotzdem bietet die Methode auch viele Vorteile, und durch die spätestens nach wenigen Tagen stattfin-dende nächste Therapiesitzung kann Fehlentwicklungen vorgebeugt werden. Diejenigen Falldarstellungen, in welchen mit Protokollbögen gearbeitet wird, können jedenfalls in aller Regel das Funktionieren dieser Technik recht gut belegen.

Solche und andere Dokumentationsverfahren sind darüber hinaus geeignet, Ergeb-nisse des diagnostischen und therapeutischen Prozesses kommunizierbar und vergleich-bar zu machen. Dies spielt vor allem in Bezug auf die Entlassungsberichte eine nicht unerhebliche Rolle, da sie für den Patienten oft weit reichende Folgen haben.

Es wäre von Vorteil, wenn der Lerngewinn der Patienten am Ende der psychologi-schen Therapie objektivierbarer wäre. Auch die Dokumentation der *längerfristigen Erfolgserhaltung* wäre sicher noch auszubauen. Nachbefragungen über die Stabilität des Erreichten – etwa in Form halb- oder ganzjähriger Katamnesen – wären als standard-mäßiger Bestandteil der Fallbearbeitung wünschenswert. So hätten Therapeuten die Chance, ihre eigenen Hypothesen einem Langzeittest zu unterziehen (also Klärung der Frage, inwieweit die berichteten Erfolge möglicherweise nicht bloß passagere Ereignisse sind). Dies ist natürlich schwierig vor allem im stationären Bereich, da die Compliance in Bezug auf postalische Nachbefragungen von Patienten mit der Entfernung zur Klinik quasi proportional sinkt. Es entsteht der Eindruck, dass Nachbefragungen wenig üblich sind, dies ist schade, so wird ein wesentliches Merkmal der Qualitätssicherung außer Acht gelassen.

17.7 Therapeutische Verfahren in der psychologischen Schmerztherapie

17.7.1 Motivierung des Patienten für die Schmerztherapie

Mit welchen Verfahren erreichen psychologische Schmerztherapeuten die Behandlungs-ziele? Fast alle dokumentierten Schmerztherapien beginnen mit edukativen Elementen hinsichtlich des Zusammenhangs der biopsycho-sozialen Aspekte des Schmerzes. Dabei wechseln sich Vortragsform und Diskussionsgespräch ab. Auch sollen Patienten hier bereits kleine Übungsaufgaben übernehmen, etwa den Gegenüber zu seinen Schmerzen explorieren oder – wie bei Richter und Hankemeier dargestellt – anderen Mitpatienten oder (mit vertauschten Rollen) dem psychologischen oder ärztlichen Kursleiter die neuen Informationen ihrerseits erklären.

Es werden auch unmittelbare Provokationsverfahren angewandt, wie etwa bei Glier und Finger (Fallbericht 5). Dort wird von einem geradezu als Erweckungserlebnis empfundenen Übungsbeispiel berichtet, in welchem der Patientin schlagartig klar wurde, wie sie durch die therapeutisch erzeugte Stresssituation die Abhängigkeit der Kopfschmerzen von situativen und gedanklichen Einflüssen erfuhr. Übungen wie diese können zu einer motivierten weiteren Mitarbeit wesentlich beitragen.

Im Fallbericht von Heuser (Kap. 6) wird in einem auf Biofeedback gestützten Übungsbeispiel diese Demonstration noch ausgeweitet und intensiviert. Die unter Bruxismus und Kieferschmerz leidende Patientin bekam eine induzierte Stressreaktion mittels optischer und akustischer Analogiesignale unmittelbar rückgemeldet. Auch Gerber (Fall 16) benutzt das Biofeedback, um die Patientin anzuleiten, ihre Stirnmuskulatur willentlich zu kontrollieren, nachdem er sie durch das EMG-Scanning unter verschiedenen Bedingungen die Reagibilität ihrer Gesichtsmuskulatur erfahren ließ.

17.7.2 Entspannung, Biofeedback und verwandte Verfahren

In fast allen Fallberichten wird ein Entspannungstraining angewandt. Dieses nimmt sogar recht viel Raum ein. Das Therapierational ist das des Stress-Verspannungs-Schmerz-Kreises. Es gibt offenbar keine Schmerzform und keine noch so spezifische situative und persönliche Konstellation, wo Entspannungstraining nicht wenigstens zu einer reduzierten Schmerzempfindung führt. So gilt Entspannung manchen als das Aspirin der psychologischen Schmerztherapie. Dies scheint nicht ganz falsch zu sein; negative oder unerwünschte Effekte sind jedenfalls selten. Entspannungstraining und entspannungsanaloge Prozeduren benötigen in der psychologischen Schmerztherapie, wie bereits erwähnt, eine gewisse Anzahl von Stunden, wie dies aus vielen der Darstellungen hervorgeht. In stationären Settings (so etwa in den Fällen 2, 6, 7, 8 und 9) ist Entspannungstraining in der Regel aus dem Schmerzbewältigungstraining und der Einzeltherapie ausgelagert und bildet ein eigenständiges Kurselement. Eine Ausweitung der Möglichkeiten von „Entspannung gegen Schmerz" mit Hilfe von Biofeedback demonstriert der Beitrag von Heuser (Fall 6).

Ein weiteres Element psychologischer Schmerztherapie – und meist als Aufbau und Fortsetzung des Entspannungstrainings eingeplant – ist die gedankliche Bearbeitung der Schmerzempfindung mittels mentaler Techniken. Hier wird mit dem Schmerz gearbeitet, indem seine Qualität und seine Bewertung moduliert werden. Dies geschieht etwa durch ablenkende Imaginationen (intensive Erzeugung des Eindrucks von schönen sensorischen Vorstellungen oder Phantasiesituationen) oder durch Umdeutung des Schmerzes. Im Fall der Patientin mit Panalgesie und einer Panikstörung (Fall 14) wenden die Autoren die Technik an, den Schmerz in einen anderen situativen Kontext zu stellen, der mit positiven Erinnerungen gekoppelt ist. So werden die Gelenkschmerzen der Patientin bezogen auf Schmerzen, die man „nach einer langen durchtanzten Nacht" empfindet. Jungnitsch lässt die Patientin mit der Polyarthritis kühlendes Wasser imaginieren, das über die heißen, entzündeten Gelenke fließt.

In diesem Beispiel wurden Imaginations-/Visualisierungsmaßnahmen allerdings nicht allein zur Ablenkung eingesetzt, sondern es wurden auch Bilder der Bekämpfung der Krankheit evoziert. Zunächst wurde ein (Sinn-)Bild der Krankheit aufgebaut – bei dieser Patientin, wie vom Autor beschrieben, ein krakenähnliches Wesen. Sodann wurden Bilder eines Prozesses, in welchem die Krankheit zerstört wird, dagegen aufgebaut. Das Bild der Patientin ist hierzu eine „Krake", die „vergiftet" wird.

17.7.3 Kognitive Strategien

Schließlich beinhaltet die Mehrzahl der dargestellten Therapien Strategien der kognitiven Restrukturierung. Der wesentliche Ansatz besteht darin, ängstlich-besorgte und in eine apathisch-resignative bzw. katastrophisierende Richtung gehende Denkmuster zu sammeln, ihre Funktionalität im Rahmen des Gesamt-Schmerzgeschehens zu analysieren (und dem Patienten zu verdeutlichen) und diese durch optimistischere, handlungsorientierte Gedanken und Bewertungen zu ersetzen. Wenngleich auch ein konkret ausformuliertes Praxisbeispiel in den Falldarstellungen fehlt, so können doch folgende Ziele kognitiver Restrukturierung festgehalten werden: Umbewertung der eigenen Lage, gedankliches Relativieren, Adaptation der Lebensziele ohne negative Emotionen („sekundäre Kontrolle"), Erleben der Bewältigbarkeit des Schmerzes, Wiederaufbau eines positiven Selbstbildes, Handlungsmotivation im Sinne einer aktiv-zupackenden Haltung. Hier ist der Fall einer depressiv gestörten Patientin (Fall 11) ein gutes Beispiel.

Häufig im Zusammenhang mit kognitiven Strategien werden auch spezielle schmerzbezogene Problemlösestrategien vermittelt. Dieses Vorgehen folgt dem so genannten Problemlöseansatz der kognitiven Verhaltenstherapie bzw. dem Selbstinstruktionsansatz sensu Donald W. Meichenbaum.

Kognitive Therapieelemente spielen darüber hinaus eine Rolle bei bedeutsamen allgemeineren, d. h. schmerzübergreifenden Faktoren des Lebens eines Patienten. Dabei ist an die Ebene der Bewertung belastender Lebenssituationen und die Ebene der persönlich bedeutsamen Ziele zu denken. Gerade bei Patienten mit stressausgelösten Schmerzen (vgl. Fall 4, 12 und 16) werden die Stressfaktoren Gegenstand der Therapie – sie müssen in ihrer Bedeutung neu bewertet, in ihrer „Stresshaltigkeit" minimiert werden. Des Weiteren werden bedeutsame persönliche Ziele, aber auch Verhaltensgewohnheiten und Alltagsroutinen auf den Prüfstand gestellt. Häufig hängen die Ziele mit bestimmten überhöhten Leistungsstandards zusammen, nämlich besondere Gütemaßstäbe an Menge, Intensität, Qualität einer Arbeit anzulegen – sei es in der Ausbildung, sei es während der Berufstätigkeit oder im Privatleben. Dies kann therapeutisch rückgemeldet bzw. korrigiert werden.

17.7.4 Selbstbekräftigung; positive und negative Seiten bilanzieren

Eine wichtige Rolle im Schmerzgeschehen und somit auch in der Schmerzbehandlung spielen (Selbst-)Bekräftigungen. Als Beispiel ist auch hier der Fall 11 heranzuziehen. Generell lernen Patienten, ihre Maßnahmen gegen Schmerz zu würdigen und zu bilanzieren. Dies hat zumeist per se bereits einen intrinsischen (selbstbekräftigenden) Wert, gelegentlich sind auch aufmunternde Unterstützungen durch den Therapeuten sinnvoll. In Fall 16 ist die Entwicklung hedonistischen Verhaltens bzw. positive Selbstbekräftigung als eine Bereicherung des Verhaltensrepertoires zu sehen bzw. wird als Möglichkeit genutzt, die festgefahrene sexuelle Beziehung zu entkrampfen.

17.7.5 Medikamente und die Fiktion der Schmerzfreiheit

Medikamentenmissbrauch ist nicht nur ein Thema der beiden Falldarstellungen einer Medikamentenabhängigkeit (Fälle 2 und 4). Auch andere Patienten führten nach Darstellung in den Berichten „halbe Apotheken" mit sich. Hierbei teilten sich die Patienten in solche, die mit Medikamenten erfolgreich schmerzfrei werden (vgl. Fall 3 des querschnittsgelähmten Patienten), in Patienten, die ihr Schicksal schlicht leugneten und durch Vernachlässigung und massiv selbstschädigendes Verhalten den Verlauf der Grunderkrankung forcierten (etwa Fall 8, partiell auch Fall 16), in Patienten mit „einfacher" Übermedikation, die jedoch während der Behandlung gut umgestellt oder gar gänzlich aufgegeben werden konnte (mehrere Falldarstellungen gehen hierauf ein) und in Missbrauchs- oder Abhängigkeitspatienten. Für diese Gruppe hat Fritsche (Fall 4) einen recht überzeugenden Behandlungsweg beschrieben. In diesem Beispiel ist auch dargestellt, dass die Erfolge mitunter trügerisch sein können, da – entlassen ins Alltagsleben – Schmerzen wieder durch verschiedene exogene und kognitive Faktoren ausgelöst werden könnten. Insofern ist auch die Erstellung eines Risikoprofils ein wichtiger therapeutischer Schritt. Hierdurch hat die Patientin zukünftige Risikosituationen im Gedächtnis und es besteht zumindest die Möglichkeit, in den Situationen kontrolliert zu handeln, um dem Automatismus der Medikamenteneinnahme entgegen zu wirken. In Fall 2, berichtet von Entgens und Bischoff, liegt die Brisanz der Entzugstherapie darin, dass stationäre Aufenthalte an sich für die Patientin erstrebenswert sind im Sinne einer positiven Verstärkung. Insofern bewegen sich die Bemühungen der Therapeuten auf glattem Eis.

17.7.6 Weitere Gesichtspunkte

Die Falldarstellungen zeigen, dass in den Therapien nicht nur das Thema Schmerz behandelt, sondern in der Regel auch weitere Problembereiche mit einbezogen wurden. So wurde etwa auf die besondere Lage einer alleinstehenden Frau mittleren Alters eingegangen, die lernen musste, sich wieder ein soziales Netz zuzulegen und sozial initiativer zu werden (Fall 14), oder es mussten deutliche soziale Defizite mittels eines Trainings sozialer Kompetenzen sowie eine schwierige Partnersituation bearbeitet werden (Fall 7). Es kam wegen sexueller oder kommunikativer Schwierigkeiten zu Paartherapien (Fälle 3 und 16). Ebenfalls in Fall 3 wurde besondere Aufmerksamkeit auf die selbstabwertenden Gedanken in Zusammenhang mit dem „Leben als Rollstuhlfahrer" gerichtet. In Fall 5 wurden massive Schlafstörungen, eine komplexe Trauerreaktion sowie Erziehungsprobleme in der Therapie behandelt. Auch bei Karwen et al. (Fall 9) wurden – zusätzlich zu der dargelegten komplexen Schmerzthematik – Defizite in den sozialen Fertigkeiten besprochen, wobei der Umgang mit der Körperstörung (Hirsutismus) nicht weiter thematisiert wurde.

Eine Zusammenschau zeigt aber auch, dass *viel* nicht notwendig zugleich *viel hilft*. Häufig scheint als der kleinste gemeinsame Nenner, auf den der Therapieerfolg zurückzuführen ist, die Modifikation der subjektiven Krankheitstheorie zu sein. Das ist angesichts der geschilderten großen Lebensprobleme, die der Veränderung bedurften, allerdings nur auf den ersten Blick weniger spektakulär. Wer jedoch mit Schmerzpatienten gearbeitet hat, weiß, dass dies von immenser Bedeutung ist. Hier haben Menschen gelernt, fest verankerte Annahmen und damit sich selbst infrage zu stellen; sie haben einen Blick auf die Möglichkeit geworfen, Kontrolle über den Schmerz nehmen zu können, d. h. aus der Passivität herauszutreten. Vor diesem Hintergrund ist auch die Entscheidung des Patienten dafür, u.U. alles so zu lassen, wie es ist, eine Art kontrolliertes Vorgehen, dessen Konsequenzen abwägbar geworden sind.

17.8 Ergebnisse psychologischer Schmerztherapie nach einzelnen Fallberichten

Obgleich Ergebnisse der Einzeltherapien zum Teil bereits in vorangegangenen Abschnitten erörtert wurden, sollen sie nun auch nochmals Fall für Fall zusammengefasst und bewertet werden.

Der eine Abhängigkeitsproblematik schildernde Fall 2 ist hinsichtlich seines Therapieergebnisses relativ pessimistisch einzustufen. Die Patientin konnte sich zwar stabilisieren, sie erweiterte ihre sozialen Kompetenzen und die Selbstbehauptung, erlernte jedoch kaum Techniken der Schmerzbewältigung. Obgleich sie zunächst schmerzfrei war, führten Gedanken an die Klinikentlassung und die dann anstehenden Probleme zu Kopfschmerzen. Die Katamnese zeigte, dass trotz des Wegfalls der Stressoren dreimal pro Woche Migräneanfälle auftraten, die sie mit Imigran behandelte, welches ein erhebliches Abhängigkeitspotenzial besitzt. Gewisse Unklarheiten ergaben sich bezüglich der Nachsorge. Hier gelang die Abstimmung der beteiligten Therapeuten insofern nicht optimal, als die Patientin schließlich doch eine Zeitrente erhielt, obgleich sich die Autoren strikt und wohlbegründet gegen diese Maßnahme aussprachen.

Der Fallbericht 3 schließt mit einer erfreulichen Verbesserung der Situation. Der querschnittsgelähmte Patient arbeitete aktiv an der Partnerschaftsproblematik. Die Schmerzen hatten sich wegen der effektiven Medikation reduziert, es gab längere völlig schmerzfreie Intervalle. Die Erfolge blieben auch 3 Monate nach Behandlungsende stabil.

Der Fallbericht 4 über eine Patientin mit Medikamentenabhängigkeit bei Migräne war durch die organisatorische Besonderheit einer auf nur 7 Sitzungen beschränkten Kurz-Intervention gekennzeichnet. Die medikamenteninduzierten Schmerzen verschwanden wenige Tage nach Beginn des Entzugs. Die Patientin lernte ihr extremes Leistungsdenken und -verhalten zu problematisieren und ihre Arbeits- und Lebensvollzüge gedanklich neu zu strukturieren. Zum Zeitpunkt der Entlassung und in einer Nachbefragung nach 6 Monaten war sie schmerzfrei und zeigte keine Hinweise auf eine erneute Abhängigkeit.

Die Patientin in Fallbericht 5 konnte nach dem Schlüsselerlebnis, das sie in der Stressinduktionsübung mit daraufhin eintretender Schmerzverstärkung hatte, hochmotiviert das ambulante Routineprogramm absolvieren und alle dort vermittelten Techniken aufnehmen. 18 Monate nach Beendigung der Behandlung traten keine Schmerzen mehr auf. Sie nahm keinerlei Medikamente mehr ein. Weitere Ergebnisse waren dabei die gelungene psychische Verarbeitung des Todes des Vaters und die Beseitigung der Schlafstörung; auch konnte die Erziehungsproblematik gelöst werden. Ein positiver Nebeneffekt war darüber hinaus der Beginn einer neuen Partnerschaft.

In Fallbericht 6 wurde mittels Biofeedback-Methoden die Sensitivität für Anspannung im Kiefer-Gesichtsbereich wesentlich gesteigert, die Patientin lernte durch diese beschleunigte Rückmeldungsprozedur, sich sehr effektiv zu entspannen bzw. die Verspannungen als Warnzeichen ernst zu nehmen. (Katamnestische Daten liegen nicht vor.)

Der Fallbericht 7 über eine unfallbedingte Schmerzproblematik mit dauerhafter Schädigung des Hüftgelenks ist in seinem Ergebnisbild ebenfalls erfreulich. Hier liegen Befunde zum Zeitpunkt der Entlassung und aus einer katamnestischen Befragung (2 Monate) zu einer Reihe schmerz- und befindensbezogener Kriterien vor. Die Patientin konnte die Schmerzmittel vollständig absetzen. Die erhebliche Steigerung des Selbstwertgefühls, die neue Partnerschaft, die vermehrten sozialen und genussorientierten Aktivitäten werden von den Autoren als ganz wesentliche positive Einflussfaktoren bei der Schmerzproblematik diskutiert.

In Fallbericht 8 ist die Gesamtlage durch die dramatische Verschlechterung der somatischen Seite der Erkrankung geprägt, bei gleichzeitig bestehenden Leugnungstendenzen sowie hohem Medikamentenkonsum. In einer eher globalen Katamnese (nach 5 Jahren) wird von einer Verschlechterung des körperlichen Zustandes berichtet. Der Autor hebt als Behandlungserfolge hervor, dass die Schmerzintensität gesunken sei, zudem hätte die Patientin ihren Schmerzmittelkonsum reduzieren können und sei in ihrer Grundstimmung verbessert. Hervorgehoben wird die positive Auswirkung der Booster-Sessions. Leider gelang es nicht, die Patientin zu einer verbindlicheren Form der dauerhaften Zusammenarbeit (z. B. ambulante Therapie) zu motivieren.

In Fallbericht 9 wurde eine Problematik aus Gesichtsschmerz, erheblichen Rückzugstendenzen und Depressionen sowie einer überaus starken sozialen Ängstlichkeit berichtet. Die Erfolge sind substanziell. Mithilfe eines ganzen Satzes von Prä-Post-Vergleichen konnten erhebliche Verbesserungen im Schmerzerleben, in der schmerzbedingten psychischen Beeinträchtigung, in der allgemeinen psychischen Beeinträchtigung (z. B. Depression) und im Stimmungsniveau belegt werden. Auch ließen sich die Bewältigungskompetenzen sehr deutlich steigern, ferner konnte die Schmerztoleranz erweitert werden. Neben den Fragebogendaten lieferte die Befragung der Patientin zahlreiche Belege für einen Therapieerfolg. Sie ist körperlich aktiver geworden und ging mehr aus sich heraus, sie entschied sich gegen einen neurochirurgischen Eingriff, an den sie zuvor eine unrealistisch hohe Erwartung knüpfte. Sie hatte erstmalig eine Partnerschaft begonnen. Sie wollte sich beruflich neu orientieren, und sie setzte eine ambulante Psychotherapie fort. Auch die Auszeit durch eine offenbar mit Zustimmung der Therapeuten realisierte Zeitberentung ist nachvollziehbar. Unklar blieb, warum die Patientin weiterhin neben den Antidepressiva auch Benzodiazepine einnahm.

Die Besonderheiten von Fallbericht 10 (Deafferenzierungsschmerz) sind darin zu sehen, dass nur über eine erste erfolgreiche Etappe in einem umfassenden Behandlungsvorgehen berichtet wird. Leider erfahren wir nichts über die nachfolgende ambulante Verhaltenstherapie. Die Autoren sprechen davon, dass das anfängliche somatisch fokussierte Störungsmodell der Patientin „völlig destabilisiert" worden sei, sodass ein „besonders eindrucksvoller Wandel im Schmerzmodell der Patientin" stattfand. Die Veränderung der subjektiven Krankheitstheorie war in diesem Fall ein überaus wichtiges therapeutisches Ziel, da ein erneutes somatisches Vorgehen die Gefahr einer weiteren iatrogenen Schädigung in sich barg. Die DREZ-Operation hatte ja schon zu einem unerfreulichen Ergebnis geführt.

In Fallbericht 11 wurde bei einer 51-jährigen Schmerzpatientin – auf deren Wunsch hin – primär eine Behandlung der Depression und der sozialen Unsicherheit durchgeführt. Die Ergebnisse können so zusammengefasst werden: Die Patientin konnte die depressive Symptomatik ganz erheblich reduzieren und im Gegenzug ihr Selbstwertgefühl steigern, aktiver werden und bei vielen Seiten des Lebens jetzt stärker die positiven Aspekte sehen. Auf standardisierten psychodiagnostischen Verfahren fanden diese Veränderungen ihre Entsprechung. Ebenfalls konnte die Patientin ihre sozialen Fertigkeiten nicht unerheblich verbessern. Die Verfolgung der antidepressiven Ziele als Alternative zur Bearbeitung der Schmerzthematik erwies sich in diesem Fall als indiziert. Interessanterweise ergaben sich am Behandlungsende auch positive Rückwirkungen auf die Schmerzthematik. Die Schmerzen traten weniger häufig auf, wurden etwas weniger intensiv empfunden, und das Belastungs- und Einschränkungserleben durch Schmerz wurde als wesentlich geringer eingestuft. Selten wird es wohl Fälle geben, in welchen die Patientin bereits vorab mitteilt: „Ich kann mit den Schmerzen leben – will aber wichtige Bereiche meines Lebens ändern."

In Fallbericht 12 erlernte der 13-jährige Schüler die Antistress-Verhaltensweisen im Alltag umzusetzen. Er lernte zudem, den Schmerz als ein Warnzeichen anzusehen und seine Lebensführung aktuell rechtzeitig anzupassen. So konnte er seine Migräneanfälle auf null reduzieren und seine Spannungskopfschmerzen auf „geringfügig". Die Effekte blieben auch ein Jahr nach Behandlung stabil, und es trat keine Verschiebung oder kein erneutes Wiederaufflackern der Problematik ein.

In Fallbericht 13 war das Scheitern vorprogrammiert. Über die Wirksamkeit der Hypnotherapie kann wenig gesagt werden. Die Behandlung wurde abgebrochen, noch bevor spezifische Interventionseffekte hätten greifen können. Therapeut und Patient verhakten sich an Problemen des Behandlungssettings, die eher allgemeiner Natur sind (Wer bestimmt das Thema der Therapiestunde? Wie wird mit therapeutischen Hausaufgaben umgegangen?). Auf Therapeutenseite fällt auf, dass die Frage des Rentenbegehrens zur kritischen Vorbedingung wurde. Die Schwierigkeiten resultierten aus der unterschiedlichen Auffassung dazu, welchem Themengesichtspunkt in welcher Reihenfolge Priorität eingeräumt werden sollte. Erschwert wurde die psychotherapeutische Schmerzbehandlung auch dadurch, dass sowohl der Patient als auch der überweisende Arzt gedanklich zu sehr auf eine Behandlungs*technik* fixiert waren und nicht auf die Ziele einer Therapie.

Die Panalgesie-Patientin aus Fallbericht 14 durchlief ein nicht unbeträchtliches Gesamtpaket an therapeutischen Einzelmaßnahmen – fast schon die Summe aller denkbaren Verfahren. Da bei der Fülle nicht mehr nachvollzogen werden kann, welches Verfahren im Besonderen wirksam war, kann nur summarisch festgestellt werden, dass erfolgreich gearbeitet wurde. Die Patientin gab ihren Rentenwunsch auf und ging wieder einer Halbtagsbeschäftigung nach. Die nach 6 Monaten durchgeführte Katamnese zeigt eine sehr beachtliche Erfolgserhaltung. Auch die panikartigen Anfälle sind verschwunden, die Schmerzen konnten ganz massiv reduziert werden.

Auch Fall 15 endete ungewöhnlich erfolgreich. Die Entscheidung, ganz allein auf die Veränderung im Verhalten von Bezugspersonen der jungen Patientin einzugehen, war – gerade auch bei der gravierenden organmedizinischen Vorgeschichte – nicht ohne Risiko. Andererseits war der Fall medizinisch gut kontrolliert. Von Vorteil waren daneben auch die detaillierten Kenntnisse des Mediziners über die psychotherapeutischen Zusammenhänge. Durch das Vertrauen der Eltern in die Kompetenz der Therapeuten konnten diese das Schmerzverhalten konsequent löschen. Sie erreichten bei ihrer Tochter eine weitestgehende Reduktion der Schmerzäußerungen. Alle Schmerzmittel und Psychopharmaka konnten allmählich ausgeschlichen werden. Als großer Erfolg ist sicher auch die Wiedereinschulung von „Katrin" anzusehen (sowohl hinsichtlich der Arbeitshaltung und des Leistungsverhaltens als auch hinsichtlich des Sozialverhaltens).

Erwähnenswert ist ein lerntheoretisch interessantes Detail: Die Verhaltensweise, auf Anforderungen verschiedenster Art mit einer Schmerzäußerung zu reagieren, ist als latente Bereitschaft weiter vorhanden – ist sozusagen stabil erlernt. Ihre Aktualisierung jedoch kann durchaus kontrolliert werden, und zwar nach wie vor durch konsequentes

Löschen bzw. Verstärken von Alternativreaktionen (vgl. die Ausführungen der Autoren am Beispiel der Ermahnungen der Mutter, schulische Hausaufgaben zu machen).

In Fallbericht 16 über die Patientin mit Spannungskopfschmerz und sexuellen Problemen wird berichtet, dass die Patientin lernte, ihre dysfunktionalen Kognitionen in Bezug auf ihr Leistungsverhalten zu analysieren und zu verändern. Die körperlichen Übungen in der Paartherapie und die Diskussion der Partner über ihre jeweiligen Erwartungen ermöglichten der Patientin ein insgesamt genussvolleres Leben. Nach 6 Monaten Therapie konnte sie eine – wenn auch begrenzte – Zeit kopfschmerzfrei leben.

17.9　Anmerkung zum Therapieauftrag

Am Beispiel von Fall 13 wird ein allgemeineres Problem psychologischer Schmerztherapie deutlich. Schmerzpsychologen werden vielfach zum einen als Pragmatiker mit einem Koffer voller Techniken für jedes Problem betrachtet, zum anderen als Magier (im Hypnotherapeuten kristallisiert sich beides). Unter soviel Erwartungsdruck tritt der Psychotherapeut häufig wider besseres Wissen in Aktion. Er übernimmt einen Therapieauftrag, von dem er weiß, dass er ihn nicht erfüllen kann und will. Aus Gründen der Legitimation der Schmerzpsychologie oder der Ökonomie beginnt er zu arbeiten, ohne die Konditionen zu nennen, unter denen er glaubt, Erfolg haben zu können. Der Autor des Fallberichts 13 versuchte das Dilemma für sich dahingehend zu lösen, indem er das Verfahren als Diagnoseinstrument benutzte, das überweisender Arzt und Patient als magisch überhöhte Therapiemaßnahme ansahen. Er gewann dadurch Kontrolle (zurück), dass er die Methode, an deren „Macht" der Patient prinzipiell glaubte, dazu verwandte, das Vorhandensein impliziter Motive zu belegen, um so einen Behandlungsrahmen nach seinen Vorstellungen herzustellen. Dieser Versuch scheiterte. Der Patient hatte offenbar von vornherein nicht die Absicht, von Methode und Technik der Hypnose Gebrauch zu machen oder sich von ihr positiv beeinflussen zu lassen, weil sein Therapieziel, die frühzeitige Berentung, gar keiner Therapiemaßnahme bedurfte.

17.10　Motivationale und einstellungsbezogene Gesichtspunkte

An verschiedenen Stellen wurde die Schwierigkeit erwähnt, auf der Basis eines ausschließlich medizinischen Krankheitsverständnisses der Patienten – mit der Implikation einer eher passiven Haltung dem Schmerz gegenüber – ergänzend eine psychologische Sichtweise des Schmerzgeschehens zu etablieren, die eine Eigenkontrolle und ein aktives Herangehen fördert.

Um die Behandlungsmotivation zu erhöhen, stellen einige Einrichtungen durch bestimmte Filter, wie Vorgespräche, persönliche Berichte über die Ziele, die man erreichen möchte etc. sicher, dass tatsächlich eine ausreichende Grundmotivation vorhanden ist. Nicht selten leisten auch einweisende Mediziner Motivationsarbeit. Es sei aber auch darauf hingewiesen, dass die Aufnahme der psychotherapeutischen Schmerzbehandlung nicht unbedingt nur aktiv durch *Anstreben* („Therapie intentional haben wollen") motiviert sein kann, sondern in gewisser Weise indirekt bzw. passiv durch *Mangelausgleich* nach dem Motto „alles Bisherige hat nichts gebracht, dann versuche ich es eben einmal mit psychologischer Schmerztherapie". Diese Motivationsfacette war bei verschiedenen Fallberichten erkennbar, möglicherweise ist sie in der psychologischen Schmerzbehandlung sogar häufiger die Regel als die Ausnahme. Fallbericht 10 ist hierfür ein gutes Beispiel. Die Patientin hatte ja anfänglich eine strikte Abwehrhaltung gegenüber jeglicher Thematisierung psychischer und psychosozialer Schmerzzusammenhänge. Der Einstellungswandel ist hier in prägnanter Weise durch einen Mangelzustand motiviert, da die Patientin zuvor alle medizinisch-anästhesiologischen Maßnahmen und einen neurochirurgischen Eingriff durchmachte. Sehr behutsam – zunächst nur durch betont passive Teilnahme an einer Schmerzbewältigungsgruppe – konnte sie neue Einstellungen zum Schmerz prüfen – auch durch Beobachten der anderen Patienten. Die dann folgende Zunahme an motivierter Mitarbeit wird von den Autoren als „eindrucksvoll" beschrieben.

Ein wesentlicher Punkt für Scheitern oder Gelingen einer psychologischen Schmerztherapie sind neben der Motivation der Patienten die Kooperationsbedingungen mit den organmedizinischen Fachgebieten. Interdisziplinäre Zusammenarbeit ist in der Schmerztherapie existenziell. Idealerweise ist dies in interdisziplinär arbeitenden Teams gelöst. Der rege Austausch zwischen Psychologe und Arzt wird von etwa 2/3 der Kollegen beschrieben. In einigen Fällen, z. B. Kap. 14 und 15, waren beide Disziplinen sogar streckenweise gemeinsam während der Therapie präsent.

17.11 Abschließende Bemerkung

Insgesamt zeigte sich eine große Vielfalt der Methoden und eine hohe Kompetenz der Therapeuten. In drei Viertel der Fälle wird von guten bis sehr guten Ergebnissen berichtet. Dies ist Ausdruck der enormen Anstrengungen, die in den letzten Jahren gemacht wurden, um auch chronischen Schmerzpatienten, die lange als therapieresistent galten, ein erfolgversprechendes Angebot machen zu können bzw. um Patienten zeigen zu können, dass der Chronifizierungsprozess nicht schicksalhaft hingenommen werden muss. Wir denken allerdings, dass im Sinne der Qualitätssicherung noch mehr Wert auf eine gute Dokumentation gelegt werden sollte, in die eingeschlossen auch katamnestische Angaben sinnvoll sind.

Unser Dank gilt unseren Kolleginnen und Kollegen, die uns die Möglichkeit gaben, ihnen bei der Arbeit über die Schulter zu schauen. Jeder von uns weiß, wie schwierig es ist, die eigene Arbeit auf den Prüfstand zu stellen, vor allen Dingen deshalb, weil doch auch manches in der Therapie durch Intuition gelöst wird, die plangeleitetes Handeln ergänzt und unterstützt. Auf dem Papier lässt sich dieses wichtige Therapieelement aber nicht wiedergeben. Ihrem Mut gilt unser besonderer Respekt.

Literatur

Annis, H. M. (1986). A relapse prevention model for treatment of alcoholics. In: W. R. Miller & N. Heather (Eds.), Treating addictive behaviors: Processes of change (pp. 407–433). New York: Plenum

Bakal, D. A. (1989). The Psychology of chronic headache. New York: Springer

Basler, H. D., Kröner-Herwig, B. (Hrsg.). (1995). Psychologische Therapie bei Kopf- und Rückenschmerzen – ein Schmerzbewältigungsprogramm zur Gruppen- und Einzelbehandlung. München: Quintessenz

Basler, H. D., Beisenhenz, B., Kaluza, G., Rehfisch, H. P. (1993). Schmerz im Gespräch. Ein Schulungsprogramm zur Schmerzbewältigung für Patienten mit chronischen Schmerzen. Mannheim: Boehringer

Beecher, H. K. (1956). Relationship of significance of wound to the pain experienced. Journal of the American Medical Association, 17, 1609–1613

Blanchard, E. B., Andrasik, F., Appelbaum, K. A., Evans, D. D., Jurish, S. E., Teders, S. J., Rodichok, L. D., Barron, K. D. (1985). The efficacy and cost-effectiveness of minimal therapist-contact in non-drug treatments of chronic migraine and tension headache. Headache, 25, 214–220

Bogaards, M. C., ter Kuile, M. M. (1994). Treatment of recurrent tension headache: A meta-analytic review. The Clinical Journal of Pain, 10, 174–190

Bonica, J. J. (1953). The management of pain. Philadelphia: Lea & Febiger

Boehringer GmbH (1994). Was ist chronischer Schmerz? Schmerz laß nach! Schmerz – wie kann man ihn behandeln? Mannheim: Boehringer

Bootzin, R. R. (1996). Schlafstörungen. In: J. Margraf (Hrsg.), Lehrbuch der Verhaltenstherapie, Bd. 2. (S. 147–162). Berlin: Springer

Bronisch, T., Hiller, W., Mombour, W., Zaudig, M. (1995). IDCL-P. Internationale Diagnosen Checkliste für Persönlichkeitsstörungen. Bern: Huber

Caspar, F. (1996). Beziehungen und Probleme verstehen: Eine Einführung in die psychotherapeutische Plananalyse, 2. Aufl. Bern: Huber

Comberg, G. (1997). Deafferenzierungs-, Phantom- und Stumpfschmerz. In: H. C. Diener, C. Maier (Hrsg.), Das Schmerz-Therapie-Buch (S. 161–173). München: Urban & Schwarzenberg

Cram, J. R. (Ed.). (1990). Clinical EMG for surface recordings, Vol. 2. Nevada City: Clinical Resources

Cram, J. R. EMG muscle scanning and diagnostic manual for surface recording. In J. R. Cram (Ed.), Clinical EMG for surface recordings, Vol. 2. (pp. 1–142). Nevada City: Clinical Resources

Cutler, R. B., Fishbain, D. A., Ying Lu, Rosomoff, R. S., Rosomoff, H. L. (1994). Prediction of pain center treatment outcome for geriatric chronic pain patients. The Clinical Journal of Pain, 10, 10–17

Diener, H. C., Dichgans, J., Scholz, E., Geiselhart, S., Gerber, W. D., Bille, A. (1989). Analgesic-induced chronic headache: long term results of withdrawal therapy. Journal of Neurology, Neurosurgery and Psychiatry, 236, 9–14

Diener, H. C. (1997). Medikamenteninduzierter Kopfschmerz. In: H. C. Diener, C. Maier (Hrsg.), Das Schmerztherapiebuch (S. 47–50). München: Urban & Schwarzenberg

Dillmann, U., Nilges, P., Saile, H., Gerbershagen, H. U. (1994). Behinderungseinschätzung bei chronischen Schmerzpatienten. Der Schmerz, 8, 100–110

Döbler, K., Zenz, M. (1993). Stumpf- und Phantomschmerz. In: M. Zenz, I. Jurna (Hrsg.), Lehrbuch der Schmerztherapie (S. 377–384). Stuttgart: Wissenschaftliche Verlagsgesellschaft

Egle, U. T., Hoffmann, S. O. (1996). Psychoanalytisch orientierte Therapieverfahren bei Schmerz. In: Basler, H.-D, Franz, C., Kröner-Herwig, B., Rehfisch, H. P., Seemann, H. (Hrsg.), Psychologische Schmerztherapie (pp. 602–612). Berlin: Springer

Eich, W. (Hrsg.) (1991). In Eich, W. (Hrsg.). Psychosomatische Rheumatologie. Berlin: Springer

Ellis, A. (1977). Die rational-emotive Therapie. Das innere Selbstgespräch bei seelischen Problemen und seine Veränderung. München: Pfeiffer

Fliegel, S., Gröger, W., Künzel, R. (1981). Standardmethoden der Verhaltenstherapie. München: Urban & Schwarzenberg

Flor, H., Behle, D. J., Birbaumer, N. (1993). Assessment of pain-related cognitions in chronic pain patients. Behaviour Research and Therapy, 31, 63–73

Flor, H., Fydrich, T., Turk, D. C. (1992). Efficacy of multidisciplinary pain treatment centers: a meta-analytic review. Pain, 49, 221–230

Flor, H., Braun, C., Elbert, T., Birbaumer, N. (1997). Reorganization of Primary Somatosensory Cortex in Chronic Pain Patients. Neuroscience Letters 224, 5–8

Fordyce, W. E. (1976). Behavioral methods for chronic pain and illness. St. Louis: Mosby

Fordyce, W. E. (1995). Back pain in the workplace. Management of disability in nonspecific conditions. Seattle: IASP Press

Franke, G. (1995). Die Symptom-Check-Liste von Derogatis (SCL-90-R). Göttingen: Hogrefe

Franz, C., Bautz, M. (1996). Das Interaktionsverhalten des Patienten mit „chronisch unbehandelbarem Schmerz". In: H.-D. Basler, C. Franz, B. Kröner-Herwig, H. P. Rehfisch, H. Seemann (Hrsg.), Psychologische Schmerztherapie (S. 533–550). Berlin: Springer

Frettlöh, J., Franz, C., Jäkle, Ch., Kröner-Herwig, B., Peters-Knäbel, K., Rehfisch, H. P., Sander, H., Seemann, H., Unnewehr, S., Basler, H. D. (1995). Das Manual. In: H. D. Basler, B. Kröner-Herwig, Psychologische Therapie bei Kopf- und Rückenschmerzen. Ein Schmerzbewältigungsprogramm zur Gruppen- und Einzeltherapie. München: Quintessenz

Fromm, G. H., Terrence, C. F, Maroon, J. C. (1984). Trigeminal neuralgia, current concepts regarding etiology and pathogenesis. Archives Neurology, 41, 1204–1207

Gauthier, J. G., Ivers, H., Carrier, S. (1996). Nonpharmacological approaches in the management of recurrent headache disorders and their comparison and combination with pharmacotherapy. Clinical Psychology Review, 16, 543–571

Geissner, E., Würtele, U. (1992). Dimensionen der Schmerzbewältigung und der schmerzbedingten psychischen Beeinträchtigung. In: E. Geissner, G. Jungnitsch (Hrsg.), Psychologie des Schmerzes: Diagnose und Therapie (S. 147–158). Weinheim: Psychologie Verlags Union

Geissner, E. (1992). Dimensionen der Verarbeitung chronischer Schmerzen – eine Replikationsstudie. Zeitschrift für Klinische Psychologie, Psychopathologie und Psychotherapie, 1, 20–33

Geissner, E. (1996). Die Schmerzempfindungs-Skala (SES) – Handanweisung. Göttingen: Hogrefe

Geissner, E., Heuser, J., Goebel, G., Fichter, M. (1996). Stationäre verhaltensmedizinische Therapie bei Patienten mit chronischen Schmerzen – Behandlungsansatz und Evaluation. Zeitschrift für Gesundheitspsychologie, 4, 151–176

Gerber, W. D. (1986). Verhaltensmedizin der Migräne. Verlag Edition Medizin, Weinheim

Gerber, W. D., Schoenen, J. (1998). Biobehavioral correlates in migraine: The role of hypersensitivity and information-processing. Cephalalgia, 18, 5–11

Gerbershagen, H. U. (1995). Der schwierige Patient in der Zahnmedizin. Stuttgart: Thieme

Gevirtz, R. N., Glaros, A. G., Hopper, D., Schwartz, M. S. (1995). Temporomandibular disorders. In: M. S. Schwartz (Ed.), Biofeedback. A Practitioner's Guide (pp. 411–428). New York: Guilford Press

Gilligan, S. G. (1995). Rituelle Übergänge in neue Identitäten. Hypnose und Kognition, 12, 25-39

Glaros, A. G., Glass, E. G. (1994). Temporomandibular disorders. In: R. Gatchel, E. Blanchard (Eds.), Psychophysiological disorders (pp. 293–355). Washington DC: American Psychological Association

Göbel, H. (1994). Kopfschmerzen. Springer: Berlin

Göbel, K., Soyka, D. (1997). Leitsymptom Kopfschmerz (LKS). Computergestützte Diagnostik von Kopfschmerzen. Vertrieben von der Pharma-Firma Glaxo

Gödecke AG (1992). Schmerz und Schmerzbehandlung: Schmerz-Fortbildung per Video. Video 1: Schmerzpatienten. Video 2: Zelle und Schmerz. Frankfurt: 2K AV-Produktionen GmbH

Gräfenstein, K. (1997). Klinische Rheumatologie: Diagnostik – Klinik – Behandlung. Landsberg/Lech: ecomed

Grawe, K. (1998). Psychologische Therapie. Göttingen: Hogrefe

Hart, O. v.d. (Ed.). (1987). Coping with the loss: The therapeutic use of leave taking rituals. New York: Irvington

Hasenbring, M. (1997). Das Kieler Schmerzinventar (KSI). Göttingen: Hogrefe

Hautzinger, M., Bailer, M. (1995). Allgemeine Depressionsskala (ADS). Weinheim: Beltz

Hautzinger, M., Stark, W., Treiber, R. (1992). Kognitive Verhaltenstherapie bei Depressionen. Weinheim: Psychologie Verlags Union

Hautzinger, M., Stark, W., Treiber, R. (1994). Kognitive Verhaltenstherapie bei Depressionen. Ein Trainingsmanual. München: Urban & Schwarzenberg

Headache Classification Committee of the International Headache Society (1988). Classification and diagnostic criteria for headache disorders, cranial neuralgias and facial pain. Cephalgalgia 8, Suppl. 7, 9–96

Hiller, W., Mombour, W., Zaudig, M. (1995). IDCL. Internationale Diagnosen Checkliste für ICD-10 und DSM-IV. Bern: Huber

Hogan, Q. H., Abram, S. E. (1998). Diagnostic and prognostic neural blockade. In: M. J. Cousins, P. O. Bridenbaugh (Eds.), Neural blockade in clinical anesthesia and management of pain, 3. ed. Philadelphia – New York: Lippincott-Raven

Holroyd, K. A., French, J. D. (1995). Recent developments in the psychological assessment and management of recurrent headache disorders. In: A. J. Goreczny (Ed.), Handbook of Health and Rehabilitation Psychology. New York: Plenum Press

Hudzinski, L. G., Lawrence, B. A. (1990). Myofascial pain and the temporomandibular joint. In J. R. Cram (Ed.), Clinical EMG for surface recordings, Vol. 2. (pp. 329–351). Nevada City: Clinical Resources

IASP – International Association for the Study of Pain. (1979). Pain terms: a list with definitions and notes for usage. Pain, 6, 249–252

Jäckel, W. H., Gerdes, N. (1998). Medizinische Rehabilitation bei Rückenschmerzen – die Situation in Deutschland. In: M. Pfingsten & J. Hildebrandt (Hrsg.), Chronischer Rückenschmerz – Wege aus dem Dilemma. Bern: Verlag Hans Huber

Jensen, I., Nygren, A., Gamberale, F., Goldie., I., Westerhol, P., Jonnson, E. (1995). The role of the psychologist in multidisciplinary treatment for chronic neck and shoulder pain: a controlled cost-effectiveness study. Scandinavian Journal of Rehabilitation Medicine, 27, 19–26

Jungnitsch, D. (1997). Entzündlich-rheumatische Erkrankungen. In: F. Petermann (Hrsg.), Rehabilitation: Ein Lehrbuch zur Verhaltensmedizin (S. 131–164). Göttingen: Hogrefe

Jungnitsch, G. (1992). Schmerz- und Krankheitsbewältigung bei rheumatischen Erkrankungen. München: Quintessenz

Kanfer, F. H., Reinecker, H., Schmelzer, D. (1996). Selbstmanagement-Therapie. Heidelberg: Springer

Kaube, H. (1998). Neue ätiopathogene Modelle zur Migräne. Vortrag im Rahmen des 1. Kongresses der Deutschen Gesellschaft für Psychologische Schmerztherapie und Forschung vom 26. – 28. 3. 1998. Göttingen

Klinger, R., Nutzinger, D. O. (1998). Interdisziplinäre Schmerztherapie als stationäres, verhaltensmedizinisches Konzept: Langzeiteffekte einer Therpaieevaluationsstudie. Vortrag am 26.3.98 auf dem 1. Kongress der Deutschen Gesellschaft für Psychologische Schmerztherapie und Forschung, Göttingen

Klinger, R. (1995). Evaluation eines stationären Trainings zur Krankheitsbewältigung bei chronischen Rückenschmerzen. Regensburg: S. Roderer Verlag

Köhler, H. (1982). Psychologische Schmerzbewältigung bei Polyarthritis, Dissertation. Tübingen

Kröner-Herwig, B., Lucht, S. (1991). Veränderung des Schmerzkonzepts bei chronischen Schmerzpatienten durch Einsatz eines edukativen Videofilms. Der Schmerz, 5, 70–77

Kröner-Herwig, B. (1996). Chronischer Schmerz – Eine Gegenstandbestimmung. In: H.-D. Basler, C. Franz, B. Kröner-Herwig, H. P. Rehfisch, H. Seemann (Hrsg.), Psychologische Schmerztherapie: Grundlagen, Diagnostik, Krankheitsbilder, Behandlung (S. 3–21). Berlin: Springer

Kröner-Herwig, B. (1998a). Die Behandlung von chronischen Kopfschmerzen mittels psychologischer Therapieverfahren – Ein Überblick. In: H.-D. Basler, B. Kröner-Herwig (Hrsg.), Psychologische Therapie bei Kopf- und Rückenschmerzen. Das Marburger Schmerzbewältigungsprogramm zur Gruppen- und Einzeltherapie (S. 33–43). München: Quintessenz

Kröner-Herwig, B. (1998b). Die Behandlung von chronischen Rückenschmerzen mittels psychologisch fundierter Therapieverfahren – ein Überblick. In: H.-D. Basler, B. Kröner-Herwig (Hrsg.), Psychologische Therapie bei Kopf- und Rückenschmerzen. Das Marburger Schmerzbewältigungsprogramm zur Gruppen- und Einzeltherapie (S. 44–52). München: Quintessenz

Kröner-Herwig, B. (1999, 4. Aufl.). Chronischer Schmerz – Eine Gegenstandsbestimmung; in Basler, H.-D., Kröner-Herwig, B. (Hrsg.), Psychologische Schmerztherapie (Seite 11). Berlin, Heidelberg: Springer

Kröner-Herwig, B., Sachse, R. (1988). Biofeedbacktherapie: Klinische Studien, Anwendungen in der Praxis. Stuttgart: Kohlhammer

Larbig, W. (1982). Schmerz – Grundlagen-Forschung-Therapie. Stuttgart: Kohlhammer

Luka-Krausgrill, U., Anders, K. (1997). Headache in children: diagnostics, prevalence and psychological factors. Beitrag auf dem 8th Congress of the International Headache Society, Vortrag. Amsterdam, Juni 1997

Luka-Krausgrill, U., Gerbershagen, H. U., Pothmann, R. (1996). Kopfschmerz bei Kindern. Information für Eltern. Broschüre. Freiburg: Gödecke AG

Luka-Krausgrill, U., Kötting, K., Kerbeck, K., Haerkötter, C. (1997). Headache in children: Oneyear follow-up of the "Help Yourself" program. Vortrag auf dem 4th International Symposium on Pediatric Pain. Helsinki

Maier, Ch., Diener, Ch. (1997). Das Schmerztherapie-Buch. München: Urban & Schwarzenberg

Margraf, J., Ehlers, A. (1998). Beck Angstinventar, Deutsche Version (BAI). Göttingen: Hogrefe

McGrath, P. J., Cunningham, S. J., Lascelles, M. A., Humphreys, P. (1990). Help Yourself. A Treatment for Migraine Headaches. Ottawa: University of Ottawa Press. Deutsche Bearbeitung von Luka-Krausgrill et al. (im Druck), Weinheim: Beltz

Melzack, R. (1973). The puzzle of pain. Harmondsworth: Penguin

Melzack, R., Wall, P. D. (1965). Pain mechanisms: A new theory. Science, 50, 971–979

Mense, S. (1999). Neurobiologische Grundlagen von Muskelschmerz. Der Schmerz, 13, 3–17

Miltner, W. (1986). Verhaltensanalyse in der Verhaltensmedizin. In: W. Miltner, N. Birbaumer, W. D. Gerber (Hrsg.), Verhaltensmedizin (S. 24–37). Berlin: Springer

Peter, B. (1986). Hypnose – Magie oder Psychotherapie? In: A. Schorr (Hrsg.), Bericht über den 13. Kongreß für angewandte Psychologie, Bd. 2 (S. 70–74). Bonn: Deutscher Psychologen Verlag

Peter, B. (1993). Hypnotische Phänomene. In: D. Revenstorf (Hrsg.), Klinische Hypnose (S. 25–68). Berlin: Springer

Peter, B. (1996a). Hypnose. In: H.-D. Basler, C. Franz, B. Kröner-Herwig, H. P. Rehfisch, H. Seemann (Hrsg.), Psychologische Schmerztherapie (S. 593–612). Berlin: Springer

Peter, B. (1996b). Normale Instruktion oder hypnotische Suggestion: Was macht den Unterschied? Hypnose und Kognition, 13, 147–163

Peter, B. (1998). Möglichkeiten und Grenzen der Hypnose in der Schmerzbehandlung. Der Schmerz, 12, 179–183

Pfaffenrath, V., Brune, K., Diener, H. C., Gerber, W. D., Göbel, H. (1998). Die Behandlung des Kopfschmerzes vom Spannungstyp. Therapieempfehlungen der Deutschen Migräne- und Kopfschmerzgesellschaft. Nervenheilkunde 17, 91–100

Pfaffenrath, V., Gerber, W. D. (1992). Chronische Kopfschmerzen. Kohlhammer Verlag. Stuttgart

Pfingsten, U., Hinsch, R. (1997). Gruppentraining sozialer Kompetenzen (GSK). 3., überarb. Auflage. Weinheim: Psychologie Verlags Union

Rudy, T. E., Turk, D. C., Kubinsky, J. A., Zaki, H. S. (1995). Differential treatment responses of TMD patients as a function of psychological characteristics. Pain, 61, 103–112

Schauenstein, K., Haas, H. S., Liebmann, P. M. (1997). Neuroimmunologie bei Autoimmunerkrankungen. In: K. H. Schulz, J. Kugler, M. Schedlowski (Hrsg.), Psychoneuroimmunologie. Ein interdisziplinäres Forschungsfeld. Bern: Huber

Schoenen, J. (1990). Tension-type headache; pathophysiologie evidence of a disturbance of limbic pathways to the brain stem. Headache 30, 314–315

Schwartz, G. E. (1977). Psychosomatic disorders and biofeedback: A psychobiological model of disregulation. In: J. D. Maser & M. E. Seligman (Eds.), Psychopathology: Experimental models. (pp. 270–307). San Francisco: Freeman

Sessle, B. H., Bryant, P. S., Dionne, R. A. (1995). Temporomandibular disorders and related pain conditions. Seattle: IASP Press

Shontz, F. C. (1975). The psychological aspects of physical illness and disability. New York: McMillan

Simmons, J. W., Avant, W. S., Demski, J., Parisher, D. (1989). Determining successful pain clinic treatment through validation of cost effectiveness. Spine, 13, 342–344

Sprotte, G. (1993). Gesichtsschmerz. In: M. Zenz, I. Jurna (Hrsg.), Lehrbuch der Schmerztherapie-Grundlagen, Theorie und Praxis für Aus- und Weiterbildung (S. 405–416). Stuttgart: Wissenschaftliche Verlagsgesellschaft mbH

Stieg, R. L., Williams, R. C., Timmermann Williams, G., Tafuro, F., Gallagher, L. A. (1986). Cost benefits of interdisciplinary chronic pain treatment. The Clinical Journal of Pain, 1, 189–193

Stiensmeier-Pelster, J., Schürmann, M., Duda, K. (1989). Depressions-Inventar für Kinder und Jugendliche (DIKJ). Göttingen: Hogrefe

Svoboda, T. (1994). Wege aus dem Kopfschmerz. Stuttgart: PAL-Verlag

Techniker Krankenkasse (1995). Das Düsseldorfer Schmerzpräventionstraining „Aktiv gegen den Schmerz". Hamburg

Turk, D. C. (1996). Efficacy of multidisciplinary pain centers in the treatment of chronic pain. In: M. J. M. Cohen, J. N. Campbell (Eds.), Pain treatment centers at a crossroads: A practical and conceptual reappraisal (pp. 257–273). Seattle: IASP

Turk, D. C., Okifuji, A. (1998). Psychological approaches in pain management: what works. Current Opinion in Anesthesiology, 121, 547–552

Turk, D. C., Penzien, D. B., Rains, J. C. (1995). Temporomandibular Disorders. In: A. J. Goreczny (Ed.), Handbook of Health and Rehabilitation Psychology (pp. 55–77). New York: Plenum Press

Turner, J. A. (1996). Educational and behavioral interventions for back pain in primary care. Spine, 21, 2851–2859

Whatmore, G. B., Kohli, D. R. (1983): Dysponesis: a neurophysiologic factor in functional disorders. In: E. Peper, S. Ancoli, M. Quinn (Eds.), Mind body integration (pp. 380–394). New York: Plenum Press

Wurmthaler, C., Gerbershagen, H. U., Dietz, G., Korb, J., Nilges, P., Schilling, S. (1996). Chronifizierung und psychosoziale Merkmale. Die Beziehung zwischen Chronifizierungsstadien bei Schmerz und psychophysiologischem Befinden, Behinderung und familiären Merkmalen. Zeitschrift für Gesundheitspsychologie 4, 113–136

Zerssen, D. v., Koeller, D. M. (1976). Die Beschwerden-Liste. Weinheim: Beltz

Zerssen, D. v. (1976). Die Paranoid-Depressivitäts-Skala. Weinheim: Beltz Test Gesellschaft

Zieglgänsberger, W., Tölle, T. R. (1993). The pharmacology of pain signalling. In Current Opinion of Neurobiology 3, 611–618

Sachverzeichnis